HACIA UNA NUEVA ATENCIÓN DEL CÁNCER

Douglas B. Flora, médico (M.D.)

Reiniciando el cuidado del cáncer

Publicado por Spines
ISBN: 979-889-383-546-5

Spines

HACIA UNA NUEVA ATENCIÓN DEL CÁNCER

¿PUEDE LA IA AYUDAR A RECUPERAR LA HUMANIDAD EN EL CUIDADO?

DOUGLAS B. FLORA, MÉDICO (M.D.)

ELOGIOS PARA HACIA UNA NUEVA ATENCIÓN DEL CÁNCER

"Hacia una nueva atención del cáncer" del Dr. Flora es una exploración oportuna y pragmática del potencial transformador de la IA en la oncología. Va más allá del bombo y platillo para ofrecer una mirada lúcida sobre cómo estas poderosas herramientas pueden mejorar nuestra capacidad de brindar una atención de alta calidad, basada en la evidencia y, lo que es más importante, humanista y centrada en el paciente. Este libro es una contribución importante al diálogo en curso —tanto dentro como fuera del ámbito de la salud— sobre cómo podemos aprovechar mejor la tecnología para mejorar la vida de nuestros pacientes."

Clifford A. Hudis, MD, FACP, FASCO

Director Ejecutivo, American Society of Clinical Oncology

"Hacia una nueva atención del cáncer del Dr. Flora es lectura obligatoria. La pasión de Doug por compartir la visión de cómo la IA transformará el ecosistema oncológico ayudará a los líderes a considerar los cambios necesarios para evolucionar. Gracias por iluminar el camino que tenemos por delante."

Debra Patt, Vicepresidenta Ejecutiva, Texas Oncology

"El Dr. Flora es una voz líder al imaginar cómo la inteligencia artificial puede impulsar de manera significativa la atención oncológica en el mundo real. Su trabajo subraya cómo la IA está remodelando cada parte del continuo, desde la ciencia del descubrimiento hasta la implementación clínica, y cómo estas innovaciones pueden llegar a los pacientes más rápido y de forma más equitativa. *Hacia una nueva atención del cáncer* refleja su profunda experiencia y su inquebrantable compromiso con mejorar los resultados para cada paciente."

Karen E. Knudsen, MBA PhD
CEO, Parker Institute for Cancer Immunotherapy

"El Dr. Flora se ha convertido en la estrella polar de la IA en oncología—no porque buscara liderar, sino porque eligió elevar. En *Ctrl+Alt+Cure,* captura el momento al que se enfrenta hoy la atención del cáncer: un sistema listo para su reinicio. Doug replantea la IA no como una fuerza algorítmica fría, sino como una fuerza humanizadora—liberando a los clínicos para cuidar, devolviendo la empatía a la práctica y devolviendo a los pacientes tiempo y atención. Su visión no es solo tecnología; es transformación. Nos recuerda que el verdadero propósito de la IA en oncología no es reemplazar el juicio humano, sino amplificarlo—acercándonos a la cura y unos a otros."

Jordan Johnson, CEO, Bridge Oncology

"Doug ha venido guiando la compleja integración de la IA y la oncología durante años. En este libro nos ayuda a comprender cómo la asociación cognitiva IA–humano afectará el descubrimiento y la entrega del conocimiento y, lo más importante, a quienes se ven personalmente afectados por el cáncer."

Robin Zon MD,FACP,FASCO, ASCO
Expresidenta, Directora de Breast Cancer, Cincinnati Cancer Advisors; Expresidenta, Michiana Hematology Oncology PC

"Doug es un visionario sobre cómo la computación y la compasión pueden facilitar de manera armónica la prestación de una atención oncológica centrada en la persona."

Arif Kamal MD, MBA, MHS
Presidente, American Academy of Hospice and Palliative Medicine

"El Dr. Flora capta con claridad y compasión lo que muchos de nosotros en oncología hemos sentido desde hace tiempo: que el futuro de la atención del cáncer depende no solo de los avances científicos, sino también de replantear cómo entregamos empatía, tecnología y acceso a gran escala. *Hacia una nueva atención del cáncer* es tanto una invitación como una hoja de ruta para que clínicos e innovadores cierren la brecha entre la conexión humana y la transformación digital. El liderazgo y la perspectiva de Doug hacen de este un aporte oportuno, inspirador y esencial para el próximo capítulo de la oncología."

Arturo Loaiza-Bonilla, MD, MSEd, FACP
Cofundador & Director Médico de Inteligencia Artificial, Massive Bio | System Chief of Hematology & Oncology, St. Luke's University Health Network)

"La IA ya está aquí y ya está desempeñando un papel importante en la atención del cáncer. Donde reside la verdadera emoción es en las aplicaciones futuras y el potencial que la IA puede desbloquear y acelerar. El Dr. Flora se ha situado a la vanguardia de esta evolución y se ha convertido en un socio de confianza para la industria mientras construimos este futuro juntos."

Dan Nardi, CEO Reimagine Care

"El trabajo visionario del Dr. Flora en *Hacia una nueva atención del cáncer* es una contribución transformadora en la intersección de la IA y la oncología. Sus ideas contundentes, extraídas de años de experiencia y de presentaciones poderosas, iluminan el potencial de la IA para revolucionar la atención del cáncer. La capacidad de Doug para destilar conceptos complejos en estrategias accionables convierte a este libro en una lectura esencial para quien quiera entender el futuro de la innovación en salud. Su pasión y claridad como líder de pensamiento brillan, ofreciendo una hoja de ruta para el progreso en este campo crítico. Rara vez un libro forja un puente visionario tan único entre la IA y la oncología."

Mark Moch

Socio Gerente de Meaningful Insights Biotech Analytics (MiBA)

DEDICATORIA

Para mi mamá, Christine Flora.

Su vida fue truncada por un cáncer de mama metastásico, pero su legado es la razón de este libro y del trabajo que representa.

Nunca podré decir que perderte valió la pena—no puedo. Pero sí puedo decir que tu ausencia es el motor detrás de cada decisión profesional que tomo. Mi misión es asegurar que menos familias tengan que pasar por lo que pasó la nuestra.

Este libro existe porque tú no obtuviste el desenlace que merecías. Estoy intentando construir ese mejor desenlace para todos los que vengan después.

P.D. No te preocupes, mamá. A todos nos fue bien.

CONTENTS

PRÓLOGO

POR JORDAN JOHNSON, CEO, BRIDGE ONCOLOGY

Hay momentos en la vida de la medicina en los que el propio sistema debe detenerse, reconocer sus limitaciones y comenzar de nuevo. *Hacia una nueva atención del cáncer* habla precisamente de uno de esos momentos. Con la claridad de un clínico y la elocuencia de un filósofo, Doug Flora presenta no solo un libro, sino una convocatoria: un llamado a reiniciar una arquitectura que nos ha llevado lejos, pero que ya no puede llevarnos más allá.

El Dr. Flora se ha convertido en la estrella guía de la inteligencia artificial en oncología—no porque buscara liderar, sino porque eligió elevar. Su trabajo ha estado marcado por la humildad, el rigor y un profundo sentido de propósito. A menudo comenta que hubiera deseado tener este libro años atrás, cuando recién comenzaba a enfrentarse a la promesa y la incertidumbre de la IA en medicina. Pero son precisamente esos años—la acumulación de experiencia, relaciones y perspectiva— los que han hecho posible este libro. El hombre que alguna vez podría haberlo escrito como una idea, ahora lo ha vivido como una evolución. La voz que emerge aquí no es especulativa, sino experimentada; no es teórica, sino comprobada.

En *Hacia una nueva atención del cáncer*, el Dr. Flora capta el punto de inflexión existencial de la oncología moderna. Compara nuestra situación actual con un sistema congelado en la disfunción—sobrecargado, sobrecodificado y, a menudo, paralizado por su propia complejidad. Durante más de un siglo, la estructura de mando de la atención del cáncer ha permanecido prácticamente sin cambios: extirpar, envenenar y quemar. Estos instrumentos, aunque refinados por décadas de brillantez y perseverancia, han llegado al límite de su capacidad computacional. La enfermedad ha evolucionado más allá de la arquitectura de nuestros métodos. Lo que Flora propone no es nada menos que un reinicio del sistema—una reimaginación deliberada de cómo percibimos, comprendemos y abordamos el cáncer en todas sus escalas.

Lo que distingue el argumento del Dr. Flora no es su optimismo tecnológico, sino su humanismo. No trata a la IA como una herramienta destinada a reemplazar el juicio humano, sino como un colaborador que lo restaurará. La inteligencia artificial, en sus manos, no se convierte en un sustituto de la empatía, sino en su condición previa. Al transferir el peso de la computación—los interminables ciclos de ingreso de datos, procesamiento y predicción—a máquinas construidas para ese tipo de labor, libera a los clínicos para volver a aquello que solo ellos pueden hacer: mirar a sus pacientes a los ojos, escuchar, interpretar y sanar.

Esta visión recuerda una lección de la historia que el propio Dr. Flora evoca: la casi catástrofe del Apolo 13. Cuando un tanque de oxígeno explotó a doscientos mil millas de la Tierra, los ingenieros de la NASA idearon una forma de salvar a los tres astronautas, no solo a través de la improvisación, sino mediante la simulación. En tierra, construyeron un gemelo digital perfecto de la nave espacial y probaron cada posible solución antes de transmitir las instrucciones a la tripulación. Probar en el gemelo. Luego actuar sobre el astronauta.

Así también es el futuro que el Dr. Flora imagina para la oncología. Durante demasiado tiempo hemos prescrito tratamientos basados en promedios poblacionales—en lo que funciona para la mayoría, en lugar de lo que es mejor para uno. Hemos tomado decisiones irreversibles y esperado, a menudo impotentes, para ver si eran las correctas. La aparición de los gemelos digitales—modelos computacionales que integran genómica, imágenes y fisiología para simular a pacientes individuales—promete poner fin a estas conjeturas. Permite ensayar tratamientos antes de la primera dosis, anticipar toxicidades antes de que se manifiesten y optimizar resultados antes de que ocurra el daño. La idea es simple, pero profunda: ¿y si cada paciente tuviera su propio centro de control de misión?

En la narrativa del Dr. Flora, esta convergencia de inteligencia artificial y humana no es un ideal distante—es el presente en desarrollo. Redes neuronales en patología ya están discerniendo patrones invisibles al ojo humano. Algoritmos en radiología detectan lesiones demasiado sutiles incluso para la interpretación más experta. Modelos de aprendizaje automático están redefiniendo los ensayos clínicos, optimizando combinaciones de fármacos y revelando nuevos principios del comportamiento celular. Los sistemas de IA, antes limitados a asistir la comprensión humana, ahora generan conocimientos que la expanden.

Y, sin embargo, la comprensión más profunda del Dr. Flora va más allá de la maquinaria. Él sabe que cada revolución tecnológica en medicina—desde el microscopio hasta los rayos X—ha sido menos un acto de invención que uno de revelación. Cada una nos permitió ver lo que siempre había estado allí, oculto a simple vista. Así ocurre con la IA. Nos permite percibir el cáncer no como un enemigo estático, sino como un sistema dinámico y adaptativo—uno que puede mapearse, predecirse y, en última instancia, superarse.

Al trazar esta trayectoria, el Dr. Flora sitúa la oncología dentro de un continuo de ingenio humano que se extiende desde los laboratorios de Pasteur hasta las bases de código de DeepMind. Nos recuerda que lo que está ocurriendo no es el reemplazo de la mente humana, sino su extensión—un nuevo instrumento en la gran sinfonía del descubrimiento. La investigación tradicional ha sido durante mucho tiempo una búsqueda lineal: hipótesis, experimento, resultado, repetir. La IA transforma ese ritmo en algo exponencial. Puede probar mil hipótesis simultáneamente, aprender del fracaso a velocidad de máquina y refinar su comprensión con cada iteración. No solo está acelerando la ciencia; está transformando la manera en que aprendemos.

Y aun así, incluso cuando el Dr. Flora relata estos avances con precisión y asombro, nunca pierde de vista el propósito primero y último de la medicina: aliviar el sufrimiento. No escribe como futurista, sino como médico. Su argumento no es por la eficiencia o la novedad, sino por la dignidad—por asegurar que los milagros de la ciencia moderna lleguen a quienes más los necesitan. Insiste en que la medida del progreso no se encontrará en la elegancia de los algoritmos o en la velocidad de la computación, sino en las vidas extendidas, el dolor mitigado y la humanidad preservada.

El llamado a la acción del Dr. Flora resuena con el espíritu de las palabras del presidente Kennedy en la Universidad Rice en 1962: "Elegimos ir a la Luna… no porque sea fácil, sino porque es difícil." Tomar rumbo hacia una nueva atención del cáncer no es menos ambicioso. Requerirá no solo nuevas herramientas, sino nuevo coraje; no solo nuevos sistemas, sino nuevo liderazgo. Flora no rehúye la dificultad—la acepta como la condición necesaria de la transformación.

Este libro solo podría haberse escrito ahora, en este preciso punto del tiempo. Es la culminación del camino de Doug Flora—de oncólogo a innovador, de clínico a convocante. Su experiencia a lo largo del continuo de la atención, sus alianzas con científicos y tecnólogos, y su liderazgo dentro de una disciplina en evolución le han otorgado una perspectiva inusual. Ha estado en la sala de juntas, en el laboratorio y en la clínica, y desde esos mundos que se intersectan ha compuesto una visión tan pragmática como profunda.

Hacia una nueva atención del cáncer no es solo un libro sobre tecnología; es una meditación sobre la renovación. Nos recuerda que el objetivo de la medicina nunca ha cambiado: ver con claridad, actuar con sabiduría y cuidar con profundidad. La inteligencia artificial, como Flora nos muestra, es simplemente el siguiente medio para cumplir con ese propósito antiguo. Es el reinicio no solo de nuestros sistemas, sino de nuestra imaginación.

Y en las manos de Doug Flora, se convierte en algo incluso mayor: un mapa para el futuro mismo de la sanación.

INTRODUCTION

En el lenguaje de la informática, tres sencillas pulsaciones de teclas, Ctrl+Alt+Supr, han servido durante mucho tiempo como el remedio universal para sistemas congelados en disfunción, el comando que reinicia lo que se ha detenido. Esta acción es una pequeña muerte y renacimiento. Los viejos patrones se disuelven, y un sistema renovado surge de la oscuridad, liberado de los errores y conflictos que lo habían paralizado. Esta secuencia admite límites, reconociendo que el estado operativo actual ya no es sostenible, que el peso acumulado de los procesos ha conducido a la parálisis. La atención del cáncer, un sistema intricado y vital forjado a través de un siglo de esfuerzo humano, ahora se encuentra en su momento de reinicio.

Durante casi un siglo, nuestro asalto a la malignidad se ha caracterizado por una brutal elegancia nacida de la necesidad. La estructura de mando era clara: cortar lo que anatómicamente pudiéramos extirpar, envenenar células que se dividen rápidamente con quimioterapia sistémica, y quemar los remanentes localizados con radiación. Esta tríada de cirugía, quimioterapia y radioterapia, a pesar de su creciente sofisticación y de las victorias genuinas y arduamente ganadas que proporcionó, transformando ciertos cánceres de condenas rápidas de muerte a condiciones crónicas y manejables, incluso logrando curas absolutas, con frecuencia alcanzaba sus límites computacionales y biológicos. El enemigo, el cáncer, no es un objetivo estático sino un sistema adaptativo complejo, un eco perverso de la ingeniosidad de la vida. Aprende, evoluciona y encuentra nuevas vías cuando las antiguas están bloqueadas. La oncología convencional, como un sistema operativo obsoleto sobrecargado con tareas complejas, a menudo lucha por equilibrar riesgo y beneficio. Consume vastos recursos mientras los pacientes y sus familias esperan, suspendidos en la esperanza, respuestas que pueden llegar demasiado tarde o nunca llegar. La propia arquitectura de nuestro enfoque, construida para una comprensión diferente de la enfermedad, lucha contra la asombrosa complejidad multi-escala del cáncer.

Sin embargo, a lo largo del ecosistema global de instituciones de investigación, bulliciosos centros de tratamiento y laboratorios tecnológicos innovadores, se está llevando a cabo una profunda actualización del sistema. Esta actualización no es simplemente la adición de una nueva aplicación o un procesador más rápido; es la instalación de un sistema operativo fundamentalmente diferente. La integración de la inteligencia artificial (IA) en las funciones centrales de la atención del cáncer representa tal cambio. La IA ofrece capacidades cognitivas de otro orden. Puede procesar corrientes colosales de datos que sobrepasan la cognición humana. Puede percibir patrones sutiles, casi imperceptibles, ocultos dentro de esos datos, patrones a menudo invisibles para el ojo o la mente humana. Y puede generar estrategias novedosas para problemas que han desconcertado a generaciones de investigadores y clínicos.

Consideremos lo que ya está tomando forma, pasando de la conjetura de laboratorio a la aplicación clínica: en los departamentos de patología, donde los ojos humanos todavía emiten el diagnóstico último del cáncer al mirar a través de microscopios fragmentos teñidos de tejido, las redes neuronales ahora escanean estas mismas muestras con una precisión incansable.

Capturan detalles más allá de la percepción humana, como características celulares minúsculas, arreglos espaciales y características del microambiente tumoral circundante. Esto puede predecir no solo el probable curso de la enfermedad, sino también la respuesta probable de un paciente a varios tratamientos, a veces incluso inferir mutaciones genéticas subyacentes solo a partir de pistas visuales. En las salas de radiología, antiguamente dominio de expertos humanos que interpretaban sombras en escala de grises, algoritmos ahora examinan mamografías, tomografías computarizadas y resonancias magnéticas, detectando lesiones demasiado pequeñas, ambiguas o astutamente camufladas para un diagnóstico humano confiable. Esta segunda mirada algorítmica, o incluso la primera pasada, puede potencialmente adelantar el momento de intervención meses o incluso años antes, cuando el cáncer es más vulnerable. En el intrincado mundo de los ensayos clínicos, donde la esperanza se encuentra con la ciencia rigurosa, sistemas de aprendizaje automático analizan vastas bases de datos para emparejar pacientes con terapias experimentales con mayor especificidad. Conectan a individuos no solo con tratamientos basados en su tipo o estadio de cáncer, sino con moléculas dirigidas precisamente a las aberraciones genéticas únicas o vulnerabilidades moleculares de su tumor. Estamos transformando el reclutamiento para ensayos, de un proceso lento y a menudo azaroso, a una asignación de oportunidades más racional y basada en datos.

Quizás lo más notable es que, en laboratorios de investigación en todo el mundo, los sistemas de IA realizan proezas de integración del conocimiento previamente impensables. Leen, recopilan y contextualizan el cuerpo exponencialmente creciente de literatura científica, millones de artículos, resúmenes e informes de ensayos clínicos, a velocidades y escalas que ningún equipo humano podría manejar. Al hacerlo, encuentran conexiones inesperadas entre vías biológicas aparentemente no relacionadas, sugieren combinaciones terapéuticas novedosas de compuestos existentes basadas en sinergias previstas, e incluso participan en el diseño *de novo* de entidades moleculares completamente nuevas, diseñadas con precisión para interrumpir los procesos fundamentales del cáncer. Trabajos que antes requerían décadas de esfuerzo en laboratorio, observación fortuita y progreso incremental ahora pueden desarrollarse in silico en semanas o días, comprimiendo dramáticamente el tiempo desde el concepto hasta la posible implementación terapéutica.

Sin embargo, pese a toda esta destreza computacional, el impacto más profundo de esta revolución puede no residir solo en acelerar los avances científicos o mejorar la precisión diagnóstica, sino en su potencial para restaurar y profundizar el núcleo humanístico de la práctica oncológica. A medida que la inteligencia artificial asume la carga cognitiva de procesar inmensos conjuntos de datos, cálculos complejos y tareas informativas rutinarias, le otorga a los clínicos el tiempo para centrarse en los elementos humanos de la atención del cáncer. Liberados de las cargas implacables de las historias clínicas electrónicas que funcionan más como herramientas de facturación que como registros de pacientes, y a medida que la automatización inteligente facilita los procesos administrativos, los clínicos pueden redirigir su atención finita hacia los pacientes. Pueden mirar los rostros de sus pacientes en lugar de sus pantallas. Pueden entablar conversaciones más profundas en lugar de cómputos apresurados. Pueden atender más al arte de curar que complementa la ciencia de la medicina.

Este renovado enfoque en el paciente es la promesa profunda del reinicio Ctrl+Alt+Cura: no un enfoque frío y algorítmico del cáncer que reduce a los pacientes a meras colecciones de datos, sino el cultivo de una relación simbiótica entre la inteligencia humana y artificial que potencia las capacidades de ambos. Imagina la capacidad inigualable de la máquina para el reconocimiento de patrones, el cálculo incansable y la integración imparcial de datos complementando, no suplantando, la empatía del médico, el juicio clínico, el razonamiento ético y la imaginación moral. Las perspectivas estadísticas del algoritmo pueden informar poderosamente la toma de decisiones clínicas. Sin embargo, nunca deben reemplazar el entendimiento holístico del médico sobre el paciente individual, una persona única con una historia de vida, una familia, miedos, esperanzas y valores, que se enfrenta al cáncer.

Ahora estamos en el umbral de esta transformación significativa. Los sistemas establecidos de la oncología convencional, logros brillantes de la ingeniosidad humana que nos han llevado lejos pero que han alcanzado sus limitaciones inherentes frente a un enemigo siempre adaptable, están siendo renovados, reenergizados con nuevas capacidades computacionales que pueden enfrentar la complejidad del cáncer a su escala. De este reinicio anticipamos la materialización de enfoques para la prevención, diagnóstico, tratamiento y atención a la supervivencia que generaciones previas de oncólogos podían claramente vislumbrar y desear profundamente, pero carecían de las herramientas para implementar plenamente. Curaciones que se podían teorizar basándose en el entendimiento biológico, pero que no se podían lograr consistentemente en la práctica.

En las páginas que siguen, examinaremos cómo esta convergencia del intelecto humano y la inteligencia artificial está transformando todas las facetas de nuestro compromiso con el cáncer, desde la biología fundamental explorada en el laboratorio hasta el cuidado compasivo brindado en la clínica, desde los plazos acelerados del desarrollo de fármacos hasta el apoyo a largo plazo requerido para los sobrevivientes. Consideraremos tanto la extraordinaria promesa que estas tecnologías tienen para aliviar el sufrimiento, como los significativos desafíos éticos, sociales y prácticos que presentan simultáneamente. Y, quizás lo más importante, exploraremos cómo, en este reinicio integral de la atención del cáncer, podríamos preservar conscientemente e incluso fortalecer lo más esencial de la experiencia humana de la enfermedad, la sanación y el cuidado, incluso al trascender las limitaciones de la cognición puramente humana.

La medida precisa de esta revolución no se calculará solo en velocidades de procesamiento o tamaños de conjunto de datos. Está más allá de simples cálculos. Su logro final será satisfacer necesidades profundamente humanas: reducir el sufrimiento, extender la vida significativa, preservar la dignidad y distribuir estos beneficios de manera equitativa. Como todos los reinicios significativos, Ctrl+Alt+Cura apunta no solo a la restauración del sistema sino a una transformación profunda.

Imagina un panorama de atención del cáncer donde la tecnología sirve a la humanidad.

Es un futuro donde la inteligencia artificial amplifica, en lugar de suplantar, el juicio y la compasión humanos.

Un futuro donde los antiguos enemigos del florecimiento humano, enfermedad, sufrimiento y muerte prematura, encuentran su igual en una alianza poderosa y esperanzadora entre humano y máquina.

Como todos los reinicios significativos, Ctrl+Alt+Cura apunta no solo a la restauración del sistema sino a una transformación profunda. Imagina un panorama de atención del cáncer donde la tecnología sirve a la humanidad. Es un futuro donde la inteligencia artificial amplifica, en lugar de suplantar, el juicio y la compasión humanos.

Es un futuro donde los antiguos enemigos del florecimiento humano, la enfermedad, el sufrimiento y la muerte prematura, encuentran un rival a su altura en una alianza poderosa y esperanzadora entre humanos y máquinas.

CAPÍTULO 1: NUEVOS OJOS PARA UNA DOLENCIA ANCESTRAL

AUMENTANDO LA PERCEPCIÓN HUMANA EN LA ERA DE LA IA

> *"El verdadero viaje de descubrimiento no consiste en buscar nuevos paisajes, sino en mirar con otros ojos."*
>
> —Marcel Proust.

Entre lo que sabemos y lo que permanece oculto yacen los umbrales de la percepción: los límites de lo que podemos ver y de lo que podemos imaginar. La historia de la medicina es, en muchos sentidos, una crónica de la expansión de esos umbrales, de inventar nuevas lentes y lógicas para hacer visible lo que antes escapaba a nuestro alcance sensorial o cognitivo. Vesalio desnudó las capas de la anatomía humana, desafiando las doctrinas de Galeno con evidencia directa. Los microscopios artesanales de Leeuwenhoek abrieron un portal hacia el mundo hasta entonces insospechado de los microorganismos. Cada avance ha dependido de una percepción mejorada. La historia de nuestra lucha contra el cáncer, esa dolencia más antigua e íntima, no es diferente. Es una historia de esfuerzo por una visión más clara, una comprensión más profunda y la capacidad de discernir los orígenes sutiles y los mecanismos intrincados de la enfermedad antes de que abrume al huésped.

No hace mucho tiempo, en una fresca mañana otoñal, el mundo científico recibió una noticia que resonó mucho más allá de los confines de la biología estructural. La inteligencia artificial (IA), en forma del programa AlphaFold de DeepMind, había resuelto uno de los enigmas más formidables y duraderos de la biología: el problema del plegamiento de proteínas. Por ello, se le otorgó el Premio Nobel de Química. Durante décadas, predecir la forma tridimensional que adoptaría una proteína a partir de su secuencia de aminoácidos fue visto como un Everest computacional. Las proteínas, las obreras de la célula, desempeñan funciones, como enzimas, receptores y componentes estructurales, críticamente dependientes de su arquitectura plegada precisa. Las proteínas mal plegadas están implicadas en multitud de enfermedades, incluidos muchos cánceres, donde las proteínas mutadas no adoptan su forma o función correctas. La paradoja de Levinthal señalaba que si una proteína explorara todas las conformaciones posibles, el plegamiento demoraría más que la edad del universo. Sin embargo, en la realidad biológica, las proteínas se pliegan correctamente y de manera espontánea en milisegundos. Comprender este origami intrincado era clave para entender la vida y, por extensión, la enfermedad. Los métodos tradicionales, basados en técnicas experimentales como la cristalografía de rayos X o la criomicroscopía electrónica, eran laboriosos, costosos y no siempre exitosos para todas las proteínas. Los enfoques computacionales avanzaban lentamente, de forma incremental.

AlphaFold, sin embargo, representó una discontinuidad. No solo mejoró incrementalmente los métodos anteriores; mediante redes neuronales profundas y mecanismos de atención que analizaron vastas bases de datos de estructuras y secuencias proteicas conocidas, aprendió la "gramática" subyacente del plegamiento de proteínas. Fuera de la comunidad científica, pocos comprendieron plenamente el alcance de sus implicaciones. Este descubrimiento no fue simplemente otro avance científico; marcó un cambio profundo en nuestra comprensión del conocimiento biológico en sí. Por primera vez, las máquinas generaron conocimientos biológicos con una precisión y alcance que habían eludido la comprensión humana directa durante medio siglo. Fue como si nos hubieran dado un nuevo par de ojos, capaces de percibir la maquinaria atómica de la vida con una claridad sin precedentes.

El camino hacia este momento, y el futuro que presagia para la oncología, revela un patrón de progreso acelerado, que insinúa transformaciones aún más dramáticas por delante. Consideremos la trayectoria histórica de nuestra comprensión del cáncer mismo. A mediados del siglo XIX, el médico alemán Rudolf Virchow, un gigante de la patología, observó a través de su microscopio tejidos enfermos y declaró famosamente, "Omnis cellula e cellula", todas las células provienen de células preexistentes. Esta afirmación aparentemente simple, basada en la anterior teoría celular de Schleiden y Schwann, fue revolucionaria. Ancló el cáncer firmemente en el ámbito de la biología celular, identificándolo no como un humor amorfo o miasma, sino como una enfermedad de nuestras células fuera de control. Sin embargo, este punto de vista fundamental, la piedra angular de la oncología moderna, requirió décadas de observación y debate para ser plenamente aceptado y para explorar sus implicaciones. El microscopio proveía la vista, pero la mente humana necesitaba tiempo para procesar e integrar lo que veía.

Más tarde, en la década de 1940, mientras investigadores como Sidney Farber en Boston comenzaron sus primeros trabajos tentativos con agentes químicos contra la leucemia infantil, un profundo pesimismo dominaba el panorama. La leucemia era una muerte rápida y segura para los niños. La mera sugerencia de que esta forma de cáncer, o cualquier cáncer, pudiera tratarse sistémicamente, y mucho menos curarse con fármacos, fue recibida con escepticismo por muchos en la comunidad médica. El cáncer se veía predominantemente como una enfermedad quirúrgica; si no se podía extirpar, se consideraba principalmente una sentencia de muerte. El uso metódico de antifolatos por parte de Farber, que inicialmente solo produjo remisiones breves, fue un acto radical basado en los primeros conocimientos sobre el metabolismo celular. Su trabajo, y el de sus contemporáneos, fue minando lentamente el muro del nihilismo terapéutico, demostrando que las intervenciones químicas podían realmente alterar el curso de una malignidad sistémica. Este progreso requirió no solo nuevos fármacos sino una nueva forma de pensar el cáncer como una enfermedad susceptible, potencialmente, a la intervención molecular.

Hoy, el contraste es marcado. Podemos secuenciar el genoma completo de un tumor, su plano genético entero, en cuestión de horas o días. Podemos rastrear su evolución en tiempo real mediante simples análisis de sangre, escuchando los susurros moleculares del ADN tumoral circulante. Con frecuencia creciente, podemos diseñar terapias precisamente dirigidas, bisturíes moleculares enfocados en las vulnerabilidades genéticas específicas del cáncer de un paciente individual. Estos no son avances incrementales; representan un cambio cualitativo en nuestras capacidades.

Estos saltos surgieron de una compleja e iterativa interacción entre la capacidad tecnológica y la comprensión biológica. El microscopio reveló la naturaleza celular del cáncer, pero las mentes humanas, limitadas por los paradigmas de su época, necesitaron décadas para comprender plenamente y construir sobre las implicaciones de esas imágenes celulares. El descubrimiento de la estructura de doble hélice del ADN por Watson y Crick en 1953, basándose en el trabajo de Franklin, Wilkins y Chargaff, iluminó la base química de la herencia y, por extensión, los fundamentos genéticos del cáncer. Sin embargo, mapear el primer genoma humano completo, un proyecto de enorme ambición lanzado en 1990, requirió trece años, un consorcio global de investigadores y miles de millones de dólares. Fue un logro monumental que proporcionó el mapa de referencia para entender la variación genética humana y las alteraciones que impulsan el cáncer. Ahora, conocimientos genómicos similares, como la secuenciación de un tumor individual o incluso de un genoma humano completo, pueden obtenerse en días o incluso horas a una fracción del costo, gracias en gran parte al poder analítico de los sistemas de IA. Estos sistemas pueden procesar e interpretar torrentes de datos crudos de secuenciación, identificar mutaciones significativas y cruzarlas con vastas bases de datos de genes y vías cancerígenas conocidas a velocidades que superan con creces la capacidad humana.

Esta aceleración no es meramente el resultado de computadoras más rápidas o herramientas de laboratorio más eficientes, aunque esos factores juegan un papel. Representa un cambio más fundamental en cómo generamos, procesamos y sintetizamos el conocimiento científico, particularmente en un campo tan complejo como la biología del cáncer. Incluso el investigador más brillante y dedicado solo puede leer una fracción del cuerpo creciente exponencialmente de literatura científica relevante, mantener simultáneamente un número limitado de hipótesis complejas en mente, o analizar una cantidad finita de datos antes de que los patrones se vuelvan ilegibles por el volumen mismo. Cada nueva conexión, cada punto de vista, típicamente requería años de trabajo laborioso y a menudo manual en laboratorio, con la comprensión emergiendo lentamente mediante lo que el filósofo de la ciencia Thomas Kuhn denominó "ciencia normal", la prueba metódica de hipótesis dentro de paradigmas teóricos establecidos, interrumpida por ocasionales "cambios de paradigma" cuando las anomalías acumuladas forzaban una revisión de las suposiciones fundamentales.

Los números por sí solos cuentan una parte convincente de esta historia de sobrecarga cognitiva. Cada año, la literatura biomédica se expande con más de 100,000 nuevos artículos relacionados con el cáncer, y cada uno potencialmente contenía una pieza crucial del rompecabezas. El genoma humano mismo contiene aproximadamente veinte mil genes codificadores de proteínas, cualquiera de los cuales, junto con un vasto aparato regulador no codificante, podría estar involucrado en las complejas alteraciones moleculares multietápicas que conducen al cáncer. El tumor de un solo paciente puede alojar cientos, incluso miles, de mutaciones genéticas, cada una con un significado potencial, pero a menudo desconocido, para el diagnóstico, pronóstico o tratamiento. La complejidad combinatoria de las posibles combinaciones de fármacos, particularmente al considerar la acción simultánea sobre múltiples vías para superar la resistencia, es astronómica. Nuestros cerebros son instrumentos notables de reconocimiento de patrones e intuición, afinados por la evolución para la supervivencia y la interacción social. Pero no están optimizados para procesar terabytes de datos moleculares, integrar hallazgos de miles de artículos o calcular el espacio de probabilidades de incontables variables interactivas. La inteligencia artificial, en cambio, no enfrenta esas limitaciones cognitivas intrínsecas.

Los sistemas de aprendizaje automático pueden ingerir y procesar todo el corpus de la literatura sobre cáncer, sintetizando vínculos entre estudios dispares que los humanos podrían pasar por alto. Pueden analizar datos genómicos y proteómicos de miles de pacientes en paralelo, buscando firmas moleculares complejas que predigan el resultado o la respuesta a medicamentos. Pueden modelar las intrincadas dinámicas de las interacciones proteicas dentro de las vías celulares, simulando cómo las mutaciones o las intervenciones terapéuticas alteran estas redes. Pueden evaluar millones de combinaciones potenciales de fármacos in silico, prediciendo sinergias o identificando nuevos objetivos terapéuticos. Muchos sistemas de IA también pueden aprender de cada nuevo dato: respuestas de pacientes, resultados experimentales, conjuntos globales de datos, refinando sus modelos y mejorando gradualmente la precisión predictiva. Esto crea lo que podría llamarse una "meta-revolución" en el descubrimiento médico: no solo una aceleración para responder preguntas existentes, sino una evolución en la capacidad misma de generar y refinar nuevo conocimiento, un sistema que mejora al volverse mejor.

Esto transforma nuestro enfoque respecto a una de las características más formidables y definitorias del cáncer: la resistencia al tratamiento. Durante décadas, la lucha contra la resistencia a menudo se sintió como una desesperada acción de retaguardia. Un nuevo fármaco muestra prometedores resultados, reduce tumores y prolonga vidas, solo para que el cáncer encuentre una forma de sortearlo mediante su implacable capacidad evolutiva. La investigación tradicional podría entonces identificar meticulosamente el mecanismo molecular específico de esta nueva resistencia: una mutación secundaria en el objetivo del fármaco, la activación de una vía alternativa, para luego iniciar otro proceso largo para desarrollar una contramedida. La célula cancerosa se comporta como un brillante jugador de ajedrez adaptativo, siempre teniendo otro movimiento inesperado preparado. Bloqueamos una vía, y activa otra. Apuntamos a una mutación, y adquiere o selecciona una segunda o tercera. El enfrentamiento parece perpetuamente desigual: la inteligencia humana deliberada, a menudo lineal, enfrentada a la búsqueda masivamente paralela y basada en ensayo y error del cáncer por sobrevivir dentro del complejo ecosistema del cuerpo.

La IA ofrece el potencial de cambiar los términos de este enfrentamiento. Al analizar vastos conjuntos de datos que correlacionan cambios moleculares con resultados clínicos a lo largo del tiempo, los modelos de aprendizaje automático pueden comenzar a identificar patrones de desarrollo de resistencia. Pueden aprender a reconocer los primeros indicios moleculares de resistencia emergente, potencialmente mucho antes de que se manifieste clínicamente como progresión tumoral. Más profundamente, pueden modelar las trayectorias evolutivas que las células cancerosas probablemente seguirán bajo presiones terapéuticas específicas, permitiendo a los oncólogos anticipar la resistencia en lugar de solo reaccionar a ella. Este entendimiento podría conducir a estrategias como la terapia adaptativa, donde los tratamientos se modulan o ciclan según el monitoreo molecular para dirigir preventivamente el cáncer lejos de las vías conocidas de resistencia, o el diseño racional de terapias combinadas que bloquean simultáneamente múltiples rutas de escape. El objetivo pasa de un juego secuencial de "golpear el topo" a un compromiso más estratégico y predictivo con el paisaje adaptativo del cáncer.

La transformación que provoca la IA va más allá de un análisis de datos más rápido y completo; toca la misma naturaleza de la percepción científica. Cuando sistemas avanzados de IA como AlphaFold resolvieron el problema del plegamiento de proteínas, no solo proporcionaron una lista de estructuras predichas; también entregaron un entendimiento detallado de los mecanismos subyacentes. Los métodos que emplearon, particularmente las arquitecturas de redes neuronales basadas en atención, aprendieron implícitamente algunos de los principios físicos y químicos subyacentes que gobiernan cómo las secuencias de aminoácidos dictan la forma tridimensional. En cierto sentido, las máquinas identificaron nuevas formas de "pensar" el problema, descubriendo reglas y relaciones que habían eludido a los investigadores humanos durante décadas. Esto apunta quizás al aspecto más profundo de la transformación actual: los sistemas de IA no solo procesan información siguiendo reglas definidas por humanos con mayor velocidad; están, en dominios específicos, identificando patrones novedosos y construyendo nuevos marcos conceptuales para comprender los sistemas biológicos, marcos que las mentes humanas, con sus inherentes sesgos cognitivos y paradigmas establecidos, quizá nunca habrían concebido independientemente.

Los paralelismos con otros momentos transformadores en la historia médica son iluminadores y aleccionadores. Cuando los primeros microscopistas como Leeuwenhoek observaron gotas de agua de estanque o raspados de dientes en el siglo XVII, abrieron una ventana a un mundo previamente invisible e insospechado lleno de "animalículos". Esta observación cruda fue en sí misma revolucionaria. Sin embargo, se necesitaron casi dos siglos, de mejores microscopios, técnicas de tinción y cambios conceptuales, antes de que Pasteur y Koch tradujeran estas observaciones en la teoría germinal, cambiando irrevocablemente la medicina y la salud pública. El salto de simplemente ver bacterias a entender su papel causal en la enfermedad requirió no solo mejores herramientas sino nuevas formas de pensar sobre la causalidad y transmisión de enfermedades.

De manera similar, el descubrimiento accidental de los rayos X por Wilhelm Röntgen a finales del siglo XIX proporcionó de inmediato una capacidad sorprendente: ver huesos bajo la carne, visualizar el interior invisible del cuerpo vivo. Pero comprender las implicaciones completas de esta luz invisible, sus propiedades, efectos y potencial terapéutico, tomó décadas de investigación, experimentación y nuevos marcos teóricos.

Ahora nos encontramos en un umbral similar, uno definido por la percepción computacional. Así como el microscopio reveló un mundo biológico demasiado pequeño para que los ojos humanos sin ayuda lo vieran, y los rayos X penetraron barreras físicas previamente consideradas impenetrables, la inteligencia artificial nos permite percibir patrones y relaciones dentro de datos biológicos que son demasiado complejos, sutiles o profundamente integrados en grandes conjuntos de datos para que las mentes humanas sin asistencia puedan captar fácilmente. Estamos en transición de una era en la que nuestro entendimiento estaba limitado principalmente por lo que podíamos observar o analizar manualmente, a una donde nuestros conocimientos están cada vez más moldeados por lo que podemos calcular, modelar y simular.

Esta capacidad para el reconocimiento computacional de patrones va mucho más allá de la imagenología, hasta el mismo código de la vida. Cuando los investigadores aplican algoritmos sofisticados de aprendizaje automático para analizar perfiles genéticos y epigenéticos de miles de tumores, los sistemas no solo categorizan los cánceres según subtipos conocidos o identifican mutaciones conductoras bien establecidas. Frecuentemente identifican patrones moleculares no reconocidos previamente, correlaciones sutiles entre constelaciones de mutaciones y resultados clínicos, o nuevas subclasificaciones de tumores basadas en firmas complejas de expresión génica. Estas clasificaciones derivadas de IA pueden sugerir nuevas hipótesis terapéuticas o identificar subgrupos de pacientes que podrían beneficiarse de tratamientos específicos, quizás inesperados. Las máquinas no solo aprenden lo que ya sabíamos o confirman el conocimiento existente; nos incitan a reconsiderar categorías establecidas, nos enseñan nuevas maneras de pensar sobre la heterogeneidad del cáncer y revelan distinciones y relaciones dentro de la enfermedad que habían quedado ocultas a observadores humanos limitados por la capacidad cognitiva o marcos conceptuales preexistentes. Las implicancias de este cambio para cómo realizamos la investigación científica, definimos la enfermedad y descubrimos nuevas terapias son profundas, pues cambia la misma naturaleza del descubrimiento.

La investigación tradicional en cáncer, como gran parte de la ciencia, ha seguido históricamente una ruta lineal o ramificada. Los investigadores formulan una hipótesis basada en el conocimiento existente, diseñan un experimento para probarla, recopilan y analizan datos, y sacan conclusiones que pueden llevar a refinar o crear nuevas hipótesis. Cada paso depende en gran medida de la inteligencia humana, la intuición y de significativas inversiones de tiempo y recursos para el diseño, ejecución e interpretación. Sin embargo, los sistemas de IA, particularmente cuando se combinan con plataformas experimentales de alto rendimiento (como cribado automatizado de fármacos o estudios de perturbación genética con CRISPR), pueden simultáneamente perseguir miles o incluso millones de hipótesis o iterar rápidamente entre ellas. Pueden aprender de cada resultado experimental para generar y priorizar nuevas hipótesis en un ciclo continuo y basado en datos, acelerando dramáticamente el proceso de aprendizaje. Esto es menos como un solo científico siguiendo meticulosamente un camino a través de un bosque y más como desplegar una vasta red de sensores que colectivamente mapea todo el terreno e identifican simultáneamente las rutas más prometedoras.

Esta aceleración del aprendizaje se revela de forma más dramática en cómo ahora abordamos la comprensión de la naturaleza fundamental del cáncer. Durante la mayor parte de la historia médica, nuestro modelo de cáncer fue relativamente simple, a menudo enfocado en el crecimiento celular descontrolado. Incluso cuando comenzamos a entender sus bases genéticas con el descubrimiento de oncogenes y genes supresores de tumores, nuestros modelos terapéuticos a menudo siguieron siendo conceptualmente lineales: identificar el gen defectuoso, desarrollar un fármaco para corregir o inhibir su producto proteico y así tratar el cáncer. Pero la realidad biológica, como a menudo ocurre, resultó mucho más intrincada y resistente. El cáncer surgió no solo como una enfermedad de genes individuales defectuosos, sino de redes celulares enteras, complejas redes de proteínas que interactúan, vías de señalización y bucles reguladores de retroalimentación, que se habían vuelto profundamente disfuncionales.

La complejidad interconectada de estas redes biológicas ha superado durante mucho tiempo nuestra capacidad para una comprensión integral mediante métodos tradicionales. Una sola célula cancerosa puede albergar docenas de mutaciones genéticas. Cada uno de estos genes alterados puede afectar múltiples vías celulares. Estas vías no son trayectorias lineales aisladas, sino que están extensamente interconectadas, creando lo que los biólogos de sistemas llaman un "espacio de estados" con posibilidades casi infinitas para el comportamiento celular. El cáncer, desde esta perspectiva, no se asemeja a un simple juego de ajedrez con movimientos predecibles, sino a un concurso mucho más dinámico y multidimensional, donde las piezas mismas pueden cambiar sus reglas de movimiento durante la partida, adaptándose a nuevos entornos y presiones terapéuticas.

Sin embargo, esta misma complejidad de redes, tan desalentadora para un análisis humano lineal, es precisamente el tipo de problema que ciertos enfoques de inteligencia artificial, como las redes neuronales en grafos o la modelización bayesiana de redes, parecen especialmente capacitados para abordar. Cuando los centros de investigación aplican estas técnicas de aprendizaje automático para analizar datos multi-ómicos (genómicos, transcriptómicos, proteómicos, metabolómicos) de miles de muestras tumorales, comienzan a mapear estas complejas redes de interacción. Identifican patrones de coocurrencia o exclusividad mutua entre mutaciones, aprenden cómo los módulos de expresión génica cambian en respuesta a lesiones genéticas específicas, y detectan nodos críticos o vulnerabilidades dentro de la red desregulada de la célula cancerosa. Más importante aún, estos sistemas pueden modelar cómo es probable que estas interacciones cambien en respuesta al tratamiento, prediciendo, por ejemplo, qué vías compensatorias podría activar una célula cancerosa cuando una terapia dirigida inhibe un oncogén principal. Las implicaciones van mucho más allá de un mejor análisis o una predicción más precisa.

Los investigadores ahora demuestran que la IA puede no solo predecir estados celulares, sino también ayudar a identificar intervenciones para redirigir el comportamiento celular. El concepto de "trayectorias de reprogramación celular", guiadas por IA, explora si combinaciones precisas de señales, como fármacos, modificaciones genéticas o señales ambientales, podrían empujar a las células cancerosas fuera de su estado maligno, tal vez hacia un fenotipo más diferenciado o benigno, o incluso inducir muerte celular programada. Identificar tales intervenciones multicomponentes, que podrían implicar la perturbación sutil de múltiples nodos en una red compleja simultáneamente, sería casi imposible de descubrir mediante métodos tradicionales de investigación por prueba y error, que suelen probar una o dos variables a la vez. Ya no solo estamos aprendiendo sobre el comportamiento aberrante de la célula cancerosa; estamos aprendiendo, de forma tentativa, a hablar su lenguaje interno, cómo emitir comandos que podrían desviarla de su senda destructiva.

Este nuevo enfoque para aprender e intervenir tiene profundas implicaciones para abordar la resistencia al tratamiento, considerada durante mucho tiempo la talón de Aquiles del cáncer y su característica más formidable. La investigación tradicional, como se señaló, a menudo veía la resistencia como una carrera armamentista evolutiva que se desarrollaba secuencialmente. Pero el análisis mediante IA de vastos conjuntos de datos longitudinales, que siguen los perfiles moleculares y las respuestas clínicas de los pacientes a lo largo del tiempo, ha revelado algo más sutil y potencialmente explotable: los mecanismos de resistencia, aunque diversos, a menudo convergen en un conjunto limitado de patrones predecibles o vías evolutivas preferidas. Estos son lo que matemáticos y biólogos de sistemas podrían llamar "atractores" en el espacio de estados de alta dimensión de posibles comportamientos celulares. Supongamos que la IA puede ayudarnos a identificar estas rutas comunes de escape o estados preferidos de resistencia antes de que se establezcan completamente. En ese caso, podría ser posible diseñar estrategias terapéuticas que anticipen y bloqueen proactivamente estas vías, o guiar secuencias de tratamiento que desvíen la célula cancerosa en evolución lejos de estos atractores, manteniéndola en un estado más tratable por más tiempo.

Consideremos también cómo esta perspectiva computacional transforma nuestra capacidad para monitorear la enfermedad. Durante la mayor parte de la historia médica, la detección y seguimiento del cáncer se basaba en el examen físico o en imágenes relativamente rudimentarias que solo podían identificar tumores macroscópicos establecidos. El microscopio nos permitió examinar la estructura celular del cáncer, pero solo después de invadir físicamente el cuerpo para obtener una muestra de tejido. Incluso las modernas tecnologías de imagen, por poderosas que sean, ofrecen solo instantáneas periódicas y estáticas de lo que en realidad es un proceso biológico dinámico y en evolución continua.

El descubrimiento de que la presencia y evolución del cáncer pueden detectarse mediante fragmentos de su ADN que circulan libremente en el torrente sanguíneo, el ADN tumoral circulante (ADNtc) que exploramos anteriormente, ofreció la posibilidad de un cambio profundo hacia un monitoreo dinámico y mínimamente invasivo. Sin embargo, el desafío inicial de interpretar esta información molecular fue desalentador. Una sola muestra de sangre puede contener millones de fragmentos de ADN, de los cuales solo una fracción ínfima, quizás solo unas pocas moléculas, podría portar la firma del cáncer. Extraer esa señal débil del ruido abrumador del ADN normal requirió un nuevo nivel de precisión analítica.

Aquí nuevamente, la inteligencia artificial transformó lo que solo era posible en teoría en una realidad práctica. Sistemas avanzados de IA, entrenados en las sutiles firmas moleculares del ADNtc, pueden detectar patrones complejos que incluyen combinaciones de mutaciones, cambios en la metilación y características fragmentómicas. A partir de ellos, la IA puede identificar no solo la presencia del cáncer sino potencialmente su tejido de origen, su subtipo molecular, su carga en el cuerpo y su probable trayectoria evolutiva bajo tratamiento. No solo estamos "viendo" el cáncer de una forma nueva mediante estas biopsias líquidas; estamos adquiriendo la capacidad de leer su íntima y dinámica historia de vida tal como se escribe, en tiempo real, en la sangre. Esta capacidad de lectura molecular profunda se vuelve aún más poderosa cuando se combina con nuestra capacidad en rápida expansión para escribir intervenciones biológicas con precisión y exactitud.

El desarrollo y despliegue exitoso de la tecnología de ARN mensajero (ARNm), impulsada al conocimiento público global por las recientes vacunas contra la pandemia, representa otro punto crítico de convergencia. Las vacunas tradicionales contra el cáncer han arrojado, en su mayoría, resultados decepcionantes, en parte porque las células cancerosas son expertas en disfrazarse, a menudo parecen demasiado similares a las células normales para provocar una respuesta inmunitaria fuerte y específica, o porque suprimen activamente los ataques inmunitarios. Sin embargo, la tecnología de ARNm, guiada por un análisis sofisticado de IA del perfil tumoral e inmunológico del paciente, ofrece el potencial de crear vacunas contra el cáncer verdaderamente personalizadas. La IA puede ayudar a identificar los neoantígenos únicos, fragmentos proteicos específicos del tumor que se muestran en la superficie de las células cancerosas, que probablemente serán reconocidos como extraños por el sistema inmunitario del paciente. Luego puede ayudar a diseñar constructos de ARNm que instruyan a las células del paciente para que produzcan estos neoantígenos, entrenando así al sistema inmunitario para reconocer y destruir las células cancerosas que los exhiben. Esta sinergia entre el descubrimiento de antígenos impulsado por IA y la administración de vacunas basadas en ARNm está abriendo nuevas vías para la inmunoterapia.

La convergencia de estas tecnologías, el entendimiento biológico guiado por IA, el análisis molecular de alto rendimiento (como las biopsias líquidas) y las herramientas de intervención precisa (como el ARNm o la edición genética), crea lo que los teóricos de sistemas llaman "bucles de retroalimentación positiva", o ciclos virtuosos, donde cada avance en un área acelera el progreso en otras. Cuando los sistemas de IA analizan datos de biopsias líquidas seriadas tomadas a pacientes que están recibiendo tratamiento, no solo monitorizan la efectividad de las terapias actuales, sino que también aprenden patrones de respuesta y resistencia que informan directamente el diseño de terapias futuras mejoradas y los ensayos clínicos de próxima generación. Cuando los algoritmos de IA ayudan a optimizar el diseño de vacunas personalizadas de ARNm, no solo mejoran los resultados terapéuticos para los pacientes actuales, sino que también ayudan a descubrir nuevos principios de la inmunología tumoral y la regulación del sistema inmunitario, sugiriendo enfoques terapéuticos completamente innovadores para una gama más amplia de cánceres.

Este efecto compuesto, esta aceleración del ciclo de aprendizaje, se vuelve particularmente evidente y esperanzador cuando consideramos cómo ahora abordamos la metástasis, durante mucho tiempo considerada el aspecto más mortal y enigmático del cáncer. Durante décadas, la diseminación del cáncer desde un sitio primario a órganos distantes se consideró un evento tardío y algo aleatorio, difícil de predecir y aún más difícil de controlar. Sin embargo, el análisis mediante IA de vastos conjuntos de datos moleculares de tumores primarios y sus metástasis está revelando patrones intrincados y no aleatorios sobre cómo y cuándo las células cancerosas adquieren la capacidad de desprenderse, sobrevivir en circulación, colonizar tejidos distantes y superar las defensas de nuevos microambientes. Al combinar esta comprensión más profunda de la biología metastásica con el monitoreo molecular continuo y sensible a través de biopsias líquidas y el potencial de intervenciones precisamente dirigidas (quizás enfocadas en interrumpir pasos clave en la cascada metastásica), estamos avanzando, aunque de forma tentativa, hacia lo que podría llamarse control predictivo, o incluso preventivo, de la metástasis. El objetivo cambia de tratar una enfermedad metastásica establecida y generalizada a interceptar el proceso en sus etapas más tempranas y vulnerables.

El desafío para comprender el cáncer, una percepción expresada por oncólogos perspicaces hace décadas, nunca ha sido que no hayamos encontrado la clave, sino que parecen existir demasiadas claves: demasiadas variables interactuantes, demasiados posibles caminos que la enfermedad puede explotar. El poder único de la inteligencia artificial, particularmente en sus modernas encarnaciones de aprendizaje automático, radica no solo en su capacidad para procesar grandes cantidades de datos relacionados con cada "clave", sino en su aptitud para identificar e integrar las complejas relaciones entre múltiples claves simultáneamente. Está diseñada para identificar patrones dentro de patrones, para entender no solo mecanismos moleculares individuales sino sistemas enteros de interacción, y para percibir las propiedades emergentes de las redes biológicas que surgen de la interacción de innumerables componentes.

Las implicaciones de esta transformación analítica trascienden cualquier tecnología o enfoque terapéutico específico. Estamos presenciando lo que podría llamarse un cambio fundamental en la epistemología de la medicina: un cambio en cómo llegamos a conocer la enfermedad misma. El conocimiento médico tradicional se acumulaba relativamente lento mediante observación clínica cuidadosa, correlación patológica meticulosa y pruebas experimentales metodológicas, a menudo serendípicas. Cada descubrimiento se construía típicamente de manera lineal, o con saltos ocasionales, sobre los anteriores, dentro de marcos conceptuales establecidos. Pero la inteligencia artificial, con su capacidad para procesar datos masivamente en paralelo y para refinar modelos de forma iterativa, permite lo que podría llamarse "aprendizaje exponencial". Cada nueva comprensión, cada modelo recién validado, crea posibilidades para múltiples nuevas líneas de investigación, cada una generando efectos multiplicativos sobre nuestro entendimiento y capacidades.

Al mirar hacia el horizonte, la emergencia de sistemas de inteligencia artificial aún más sofisticados, quizás algún día culminando en formas de inteligencia artificial general (IAG) que posean capacidades de razonamiento a nivel humano o incluso superiores en diversos dominios, sugiere posibilidades de entender el cáncer que actualmente son difíciles de imaginar por completo. Los sistemas de IA actuales, por robustos y transformadores que sean, todavía operan principalmente dentro de dominios definidos, como analizar imágenes médicas, predecir estructuras proteicas, optimizar el diseño de fármacos o interpretar secuencias genómicas. Formas más avanzadas y generales de IA podrían, en teoría, hacer saltos conceptuales novedosos, sintetizar conocimiento a través de campos científicos completamente distintos e identificar estrategias terapéuticas para el cáncer que posiblemente nunca se le ocurrirían a los investigadores humanos dentro de los paradigmas existentes. Esto sigue siendo especulativo, por supuesto, pero la trayectoria del desarrollo de la IA sugiere que nuestra asociación con la inteligencia máquina para desentrañar la complejidad biológica apenas comienza.

El aspecto más inmediatamente significativo de esta transformación en curso no reside en una capacidad computacional particular ni en un avance científico específico, sino en cómo cambia fundamentalmente nuestra relación colectiva con el conocimiento biológico y el propio proceso de descubrimiento. Estamos pasando de una era en la que las mentes humanas eran los principales, y a menudo únicos, generadores, intérpretes y árbitros del entendimiento científico, a una en que la inteligencia artificial se convierte en un verdadero socio cognitivo en el descubrimiento. Esta asociación no busca reemplazar el intelecto humano, sino aumentarlo y extenderlo, permitiéndonos comprometernos con la profunda complejidad de los sistemas biológicos, como el cáncer, en sus propios términos. Esta colaboración promete acelerar nuestra comprensión del cáncer y de otras enfermedades complejas de formas que finalmente podrían hacer que nuestro dominio científico iguale el profundo alcance de nuestros desafíos médicos.

Las metáforas que usamos para describir el cáncer siempre han reflejado nuestra comprensión contemporánea y capacidad tecnológica. En la era de la cirugía, cuando el bisturí era la herramienta principal, hablábamos de "extirpar" o "eliminar" el cáncer como si fuera una entidad distinta y ajena que debía ser cortada físicamente del cuerpo. En la era de la quimioterapia, impulsada por la comprensión de la proliferación celular, adoptamos un lenguaje bélico, hablando de "combatir" el cáncer, de "matar" células cancerosas con agentes citotóxicos, de "ataques químicos". Con la llegada de las terapias dirigidas, nacidas del entendimiento molecular de oncogenes y vías de señalización específicas, nuestro vocabulario cambió hacia la ingeniería molecular: "bloquear" vías específicas, "inhibir" quinasas, "apuntar" a vulnerabilidades. Ahora que la IA transforma nuestra capacidad para percibir e intervenir en sistemas biológicos con una precisión sin precedentes, quizá necesitemos nuevas metáforas, aquellas que reflejen este compromiso matizado a nivel sistémico con la naturaleza fundamental del cáncer.

Quizá podamos pensarlo así: si la investigación tradicional del cáncer era como escuchar solo instrumentos aislados de una sinfonía, la IA nos permite escuchar, analizar y apreciar toda la orquesta a la vez. Comenzamos a entender no solo las notas individuales que toca cada instrumento, sino también las armonías, disonancias, contrapuntos, la estructura general y el arco emocional de la obra completa, incluidos motivos sutiles e interacciones complejas que tal vez nunca hubiéramos discernido antes. Más importante aún, esta nueva profundidad de comprensión nos empodera para ir más allá de simplemente escuchar la sinfonía existente de la enfermedad; nos ofrece las herramientas para comenzar a componer nuevas sinfonías: intervenciones precisas y multi-capa que pretenden trabajar con, y no simplemente contra, los procesos naturales del cuerpo para restaurar la salud y la armonía.

Esta transformación en aprender y comprender verdaderamente el cáncer sugiere posibilidades para la prevención, la interceptación y el tratamiento que habrían parecido pura especulación hace apenas unos años. No estamos simplemente mejorando de forma incremental nuestra capacidad para tratar el cáncer con herramientas existentes; estamos mejorando en comprender sus orígenes, dependencias y vulnerabilidades. Somos mejores en predecir su curso y su respuesta a la intervención. Mejoramos en diseñar estrategias para su prevención o interceptación en las etapas más tempranas y manejables. Y quizás lo más crítico, gracias al poder iterativo de la IA, nos estamos volviendo mejores en mejorarnos a nosotros mismos, acelerando todo el ciclo de descubrimiento, traducción y aplicación clínica.

La aceleración del entendimiento que hemos presenciado en biología y medicina en el último siglo, desde la primera articulación de la teoría celular hasta la decodificación del genoma y las actuales perspectivas impulsadas por IA sobre redes moleculares, no muestra señales de disminuir. Si acaso, la curva del progreso parece estar inclinándose, acercándose a lo que los matemáticos llaman un punto de inflexión, donde la tasa de cambio comienza a cambiar aún más rápidamente. La convergencia de la inteligencia artificial con nuestro conocimiento biológico cada vez más amplio y nuestras herramientas de intervención cada vez más sofisticadas sugiere que pronto podremos poseer la capacidad de comprender y tratar el cáncer de maneras que igualen o incluso superen su devastadora complejidad.

Sin embargo, al estar en este umbral de posibilidades, con estas poderosas nuevas lentes conceptuales y computacionales en mano, sería conveniente recordar el propósito último de esta empresa. Nuestra meta no es simplemente entender el cáncer como un rompecabezas biológico abstracto, ni solo desarrollar algoritmos sofisticados por sí mismos. La verdadera y exacta medida de nuestro progreso no se encontrará en la velocidad de procesamiento de nuestras computadoras, la elegancia de nuestro código o la profundidad de nuestro entendimiento molecular únicamente, sino en el impacto tangible que estos avances tengan en las vidas de quienes padecen esta enfermedad: en cánceres prevenidos, en vidas prolongadas y mejoradas, en sufrimiento aliviado y en esperanza restaurada.

Los antiguos griegos fueron los primeros en observar y nombrar esta dolencia sigilosa como karkinos, que significa "cangrejo", posteriormente traducido al latín como cáncer, y la describieron como oncos: una hinchazón, una carga. No podrían haber imaginado las intrincadas herramientas que algún día emplearíamos contra esta antigua enfermedad. Sin embargo, comprendieron algo fundamental sobre su naturaleza, algo que resuena a través de milenios. El cáncer representa no solo un profundo desafío médico, sino también una prueba perdurable de la ingeniosidad, la resiliencia y la determinación humana. Impulsados por la asociación entre la inteligencia humana y la artificial, estamos entrando en un nuevo periodo de entendimiento acelerado y capacidad rápidamente creciente. Finalmente, podríamos estar desarrollando los requisitos del sistema, las herramientas intelectuales, la agudeza perceptiva y la precisión terapéutica, a la altura de ese antiguo y formidable desafío.

CAPÍTULO 2: EL PESO DEL CONOCIMIENTO

LA COGNICIÓN HUMANA EN LA COMPLEJA FRONTERA DEL CÁNCER

> *"Estamos ahogados en información pero hambrientos de sabiduría."*
>
> —E. O. Wilson

Un profundo paradoja yace en el corazón de la oncología moderna, una ironía que se agudiza con cada nuevo descubrimiento. La medicina, antes un arte guiado por la intuición, la observación cuidadosa y una conexión humana profunda, casi sagrada, se ha convertido en un ejercicio de gestión de datos de alto riesgo. Está abrumada por el peso mismo de su conocimiento acumulado. Hace un siglo, grandes médicos como Sir William Osler valoraban conocer al paciente que tenía la enfermedad mucho más que conocer la enfermedad en sí misma. Tal distinción, valorar la experiencia y el contexto únicos del individuo, ahora parece casi pintoresca, un susurro nostálgico de una era más simple. Nunca antes habíamos conocido tanto sobre la biología intrincada del cáncer: su arquitectura molecular, sus innumerables firmas genéticas, sus astutas estrategias evolutivas. Sin embargo, paradójicamente, muchos clínicos sienten que nunca hemos estado tan lejos del paciente individual que lleva esta carga. La misma explosión de conocimiento que prometía hacer la medicina más precisa y poderosa ha, de muchas maneras no intencionadas, hecho que aspectos de su práctica sean más fríos, más fragmentados y decididamente menos humanos.

Aunque es estimulante, el rápido progreso científico y tecnológico ha creado una crisis de complejidad que amenaza el núcleo de la práctica médica, especialmente en el campo multifacético de la oncología. Solo piense en un momento en una clínica oncológica moderna, repetido miles de veces cada día. A las 7:15 a. m., antes de que el primer paciente cruce la puerta, la clínica ya está agotada bajo su propio peso. Las alertas de ensayos clínicos inundan las pantallas, exigiendo revisión. Las solicitudes de farmacia para dosis complejas compiten por atención con las negativas de seguros a medicamentos costosos pero que pueden prolongar la vida. Informes voluminosos de la junta oncológica revelan nuevas "variantes de significado desconocido" en el cáncer en recaída de un paciente, que deben cruzarse con las directrices de tratamiento en evolución, a menudo contradictorias. Mientras tanto, las compañías de seguros, que operan bajo reglas bizantinas, exigen revisiones de pares laboriosas para tratamientos ya establecidos como estándar de atención.

El primer paciente de la mañana, diagnosticado apenas ayer con cáncer pancreático metastásico, llega no solo con el peso abrumador de esa noticia, sino también con un manojo de impresiones de foros de internet. Estas páginas están llenas de preguntas sobre mutaciones genéticas oscuras, terapias alternativas no probadas e inhibidores específicos cuyos nombres, una mezcla de consonantes y números, ni siquiera formaban parte del léxico oncológico hace solo una década. Cada pregunta, nacida del miedo comprensible y una desesperada búsqueda de esperanza, requiere una respuesta reflexiva, informada y oportuna.

El volumen de datos y decisiones que ahora constituyen la atención rutinaria del cáncer desafía la comprensión humana sencilla. Millones de individuos en todo el mundo recibirán un diagnóstico de cáncer este año; solo en los EE. UU., esto se traduce en miles de conversaciones que cambian vidas cada día. Detrás de cada estadística fría hay una historia humana intensamente personal: una abuela negociando tiempo para ver a su nieto graduarse, un joven padre preguntándose cómo explicarle su enfermedad a sus hijos, una mujer en la flor de la vida cuestionando de repente sus opciones para preservar la fertilidad antes de comenzar la quimioterapia agresiva. Cada paciente merece, y su condición exige, una atención cuidadosa y sin prisas. Sin embargo, cada caso también requiere que el clínico haga más: integrar un cuerpo de conocimiento científico en rápida evolución, navegar un universo en expansión de opciones diagnósticas y terapéuticas y gestionar un número cada vez mayor de datos discretos, cada uno de los cuales debe ser cuidadosamente rastreado, analizado críticamente y actuado con precisión y prontitud. La carga cognitiva es inmensa.

Lo que estamos presenciando en oncología, particularmente durante las últimas dos décadas, podría compararse mejor con la explosión cámbrica, ese momento geológico relativamente breve, hace unos 540 millones de años, en el que la vida en la Tierra se diversificó de forma súbita y espectacular en una abrumadora variedad de nuevas formas complejas. De manera similar, el campo de la oncología ha experimentado un estallido exponencial en su propia complejidad, desafiando la capacidad adaptativa de la comprensión humana. Los oncólogos de una generación anterior dominaban un puñado de combinaciones estándar de quimioterapia para cánceres comunes. Los practicantes de hoy deben navegar cientos de terapias dirigidas, inmunoterapias y regímenes complejos. Cada uno suele estar asociado a patrones moleculares específicos o biomarcadores, requiere horarios y métodos únicos para el monitoreo de toxicidades, lleva sus propios requisitos laberínticos para la autorización del seguro y presenta un espectro diferente de posibles mecanismos de resistencia que deben anticiparse.

La revolución molecular por sí sola supera la imaginación y redefine las entidades mismas que tratamos. Lo que antes se comprendía y manejaba como "cáncer de pulmón", por ejemplo, se ha fragmentado en docenas, si no cientos, de enfermedades definidas molecularmente.

- Existe el cáncer de pulmón impulsado por mutaciones en EGFR (a su vez subdividido en tipos específicos de mutación como deleciones en el exón 19 o L858R).
- Otros tipos incluyen cáncer de pulmón con reordenamientos ALK, fusiones ROS1, fusiones RET, mutaciones de salto en el exón 14 de MET, mutaciones KRAS G12C, mutaciones BRAF V600E y una lista creciente de alteraciones más raras.
- Las clasificaciones también consideran la expresión de PD-L1 para inmunoterapia.

Cada uno de estos subtipos moleculares suele exigir un enfoque terapéutico único, responde de manera diferente al tratamiento y tiene un pronóstico distinto. Una sopa de letras de mutaciones accionables, EGFR, ALK, BRAF, MEK, PIK3CA, HER2, NTRK, IDH1/2 y más, se vuelve más compleja cada mes, extendiéndose a casi todos los tipos de tumores. Un solo informe genómico podría identificar treinta o más variantes genéticas. Cada una podría ser significativa, requiriendo interpretación cuidadosa dentro de un panorama de evidencia y opciones de tratamiento que evoluciona rápidamente, a menudo complicado por datos conflictivos de diferentes estudios. La tarea de simplemente saber qué variante es accionable, cuál es pasajera y cuál es realmente de significado desconocido se convierte en una hazaña intelectual diaria.

El ritmo de esta evolución supera constantemente los modelos tradicionales de educación médica y difusión del conocimiento. En un solo año, agencias reguladoras como la FDA (Administración de Alimentos y Medicamentos de EE. UU.) pueden aprobar más terapias oncológicas novedosas e indicaciones diagnósticas que las que existían en total durante décadas completas de práctica oncológica anteriores. Cada nueva aprobación trae consigo una constelación de información nueva. Los clínicos deben aprender qué biomarcadores evaluar para la elegibilidad, el mecanismo de acción del fármaco y su perfil farmacocinético. Deben dominar el espectro matizado de sus toxicidades y su manejo, anticipar patrones de resistencia y considerar sus interacciones con otros medicamentos.

La revolución de la inmunoterapia ha ofrecido una esperanza profunda y respuestas dramáticas, pero también ha contradecido décadas de sabiduría oncológica, alterando fundamentalmente nuestra comprensión del tratamiento del cáncer e introduciendo patrones de respuesta completamente nuevos. Los tumores tratados con inhibidores de puntos de control inmunitarios pueden parecer crecer antes de encogerse (un fenómeno conocido como pseudoprogresión). Bajo la quimioterapia convencional, ese mismo patrón habría señalado fracaso. Los eventos adversos relacionados con el sistema inmunitario, que pueden afectar cualquier sistema orgánico de maneras impredecibles, requieren un enfoque diagnóstico y de manejo completamente diferente al de los efectos secundarios citotóxicos. Las métricas mismas que usamos para evaluar el éxito del tratamiento han tenido que evolucionar para capturar estas nuevas dinámicas. Mantenerse verdaderamente actualizado no solo es desafiante; es, posiblemente, imposible para un solo ser humano.

Mientras tanto, una revolución menos anunciada pero igualmente impactante está remodelando la realidad diaria de la práctica clínica misma. La historia clínica electrónica (HCE), prometida en su momento como una herramienta poderosa para agilizar flujos de trabajo y mejorar la comunicación, se ha convertido en un laberinto frustrantemente complejo y que consume mucho tiempo, con requisitos de documentación, cuadros de alertas e interfaces poco intuitivas. Considere el acto aparentemente simple de iniciar a un paciente con cáncer en un régimen estándar de inmunoterapia. Lo que antes podía requerir una sola orden clara en una ficha en papel ahora frecuentemente exige navegar meticulosamente por más de una docena de pantallas electrónicas diferentes, cada una con múltiples menús desplegables y campos obligatorios, a menudo diseñados más para facturación y cumplimiento regulatorio que para claridad clínica o seguridad del paciente. Los planes de tratamiento que antes cabían en una sola página ahora se extienden a cuarenta. El fármaco real, la dosis y el horario están enterrados bajo capas de texto estándar, avisos legales, códigos regulatorios y detalles de facturación. En lugar de centrarse en el paciente, el médico se encuentra luchando contra la HCE, un Cerbero digital que guarda las puertas del cuidado.

La medicina, particularmente la oncología, ha llegado a un punto de inflexión. La tensión no proviene de un solo cambio sino de muchos: avances científicos rápidos, cambios en la economía de la salud, cargas regulatorias crecientes y el peso mismo de los datos acumulados. La complejidad financiera por sí sola desconcertaría a médicos de generaciones anteriores. Una sola dosis de una inmunoterapia moderna o el suministro mensual de un agente dirigido novedoso podría costar más que el salario anual promedio para muchas personas en el país, incluyendo, a veces, al mismo médico que la prescribe. Navegar por los caminos bizantinos de aprobación de seguros, requisitos de edición por pasos y programas de asistencia al paciente se ha convertido en una parte significativa y no remunerada de la práctica oncológica. Términos y conceptos del mundo de la administración empresarial y la economía de la salud, atención basada en el valor, organizaciones responsables de atención, unidades de valor relativo, se han vuelto tan esenciales para comprender el entorno de la práctica como entender la biología tumoral o la farmacología.

Estas presiones multifacéticas se manifiestan en innumerables momentos diarios, pequeños y grandes, que erosionan sutilmente la relación médico-paciente, la piedra angular misma de la práctica médica. Una oncóloga comunitaria, dedicada a sus pacientes, pasa su hora de almuerzo en espera con un representante de una compañía de seguros, discutiendo la cobertura de un tratamiento prolongador de la vida y conforme a guías para una paciente con enfermedad metastásica. Su comida queda intacta y su agenda clínica se retrasa. Una médica joven, recién salida de la residencia de especialización, intenta actualizar a familiares ansiosos sobre la condición compleja de su madre. Al mismo tiempo, responde mensajes urgentes de pacientes a través del portal de la historia clínica electrónica (HCE) mientras revisa una avalancha de resultados de laboratorio e informes de imágenes que llegan a su buzón día y noche. Una clínica experimentada y altamente respetada se queda otra vez hasta tarde, no para leer las últimas investigaciones ni para dar seguimiento a un caso particularmente difícil, sino para pasar horas documentando el trabajo del día en el formato enrevesado que requiere la HCE para una facturación óptima y el cumplimiento regulatorio, sabiendo que mañana traerá el mismo desafío abrumador. Estas no son anécdotas aisladas; son la textura diaria de la oncología moderna.

La brecha de implementación, el abismo entre lo que sabemos que es científicamente posible para una atención oncológica óptima y lo que podemos ofrecer consistentemente a cada paciente, se ensancha. Mientras que los principales centros oncológicos académicos comúnmente alcanzan tasas sustanciales de participación en ensayos clínicos, las prácticas comunitarias, donde se brinda la mayoría de la atención oncológica, solo inscriben una pequeña fracción de los individuos potencialmente elegibles debido a la falta de tiempo, recursos y sistemas de apoyo necesarios para navegar la complejidad de la inscripción y ejecución de los ensayos.

- En 2022, solo el 3–5 % de los pacientes adultos con cáncer en EE. UU. participaron en ensayos clínicos. Las tasas son aún más bajas entre grupos minoritarios, con solo un 4–6 % de pacientes negros participando en ensayos clínicos, aunque representan aproximadamente el 13 % de la población estadounidense. Esta disparidad se debe a varios factores, incluidos la desconfianza histórica, las barreras de acceso y la carga cognitiva sobre los clínicos comunitarios.

Las tasas de mortalidad y los resultados de supervivencia para muchos cánceres comunes pueden variar dramáticamente entre diferentes grupos demográficos y regiones geográficas. Esta disparidad refleja no solo factores socioeconómicos subyacentes o diferencias en la biología tumoral, sino la pura e implacable imposibilidad de ofrecer la atención más sofisticada, actualizada y óptimamente coordinada dentro de las limitaciones del sistema actual, sobrecargado.

El costo humano de esta tensión sistémica se hace cada vez más evidente, a menudo en momentos silenciosos y sin reconocimiento. En las salas de descanso de hospitales y clínicas de todo el país, las conversaciones susurradas entre colegas no solo abordan casos clínicos desafiantes, sino también eventos familiares perdidos, necesidades personales postergadas, el persistente sentimiento de insatisfacción profesional y la creciente y dolorosa distancia entre la medicina profundamente humanística que alguna vez soñaron practicar y la realidad a menudo impersonal y abrumadora que enfrentan ahora. Estudios recientes, y la experiencia común, pintan un panorama sombrío: la mayoría de los oncólogos reportan síntomas significativos de agotamiento profesional, un síndrome caracterizado por agotamiento emocional, despersonalización y una reducción en el sentido de logro personal. Casi un tercio de estos profesionales dedicados puede arrojar resultado positivo para depresión clínica. Lo más alarmante es que la tasa de suicidio entre médicos ha subido a más del doble que la de la población general, siendo los oncólogos, que enfrentan diariamente un sufrimiento humano profundo y cuestiones existenciales, quienes tienen un riesgo excepcionalmente alto. No son solo estadísticas; son señales de un sistema bajo presión, una profesión en crisis.

Considere la carga cognitiva diaria, implacable, que enfrenta un oncólogo. Un médico puede ver veinte o más pacientes con cáncer complejos en un solo día. Cada consulta requiere empatía y atención individualizada, pero también el seguimiento de cientos, cuando no miles, de datos: valores de laboratorio, hallazgos de imágenes, dosis de medicamentos, grados de toxicidad, cambios en el desempeño y necesidades psicosociales. Simultáneamente, se espera que procese e integre un flujo constante de nuevos hallazgos de investigación, guías terapéuticas actualizadas y aprobaciones de fármacos novedosos que podrían afectar críticamente a cada uno de esos casos individuales. La ciencia cognitiva indica que la memoria de trabajo del cerebro humano, su capacidad para retener y manipular activamente información, típicamente maneja solo una cantidad limitada de elementos simultáneamente, quizás entre cinco y siete. La matemática fundamental de la práctica oncológica moderna simplemente no funciona. Como señaló un médico reflexivo en una reciente perspectiva, hemos construido esencialmente un sistema de salud que requiere capacidades cognitivas sobrehumanas para funcionar óptimamente, y luego nos sorprendemos o, peor aún, culpamos, cuando el ser humano común lucha para operarlo sin fallas.

El mismo triunfo de la oncología moderna, una tasa constante y sustancial de disminución en las muertes por cáncer que conduce a millones de sobrevivientes, ha añadido paradójicamente una tensión extra al sistema. Cada vida salvada, cada paciente que vive más tiempo con o después del cáncer, es una victoria. Pero estos millones de sobrevivientes requieren un seguimiento continuo, complejo y a largo plazo, así como atención especializada. Cada sobreviviente necesita vigilancia para recurrencias, tamizaje para malignidades secundarias, manejo de efectos secundarios persistentes (cardiotoxicidad, neuropatía, cambios cognitivos, disfunción endocrina) y apoyo para su bienestar psicosocial. Este cuidado esencial genera aún más datos, más citas y más decisiones, y cada fragmento de esa información requiere interpretación y acción humana, sumando a la ya considerable carga del sistema sanitario. El éxito mismo que celebramos en nuestros avances médicos ha generado inadvertidamente lo que podría denominarse "congestión cognitiva" y "saturación sistémica" en la práctica clínica moderna.

Esta congestión, esta saturación, se manifiesta de maneras sutiles y profundas, a menudo invisibles para quienes están fuera de la esfera inmediata de la prestación de cuidados médicos. Un brillante oncólogo en formación, entrenado en un centro académico de primer nivel y apasionado por la investigación, finalmente elige una práctica comunitaria menos demandante o incluso abandona la medicina clínica porque la complejidad percibida y las demandas del estilo de vida de la oncología académica le parecen totalmente insostenibles. Un médico veterano, ampliamente respetado por décadas de cuidado compasivo y sabiduría clínica, opta por la jubilación anticipada, citando no fatiga física sino el profundo agotamiento mental de intentar mantenerse al día con el crecimiento exponencial e implacable del conocimiento médico y las cargas administrativas. Un ensayo clínico prometedor, con potencial para cambiar la práctica, no logra reclutar suficientes pacientes para alcanzar sus conclusiones científicas, no por fallas en su diseño ni falta de interés de los pacientes, sino porque los clínicos sobrecargados en prácticas saturadas carecen de tiempo dedicado, personal y recursos para seleccionar meticulosamente a los pacientes elegibles y navegar los intrincados requerimientos de participación en ensayos. No son fracasos de voluntad o dedicación individual; son síntomas de un sistema presionado más allá de sus límites.

Las analogías con otro momento histórico humano, otra confrontación con una complejidad informacional abrumadora, se vuelven cada vez más elocuentes e instructivas. Durante los días más oscuros de la Segunda Guerra Mundial, en el ahora famoso Bletchley Park, un grupo dedicado de matemáticos, lingüistas y teóricos tempranos de la computación enfrentó su propia versión de congestión cognitiva. El ejército alemán, usando sofisticadas máquinas cifradoras Enigma, generaba un flujo vasto y continuo de mensajes cifrados. Cada mensaje contenía potencialmente inteligencia crucial sobre movimientos de submarinos U-boot, despliegues de tropas o intenciones estratégicas; cada uno requería un complejo trabajo criptanalítico para ser descifrado; y cada descifrado era una carrera desesperada contra el tiempo. El volumen mismo de mensajes, combinado con la astronómica complejidad combinatoria de las configuraciones de Enigma, superó rápidamente las capacidades procesales de los descifradores humanos trabajando solo con lápiz y papel. La mente humana, por más brillante que fuera, era demasiado lenta, demasiado propensa a la fatiga y limitada en su capacidad para realizar operaciones lógicas sostenidas y sin error a la escala requerida.

La máquina Enigma, con sus múltiples rotores configurables y conexiones de tablero de clavijas, creó un nivel asombroso de complejidad criptográfica, con configuraciones diarias posibles que ascendían a miles de millones de miles de millones, muy por encima de la comprensión humana o exploración manual. Los oncólogos de hoy, en un contexto diferente pero con demandas intelectuales similares, enfrentan su propia versión de esta barrera de complejidad. Un solo paciente con cáncer metastásico puede presentar miles de puntos de datos: perfiles genómicos con docenas de mutaciones, hallazgos de imágenes en múltiples escaneos a lo largo del tiempo, marcadores sanguíneos cambiantes, comorbilidades, contexto psicosocial, preferencias individuales de tratamiento y metas de vida. Integrar toda esta información para llegar a una estrategia terapéutica óptima y personalizada desde un armamentario de terapias que se expande rápidamente, cada una con su propia base de evidencia, perfil de toxicidad y costo, es una hazaña analítica diaria de proporciones similares a las de Enigma.

El costo de esta sobrecarga cognitiva inmanejable en oncología va mucho más allá del agotamiento de los médicos, aunque este sea crítico. Cada clínico abrumado, cada sistema que opera al borde de su capacidad, representa potencialmente a cientos de pacientes que podrían inadvertidamente perderse una atención óptima basada en la evidencia. Esto no se debe a que el conocimiento necesario no exista en alguna parte dentro del vasto ecosistema médico, sino porque la mente humana, bajo una inmensa presión y saturación de información, solo puede procesar, recordar y aplicar eficazmente cierta cantidad limitada de información en un momento dado. Estudios han encontrado, de manera inquietante, que los oncólogos en ejercicio, a pesar de su dedicación, pueden dedicar apenas minutos cada semana a revisar nuevos datos de ensayos clínicos o investigaciones emergentes, una fracción infinitesimal de lo que teóricamente sería necesario para mantenerse realmente al día con el vertiginoso ritmo del avance científico en su campo. La brecha entre lo que sabemos que es posible en circunstancias ideales y lo que se puede implementar consistentemente en la exigente realidad de la práctica diaria se ensancha, casi imperceptible pero inexorablemente.

Los verdaderos puntos de inflexión, esos momentos en que un sistema cambia fundamentalmente de estado, a menudo se vuelven claramente visibles solo en retrospectiva. Todos somos, en el fondo, gradualistas, nuestras expectativas y percepciones moldeadas por el paso constante, familiar y gradual del tiempo y el cambio incremental. Pero ocasionalmente, quizás una vez en una generación o más, el cambio llega no gradualmente sino de repente, como una transición de fase en física, alterando fundamentalmente el panorama de lo que es posible y necesario. La medicina, y específicamente la oncología, está en un cruce tan trascendental ahora. La barrera de la complejidad, construida a partir de décadas de progreso científico y acumulación de información, ha llegado, en muchos aspectos, a ser infranqueable mediante medios humanos tradicionales únicamente. Los descifradores de códigos en Bletchley Park comprendieron que la inteligencia humana, por muy dotada que fuera, no podía consistentemente descifrar el cifrado Enigma a tiempo. De igual modo, debemos reconocer que la cognición humana no asistida, con toda su intuición y empatía, no puede manejar por completo la complejidad de la medicina moderna. La solución, entonces como ahora, puede no estar en intentar reemplazar la inteligencia humana, sino en aumentarla de manera poderosa, reflexiva y ética. Aquellos primeros descifradores de códigos, mediante el desarrollo de dispositivos computacionales electromecánicos como las Bombas de Turing, demostraron cómo la computación mecanizada podía explorar sistemáticamente vastos espacios de problemas, probar hipótesis a velocidad sobrehumana y, así, extender las capacidades cognitivas humanas sin reemplazar el juicio o la perspicacia estratégica humana. Su trabajo pionero, nacido de la necesidad en tiempos de guerra, sugiere un camino claro hacia adelante para la medicina también.

Pero primero, antes de que podamos abrazar completamente el potencial de esta nueva asociación, debemos enfrentar honestamente y sin vacilación nuestra realidad actual. La práctica de la oncología, pese a sus nobles intenciones y logros notables, ha alcanzado un punto crítico en muchos aspectos esenciales. El inmenso volumen de información, el ritmo del descubrimiento, las complejidades de la medicina molecular y las exigencias del sistema de salud, tomados en conjunto, han generado una carga cognitiva que con frecuencia excede la capacidad innata humana. La complejidad ha superado nuestra habilidad para procesarla consistentemente. El sistema, tal como está configurado actualmente, a menudo demanda más de lo que cualquier mente humana, o incluso equipos de mentes humanas, pueden entregar de manera sostenible a cada paciente, en todo momento.

Los antiguos médicos que inicialmente observaron y documentaron el cáncer, quienes le dieron nombre y relataron su curso devastador, en gran medida solo pudieron observar y describir su historia natural. Los médicos de hoy, armados con un siglo de progreso científico, a menudo pueden intervenir, tratar y frecuentemente curar esta enfermedad. Sin embargo, en una curiosa ironía, se encuentran cada vez más abrumados por la misma complejidad del conocimiento y las herramientas que hacen posibles estos milagros médicos modernos. Los médicos del mañana, y de hecho, los que ejercen hoy, podrán encontrar, en la unión reflexiva de la sabiduría humana perenne y la emergente inteligencia artificial, una manera de navegar esta complejidad, aliviar la carga cognitiva y finalmente cumplir con la visión más antigua y fundamental de la medicina: conocer verdaderamente, y por ende cuidar óptimamente, a cada paciente único que padece la enfermedad.

Al girar, en los capítulos siguientes, para explorar cómo la inteligencia artificial misma emergió, evolucionó y ahora se aplica a los desafíos específicos del cáncer, debemos llevar adelante la memoria de Bletchley Park y las lecciones de nuestra realidad clínica actual. Debemos recordar lo que realmente está en juego. Esta exploración no es meramente un ejercicio intelectual para comprender nuevas tecnologías. No se trata solo de hacer la vida de los médicos menos gravosa ni de hacer los hospitales más eficientes económicamente, aunque sean objetivos secundarios valiosos. Fundamentalmente, se trata de cerrar la profunda y creciente brecha entre lo que sabemos que es científicamente posible en la lucha contra el cáncer y lo que podemos brindar de manera consistente, equitativa y humana a cada paciente. Se trata de asegurar que el crecimiento exponencial del conocimiento médico no se traduzca en más congestión cognitiva y desesperación profesional, sino en mejoras tangibles y transformadoras en las vidas humanas. El sistema está al límite; la urgencia de un reinicio es clara.

CAPÍTULO 3: EL JUEGO DE LA IMITACIÓN DE LA VIDA

LA IA ENFRENTA LOS CÓDIGOS BIOLÓGICOS DEL CÁNCER

> *"El propósito de la computación es la visión, no los números."*
>
> —Richard Hamming

La narrativa de la inteligencia artificial es ahora un motor dispuesto a remodelar la medicina, especialmente la oncología. Su prólogo es inesperado, no en relucientes laboratorios modernos, sino en medio del frío húmedo y la urgencia de la Inglaterra en tiempos de guerra.

Imagine Bletchley Park alrededor de 1939. Era una extensa finca victoriana con jardines cuidados y habitaciones silenciosas. La Escuela de Códigos y Cifras del Gobierno la tomó bajo su mando y la finca se convirtió en el núcleo secreto de la desesperada y feroz lucha intelectual de Gran Bretaña para descifrar el código Enigma alemán. Dentro de sus cabañas de madera erigidas apresuradamente, se congregó un ecléctico grupo. Eran matemáticos de intelecto penetrante, lingüistas afinados para el lenguaje y maestros de ajedrez expertos en la previsión. Incluso los estudiosos de la antigüedad se unieron a ellos, con un conocimiento de patrones antiguos que resultó sorprendentemente relevante. Juntos libraron una guerra invisible con lógica, intuición y máquinas electromecánicas incipientes.

Entre ellos se movía Alan Turing, una figura cuyo temperamento tranquilo ocultaba una mente que ya exploraba los límites abstractos, casi filosóficos, de la computación. Su trabajo previo a la guerra sobre "números computables" y el concepto teórico de una "máquina universal de Turing" sentaron las bases de la ciencia computacional. Llegó a Bletchley convencido por una idea radical y profética para su tiempo: Turing creía que las máquinas, si se les instruía adecuadamente con reglas lógicas, podían llevar a cabo procesos que, al menos funcionalmente, se asemejaban al pensamiento. Podían abordar complejidades intelectuales que anteriormente eran la exclusiva, y a menudo la pesada carga, de la mente humana. La visión de Turing iba mucho más allá del mero cálculo a alta velocidad; meditaba sobre la naturaleza misma de los procesos algorítmicos, los límites de lo que podía decidirse mecánicamente y la tentadora posibilidad de máquinas que pudieran aprender y quizás incluso, en algún sentido significativo, comprender.

El desafío en Bletchley era monumental, una batalla diaria contra un paisaje criptográfico en constante cambio. La máquina Enigma, una maravilla de la ingeniería electromecánica alemana, usaba una serie de rotores intercambiables y un tablero de conexiones endiabladamente complejo para cifrar mensajes. Las configuraciones posibles ascendían a quintillones (un 1 seguido de 18 ceros), tan vastas que parecían garantizar el secreto. Para complicar más, estas configuraciones cambiaban diariamente, a veces incluso con mayor frecuencia, haciendo obsoletos los avances previos en el descifrado con cada tic del reloj. La descodificación por fuerza bruta mediante esfuerzo humano, probando manualmente cada permutación concebible, no solo era impracticable; era una imposibilidad matemática.

En lugar de una fortaleza inexpugnable de complejidad criptográfica, Turing y sus colegas percibieron un paisaje que podría ser navegable mediante una combinación de perspicacia humana y lógica automatizada. Comprendió que, aunque el número de configuraciones era inmenso, el proceso de cifrado, como cualquier proceso impulsado por máquina, seguía reglas deterministas. Turing compartió y desarrolló su percepción crucial con el compañero descifrador Gordon Welchman. Se dieron cuenta de que frases alemanas específicas y frecuentemente usadas, formatos estándar de mensajes o incluso errores del operador ("cribs") podían servir como puntos de apoyo estadísticos vitales. Si se podía hacer una conjetura educada, como un informe meteorológico o un saludo rutinario, sobre un fragmento de texto plano dentro de un mensaje cifrado, entonces podían diseñar una máquina para probar, a enorme velocidad, si alguna de las innumerables configuraciones de Enigma transformaría esa presunta pista en el texto cifrado observado. Al mismo tiempo, la máquina verificaba contradicciones incorporadas en la Enigma; por ejemplo, que una letra nunca podía cifrarse como sí misma.

Turing fue fundamental en la conceptualización y el perfeccionamiento del diseño de los dispositivos electromecánicos conocidos como las "Bombas". Estos no eran máquinas "pensantes" en ningún sentido filosófico, ni computadoras de propósito general. Eran motores lógicos altamente especializados: conjuntos de tambores interconectados y giratorios que imitaban la acción de múltiples máquinas Enigma trabajando en paralelo. Con una clave conocida y un fragmento de texto cifrado, una Bomba recorría posibles configuraciones de la máquina Enigma y del tablero de conexiones, buscando una coincidencia sin inconsistencias lógicas. Cuando encontraba una posible "detención", una configuración consistente, pasaba el resultado a los criptoanalistas humanos para un examen más detallado.

Estos dispositivos enormes, complejas redes de cables y componentes giratorios, eran un testimonio de ingenio bajo extrema presión. Realizaban operaciones lógicas complejas a una escala y velocidad que aumentaban exponencialmente la inteligencia humana, permitiendo a los equipos de Bletchley Park romper mensajes Enigma a tiempo para influir en operaciones aliadas cruciales. Bletchley Park, construido para descifrar códigos humanos, se convirtió en algo más: un crisol para el procesamiento automatizado de información y la prueba sistemática de hipótesis. Esos cimientos siguen siendo relevantes hoy en día, cuando enfrentamos los intrincados códigos escritos por la naturaleza en la biología.

EL ENIGMA BIOLÓGICO DEL CÁNCER

Décadas después, oncólogos, clínicos e investigadores enfrentan otro enigma, más profundo y con mayores consecuencias que el propio Enigma. El cáncer no es un solo enemigo, sino una legión: una distorsión multifacética de los procesos vitales, un sistema adaptativo complejo que prospera dentro del huésped. Su complejidad se despliega a través de múltiples capas interactivas, cada una contribuyendo a su formidable naturaleza y a su capacidad para evadir nuestros mejores esfuerzos terapéuticos.

Primero, está la vastedad y la vulnerabilidad inherente del genoma humano mismo, un texto de tres mil millones de letras que sirve como el plano hereditario de nuestra especie. Este código, aunque notablemente estable, está constantemente bajo el asalto de mutágenos externos como la radiación y productos químicos, así como de los errores inevitables que ocurren durante la replicación del ADN en cada división celular. Aunque la mayoría de estos errores se reparan o conducen a la muerte celular, una acumulación crítica de mutaciones en genes específicos puede iniciar el camino hacia la malignidad. El desafío radica no solo en identificar estas mutaciones, sino en comprender sus consecuencias funcionales y sus efectos combinatorios.

Luego, las intrincadas redes entrelazadas de rutas moleculares gobiernan cada aspecto de la vida celular: crecimiento, división, diferenciación, metabolismo, comunicación con otras células y muerte celular programada (apoptosis). El cáncer típicamente implica la subversión o "reconfiguración" de estas rutas, convirtiendo la sofisticada maquinaria celular en contra de los intereses del organismo huésped.

- Las vías de señalización de factores de crecimiento, como la cascada EGFR/RAS/MAPK, pueden volverse constitutivamente activas, impulsando una proliferación implacable.
- Los puntos de control del ciclo celular, controlados por proteínas como p53 y Rb, pueden ser deshabilitados, permitiendo que células dañadas se dividan sin control.
- Las vías apoptóticas, el mecanismo de autodestrucción celular, a menudo se silencian, haciendo inmortales a las células cancerosas.

Estos no son simples interruptores de encendido/apagado, sino circuitos complejos con múltiples bucles de retroalimentación, comunicación cruzada entre diferentes rutas y redundancias que las células cancerosas pueden explotar para sobrevivir.

Otro desafío es la heterogeneidad, las diferencias observadas entre tumores en diferentes pacientes (heterogeneidad intertumoral) y dentro de un solo tumor en un paciente (heterogeneidad intratumoral, o HIT). Un tumor no es un monolito; es un ecosistema en evolución de subclones, cada uno con mutaciones, estados epigenéticos, tasas de crecimiento y sensibilidades terapéuticas distintas. Si se elimina uno, puede surgir otra línea resistente. Esta HIT es un impulsor principal del fracaso terapéutico, ya que tratamientos que eliminan un subclon pueden permitir que otro preexistente y resistente prospere. La hipótesis de la célula madre cancerosa complica aún más este panorama, sugiriendo que una pequeña población de células tumorales posee capacidades únicas de autorrenovación e iniciación tumoral, actuando como semillas para la recaída y la metástasis.

El cáncer también posee una profunda capacidad darwiniana de adaptarse y desarrollar resistencia bajo presión terapéutica. Nuestros tratamientos, quimioterapia, agentes dirigidos, inmunoterapia, actúan como fuerzas selectivas poderosas. Las células que poseen o adquieren rasgos que les permiten sobrevivir a esta presión proliferarán, dando lugar a una población tumoral resistente. La resistencia surge por múltiples vías: mutaciones secundarias que bloquean la unión al blanco, activación de rutas alternativas, sobreexpresión de bombas de expulsión de fármacos y reprogramación epigenética que redefine la identidad y la respuesta al medicamento. Esta capacidad implacable de evolucionar sigue siendo una de las características más definitorias y formidables del cáncer.

El cáncer no existe solo. Conversa constantemente con su microambiente tumoral, una comunidad compleja y dinámica que modela el comportamiento de la enfermedad y la respuesta a la terapia. El microambiente tumoral incluye una gran variedad de células no cancerosas, fibroblastos, células endoteliales que forman los vasos sanguíneos, células inmunes como linfocitos y macrófagos, así como la matriz extracelular. El cáncer cooptar a sus vecinos: induce a los fibroblastos a remodelar el tejido y facilitar la invasión, estimula la angiogénesis para asegurar nutrientes y recluta macrófagos que atenúan la inmunidad antitumoral. La evasión es igualmente sofisticada. Los tumores regulan al alza PD-L1 para frenar a las células T, regulan a la baja el MHC para ocultar antígenos y crean un ambiente inmunosupresor de citoquinas.

Los datos genómicos, proteómicos, de imágenes y clínicos de un solo paciente generan un aluvión demasiado vasto para que cualquier mente humana, o incluso un equipo de expertos, pueda integrar y comprender plenamente. Este es el enigma biológico al que nos enfrentamos.

La IA moderna, especialmente el aprendizaje automático, desciende conceptualmente de las Bombas. Se adapta a la complejidad de la biología y, crucialmente, aprende de la experiencia. La IA nos ayuda a navegar por vastos datos biológicos. Detecta patrones sutiles ocultos en el ruido, modela interacciones entre miles de variables y ayuda a descifrar el lenguaje multifacético del cáncer. A lo largo de décadas, se repiten los mismos principios: manejar la complejidad, aprender de los datos, reconocer patrones significativos y amplificar la capacidad humana de resolución de problemas. Lo que guio la ruptura de códigos en tiempos de guerra ahora guía la oncología. Las matemáticas usadas para descifrar cifrados militares ahora impulsan algoritmos que leen patrones de expresión génica, señalan firmas de sensibilidad a fármacos y predicen la forma tridimensional de las proteínas que el cáncer corrompe.

LA CONCEPCIÓN FORMAL: DARTMOUTH Y EL AMANECER DE LOS SISTEMAS EXPERTOS

La identidad de la IA como campo distinto se consolidó en Dartmouth en 1956. Allí, un taller de verano dio a la disciplina su nombre, su ambición y una agenda audaz. No fue una reunión para presentar resultados. Fue un estudio colaborativo de diez semanas, un intento audaz de probar si los elementos de la inteligencia podían describirse y simularse con precisión. Convocado por pioneros como John McCarthy (quien propuso el término "inteligencia artificial" para el taller), Marvin Minsky, Nathaniel Rochester de IBM y Claude Shannon de Bell Labs (el padre de la teoría de la información), esta reunión reunió a mentes brillantes de las matemáticas, la informática, la psicología y el incipiente campo de la ciencia cognitiva. Se congregaron bajo un principio organizador audaz, articulado en la propuesta de McCarthy: "El estudio procederá bajo la conjetura de que cada aspecto del aprendizaje o cualquier otra característica de la inteligencia puede, en principio, describirse con tanta precisión que una máquina pueda simularlo." La propuesta también delineó áreas específicas de investigación, incluyendo cómo hacer que las computadoras usen el lenguaje, formen abstracciones y conceptos, resuelvan tipos de problemas hasta entonces reservados a los humanos y se mejoren a sí mismas.

Dartmouth no inventó la IA, pero estableció la carta fundacional y encendió la mecha. El campo entonces debatió símbolos versus neuronas, representación, búsqueda, creatividad y aprendizaje, durante décadas. El ambiente estaba cargado de un optimismo casi palpable, la sensación de que los secretos fundamentales del pensamiento estaban al alcance intelectual y computacional.

De esa efervescencia surgió el primer impulso práctico: los sistemas expertos, programas que capturaban conocimientos especializados para resolver problemas específicos y de alto impacto. Estos sistemas, que ganaron prominencia durante las décadas de 1960, 70 y principios de los 80, representaron el paradigma dominante en IA durante un periodo considerable. La meta era simple y audaz: codificar reglas expertas en una base de conocimiento y usar un motor de inferencia para llegar a conclusiones comparables a las de un especialista humano. Típicamente, un sistema experto consistía en dos componentes principales: una base de conocimiento, que contenía hechos, heurísticas (reglas prácticas) y reglas lógicas sobre el dominio (por ejemplo, en medicina: "SI el paciente tiene el síntoma X Y la prueba de laboratorio Y es positiva Y el perfil demográfico del paciente es Z, ENTONCES considerar el diagnóstico A con probabilidad P"), y un motor de inferencia, un programa de software que aplicaba esas reglas a nuevos datos de entrada (síntomas y resultados de pruebas de un paciente) para llegar a conclusiones o sugerir acciones.

En Stanford, DENDRAL mostró lo que era posible. Usando razonamiento basado en reglas, dedujo estructuras orgánicas desconocidas a partir de datos de espectrometría de masas y

RMN, rápida y consistentemente. Generaba y clasificaba estructuras plausibles, a menudo igualando o superando a químicos expertos. Se convirtió en uno de los primeros verdaderos éxitos de la IA. Poco después, Stanford desarrolló MYCIN para la medicina. Armado con ~600 reglas DE-TIPO SI-ENTONCES de expertos en enfermedades infecciosas, identificaba patógenos y recomendaba antibióticos, teniendo en cuenta sensibilidades a fármacos, alergias y sitios de infección. Las evaluaciones de MYCIN sugirieron que podría desempeñarse de manera encomiable dentro de su dominio restringido, logrando un nivel de precisión diagnóstica y terapéutica comparable, y a veces superior, al de médicos no especialistas, e incluso proporcionando explicaciones para su razonamiento al rastrear la cadena de reglas activadas para llegar a una conclusión.

Sin embargo, la implementación clínica resultó ser mucho más difícil de lo que demostraban los ensayos de laboratorio, una lección duradera. Los sistemas expertos eran frágiles: sobresalientes dentro de su libro de reglas, pero vulnerables ante la ambigüedad, datos faltantes, ruido o novedad, las realidades de la medicina. Su desempeño se degradaba drásticamente, a menudo de forma catastrófica, cuando se enfrentaban a problemas ligeramente fuera de su ámbito predefinido de experiencia. Integrarlos en los demandantes y ajustados flujos de trabajo de hospitales y clínicas fue engorroso, requiriendo a menudo una entrada manual laboriosa de datos en formatos poco naturales para los clínicos.

La confianza y el contexto también importaban. Capturar el juicio clínico tácito, el «sexto sentido», las señales no verbales, en reglas explícitas era dolorosamente difícil. La adopción se estancó. Esto se convirtió en el «cuello de botella de adquisición del conocimiento»: extraer y codificar el saber experto era arduo, lento y a menudo prohibitivo. ¿Cómo codificar la «sensación instintiva» de un clínico experimentado o su habilidad para integrar señales sutiles y no verbales de un paciente? Estas primeras experiencias destacaron la gran diferencia entre resolver problemas lógicos bien definidos dentro de un sistema cerrado y navegar el fluido, crítico, dependiente del contexto y profundamente humano ámbito del cuidado del paciente. Mientras los sistemas expertos demostraron el potencial de la IA en medicina, también iluminaron las profundas limitaciones de los enfoques puramente basados en reglas para la inteligencia.

INTELIGENCIA MEDIDA: LOS JUEGOS COMO CRISOL DE LA EVOLUCIÓN DE LA IA

La comprensión pública de la IA evolucionó a través de los juegos. Estos concursos medían el progreso contra campeones humanos en ámbitos estrechamente definidos. Juegos como el ajedrez, Jeopardy! y Go sirvieron como terrenos de prueba bien definidos y medibles, crisol donde paradigmas distintos de IA podían ser evaluados y su progreso mostrado de manera clara, aunque a veces inquietante.

En 1997, la supercomputadora Deep Blue de IBM derrotó al campeón mundial reinante de ajedrez Garry Kasparov en una serie de seis partidas. Para muchos, este momento señaló la llegada de la inteligencia de máquina. La fortaleza de Deep Blue radicaba principalmente en la computación bruta, facilitada por hardware personalizado masivamente paralelo. Podía analizar cientos de millones de posiciones de ajedrez por segundo, explorando el árbol de posibles movimientos y contramovimientos a una profundidad muy superior a la capacidad humana. Aunque indudablemente histórico, su victoria representó dominio dentro de un sistema cerrado con información perfecta y reglas claramente definidas. Deep Blue no «aprendió» ajedrez en un sentido humano; ejecutaba algoritmos de búsqueda altamente optimizados sobre una vasta base de conocimiento preprogramada de aperturas y escenarios de finales. Fue una demostración poderosa de la «IA estrecha»: IA que destaca en un entorno específico y estructurado, pero su inteligencia era de otro tipo al del oponente humano.

Una inteligencia diferente emergió en 2011 cuando Watson, de IBM, jugó Jeopardy!, un juego que exigía más que fuerza bruta. Requería comprensión matizada del lenguaje para interpretar pistas llenas de juegos de palabras, metáforas y sutiles ambigüedades; recuperación rápida de textos no estructurados (enciclopedias, diccionarios, tesauros, artículos de noticias y obras literarias); y confianza calibrada bajo presión de tiempo. La victoria decisiva de Watson contra dos de los mejores campeones humanos de Jeopardy! generó gran entusiasmo sobre el potencial de la IA en otros campos intensivos en conocimiento, incluida la medicina. Se lanzaron iniciativas para usar IA, de forma similar a Watson, que ayudara a los clínicos a sintetizar el volumen rápidamente creciente de literatura médica, interpretar datos de pacientes e identificar opciones de tratamiento. Sin embargo, aplicar directamente la arquitectura de Watson al dominio complejo y a menudo desordenado de la oncología resultó mucho más desafiante que responder preguntas triviales. Se reportó que el sistema tenía dificultades para interpretar las sutilezas de notas clínicas no estructuradas, integrar eficazmente tipos de datos diversos y a veces contradictorios, y proporcionar recomendaciones que tomaran plenamente en cuenta el contexto matizado e individualizado del cuidado real del paciente. La experiencia remarcó la persistente brecha entre el procesamiento general de información y la verdadera sabiduría clínica o punto de vista médico accionable.

Luego llegó AlphaGo en 2016, un salto en capacidad estratégica, cuando enfrentó a Lee Sedol, uno de los mejores jugadores del mundo en Go. El antiguo juego Go, jugado en un tablero de 19x19 con reglas aparentemente simples, posee un espacio de búsqueda astronómico, más configuraciones posibles de tablero que el número estimado de átomos en el universo conocido,, haciéndolo absolutamente intratable por métodos de búsqueda por fuerza bruta únicamente. AlphaGo representó un nuevo paradigma. Fusionó redes neuronales profundas con búsqueda avanzada y aprendizaje por refuerzo, aprendiendo estrategia de partidas humanas y mediante auto-juego. No solo derrotó decisivamente a Lee Sedol, sino que lo hizo realizando movimientos que maestros humanos de Go describieron como genuinamente creativos, novedosos e incluso hermosos, movimientos que desafiaron siglos de entendimiento estratégico humano acumulado sobre el juego. Los comentaristas humanos inicialmente descartaron el famoso «Movimiento 37» en la segunda partida contra Lee Sedol, una jugada altamente no convencional en la quinta línea, como un error, pero resultó ser una maniobra brillante y crucial que marcó el curso del juego. AlphaGo demostró que la IA no solo podía lograr un rendimiento superhumano en dominios de inmensa complejidad, sino que también podía trascender el conocimiento humano existente, descubriendo patrones emergentes y estrategias que los humanos no habían concebido. Esta capacidad, para aprender estrategias complejas y matizadas en ámbitos demasiado vastos para una búsqueda exhaustiva, y para desarrollar capacidades análogas a la intuición a través de una experiencia masiva, señaló una nueva era para la IA y tuvo profundas implicaciones para abordar problemas biológicos igualmente complejos, como el cáncer.

Estas confrontaciones históricas, Deep Blue, Watson y AlphaGo, trazan el arco de la IA desde la computación pura hasta el lenguaje y la recuperación, hacia el reconocimiento profundo de patrones y la auto-mejora en complejidad abierta. Importante, también evolucionó la respuesta humana a estas demostraciones. Garry Kasparov, lejos de sentirse disminuido por su experiencia con Deep Blue, se convirtió en un defensor reflexivo de los enfoques «Centauro» o ajedrez avanzado, donde jugadores humanos colaboran con programas de ajedrez de IA, aprovechando las fortalezas de ambos. El humano provee supervisión estratégica, planificación a largo plazo y comprensión contextual, mientras que la IA contribuye cálculo táctico profundo, reconocimiento de patrones y ausencia de fatiga o presión psicológica. Este modelo colaborativo, donde la inteligencia humana es aumentada y amplificada en lugar de reemplazada por la inteligencia de máquina, parece cada vez más ser el camino más fructífero y éticamente sólido para aplicar IA en campos complejos y de alta responsabilidad, como la medicina.

UNA EXPLOSIÓN CÁMBRICA DE INTELIGENCIA: APRENDIZAJE PROFUNDO, TRANSFORMERS Y PERSPECTIVA BIOLÓGICA

Durante la última década, la IA ha acelerado dramáticamente, diversificándose a través de dominios en un florecimiento que recuerda a la Explosión Cámbrica de la biología. Este florecimiento moderno de la IA ha sido impulsado por una confluencia de factores: avances clave en algoritmos, la disponibilidad de conjuntos masivos de datos (a menudo denominados «big data» o «macrodatos») y avances significativos y sostenidos en potencia de cómputo, especialmente la adopción generalizada de unidades de procesamiento gráfico (GPUs) para procesamiento en paralelo.

Un momento crucial llegó en 2012, cuando las redes profundas convolucionales aplastaron ImageNet, impulsadas por grandes conjuntos de datos etiquetados y entrenamiento con GPUs. Habilitadas por estos conjuntos masivos etiquetados (ImageNet contenía millones de imágenes meticulosamente categorizadas por humanos) y el poder de procesamiento paralelo de las GPUs, que hizo viable el entrenamiento de estas grandes redes, los modelos de aprendizaje profundo demostraron un salto dramático en la precisión del reconocimiento de imágenes. A diferencia de generaciones anteriores de métodos de visión artificial que a menudo dependían de características laboriosas definidas manualmente por expertos humanos (por ejemplo, algoritmos diseñados específicamente para detectar bordes, esquinas o texturas), los sistemas de aprendizaje profundo aprendían características relevantes de manera jerárquica y automática, directamente del dato de píxeles en bruto. Las capas iniciales de una red neuronal convolucional profunda podrían aprender a reconocer bordes simples o gradientes de color; capas posteriores combinarían estos para detectar texturas más complejas o partes de objetos; y capas aún más profundas aprenderían a reconocer objetos o escenas completas. Esta capacidad para aprender automáticamente representaciones cada vez más abstractas y potentes a partir de los datos fue transformadora.

El impacto fue inmediato en campos con muchas imágenes, incluyendo la oncología. Los modelos de aprendizaje profundo demostraron ser notablemente hábiles para analizar mamografías en busca de signos sutiles de cáncer de mama, examinar tomografías computarizadas (TC) en busca de nódulos pulmonares fácilmente pasados por alto, analizar fotografías retinianas en busca de retinopatía diabética y clasificar características celulares en cortes de patología. En muchas tareas específicas y bien definidas, estos sistemas alcanzaron niveles de desempeño comparables, o en algunos casos incluso superiores, a los de especialistas humanos experimentados. De forma crítica, estos sistemas de IA a veces aprendieron a identificar patrones predictivos sutiles o biomarcadores de imagen cuantitativos que no formaban parte de los criterios tradicionales humanos para el diagnóstico, por ejemplo, características texturales en el tejido que rodea un tumor y que se correlacionaban con el pronóstico del paciente o la probabilidad de respuesta a una terapia particular. No se limitaban a replicar la visión humana; en cierto modo, veían de manera diferente, encontrando regularidades estadísticas y señales visuales complejas en imágenes médicas que podían ser demasiado sutiles, complejas o no intuitivas para la percepción humana por sí sola.

Otro cambio llegó en 2017 con los 'transformers', introducidos por investigadores de Google en su influyente artículo "La atención es todo lo que se necesita" ("Attention Is All You Need"). Los modelos, inicialmente diseñados para el lenguaje, pronto se aplicaron mucho más allá de este. Los 'transformers' aportaron un mecanismo novedoso llamado "autoatención" al primer plano. El mecanismo de atención permite que el modelo valore dinámicamente la importancia de diferentes partes de los datos de entrada (por ejemplo, diferentes palabras en una oración o diferentes aminoácidos en una secuencia proteica) al hacer predicciones o generar resultados. Esto habilita efectivamente que el modelo "se enfoque" en la información más relevante dentro de secuencias complejas y a menudo largas, sin importar la distancia entre esos elementos informativos. Esta capacidad para capturar dependencias de largo alcance y relaciones contextuales resultó extraordinariamente poderosa no solo para procesar el lenguaje humano sino también para descifrar el lenguaje de la biología, particularmente para secuencias biológicas como ADN, ARN y proteínas.

El uso biológico de AlphaFold asombró a la comunidad científica. Utilizando arquitecturas basadas en transformadores, el sistema AlphaFold de DeepMind predijo estructuras de proteínas a partir de secuencias con una precisión asombrosa, resolviendo un desafío de cinco décadas. Conocer la estructura de una proteína es fundamental para comprender su función, cómo esa función es alterada por mutaciones cancerígenas (que a menudo modifican la estructura y estabilidad de la proteína) y cómo se podrían diseñar fármacos para interactuar con ella. El éxito de AlphaFold ahora proporciona herramientas poderosas para acelerar la comprensión biológica básica y fomentar el diseño racional de fármacos basado en estructuras para un sinfín de enfermedades, incluido el cáncer.

Juntos, la visión profunda y los transformadores ampliaron el alcance de la IA hacia datos biológicos de alta dimensionalidad, aprendiendo directamente de señales en bruto y revelando estructuras ocultas. Permiten que la IA aprenda más directamente de datos biológicos sin procesar, con menos necesidad de un extenso preprocesamiento humano o ingeniería de características, aumentando así el potencial de identificar señales, estructuras y conocimientos novedosos que, de otro modo, podrían permanecer ocultos debido al enorme volumen y complejidad de la información biológica.

EL ALGORITMO EN LA CLÍNICA: ONCOLOGÍA PRESENTE Y FUTURA

Hoy, estos métodos ya no están confinados a los laboratorios de investigación o a los departamentos de I+D del Silicon Valley. Ya están integrados en la investigación del cáncer y, cada vez más, en la atención clínica, ampliando la experiencia humana en múltiples puntos a lo largo del camino del paciente. Están cada vez más integrados, a menudo de forma silenciosa pero con gran impacto, en el tejido de la investigación oncológica moderna y, progresivamente, en la atención clínica rutinaria, complementando la experiencia humana en múltiples puntos críticos a lo largo del recorrido del paciente.

En diagnóstico, las herramientas de IA se emplean con frecuencia para asistir a los radiólogos en la detección y caracterización de lesiones. En imágenes como radiografías, tomografías computarizadas, resonancias magnéticas y mamografías, la IA señala regiones sospechosas, cuantifica cambios a lo largo del tiempo y ayuda a distinguir hallazgos benignos de malignos. De igual modo, en patología, acelera la graduación, el conteo mitótico y la detección de metástasis, y revela patrones espaciales que se correlacionan con el pronóstico o la respuesta a inmunoterapia. Más allá de mejorar la eficiencia, estas herramientas también pueden identificar características morfológicas cuantitativas o espaciales dentro del microambiente tumoral que se correlacionan con el pronóstico o predicen la respuesta a la inmunoterapia, conocimientos no evidentes mediante evaluación cualitativa tradicional.

En oncología molecular, la IA analiza secuenciación de próxima generación a gran escala. Ayuda a identificar mutaciones conductoras en medio de un mar de alteraciones pasajeras, refina subtipos moleculares, predice sensibilidad o resistencia a partir de firmas complejas e interpreta variantes raras. La IA también desempeña un papel crucial en la interpretación de datos de biopsias líquidas, discerniendo señales tenues de ADN tumoral circulante que pueden indicar la presencia temprana de cáncer, monitorizar la respuesta a tratamientos o detectar enfermedad mínima residual.

La IA también está transformando el descubrimiento de fármacos. La investigación farmacéutica tradicional es lenta y costosa. La IA acorta caminos y reduce la tasa de abandono. Los métodos in silico, impulsados por aprendizaje automático, permiten a los investigadores examinar vastas bibliotecas virtuales de posibles compuestos farmacológicos mediante cálculos computacionales, prediciendo su afinidad de unión a dianas proteicas específicas (cuyas estructuras tridimensionales pueden haber sido predichas a su vez por sistemas de IA como AlphaFold). La IA puede modelar la probable eficacia y toxicidad de moléculas candidatas, diseñar nuevos fármacos desde cero utilizando modelos generativos que "imagina" nuevas estructuras químicas con propiedades deseadas y ayudar a optimizar protocolos de pruebas preclínicas y clínicas. Esta aceleración computacional puede acortar significativamente los tiempos de desarrollo de fármacos y reducir las altas tasas de abandono que aquejan a la investigación y desarrollo farmacéuticos tradicionales. Más adelante se profundizará en este concepto importante.

Todo esto impulsa la oncología hacia una visión más integrada y personalizada, construida a partir de datos multimodales en lugar de etiquetas basadas solo en órganos. Al integrar datos de genómica, transcriptómica, proteómica, imágenes (radiómica), patología digital (patómica) y un historial clínico detallado, la IA apunta a construir un retrato más completo e individualizado de la enfermedad del paciente, que luego puede informar estrategias diagnósticas, pronósticas y terapéuticas más precisas.

Pero el poder conlleva responsabilidad. Un reinicio significativo debe afrontar la privacidad, el sesgo, la transparencia, la integración en el flujo de trabajo, la regulación y el reembolso. Los datos del paciente son la savia de la IA médica. La gestión debe ser privada, segura y ética. El sesgo algorítmico es un riesgo constante: los sistemas entrenados con poblaciones limitadas pueden fallar y aumentar las disparidades cuando se usan ampliamente. Esto puede ocurrir, por ejemplo, si un algoritmo para detección de cáncer de piel se entrena principalmente con imágenes de individuos de piel clara y, por tanto, rinde menos en personas con tonos de piel más oscuros, potencialmente agravando las disparidades sanitarias existentes. El "problema de la caja negra", la dificultad de comprender completamente el razonamiento interno o el proceso de toma de decisiones detrás de algunas predicciones complejas de aprendizaje profundo, presenta desafíos para la confianza clínica, la rendición de cuentas cuando ocurren errores y la capacidad para depurar y mejorar eficazmente los sistemas. La integración fluida e intuitiva de estas sofisticadas herramientas de IA en flujos de trabajo clínicos ya complejos, la navegación por paisajes regulatorios en evolución para la IA como dispositivos médicos, y el establecimiento de modelos económicos justos y sostenibles para el reembolso son consideraciones críticas de implementación que requieren atención continua.

De cara al futuro, la promesa es una integración aún más profunda y transformadora de la IA en la atención del cáncer. Los investigadores están desarrollando activamente conceptos como los "gemelos digitales", modelos computacionales dinámicos y personalizados de pacientes individuales, creados a partir de sus datos de salud longitudinales y completos. Estos contrapartes virtuales podrían utilizarse para simular la progresión de la enfermedad bajo diferentes escenarios, probar la probable eficacia y toxicidad de varios tratamientos in silico para esa persona específica antes de administrarlos y predecir posibles eventos adversos o la aparición de resistencia, revolucionando así la planificación de tratamientos personalizados y la terapia adaptativa. Las exploraciones en nuevos paradigmas computacionales, como la computación cuántica, aún en gran medida en sus inicios, sugieren la posibilidad de desbloquear un poder computacional aún mayor para abordar problemas actualmente intratables en áreas como la simulación molecular, la ciencia de materiales y el modelado de sistemas complejos, que son altamente relevantes para entender la biología del cáncer y diseñar terapias innovadoras, aunque esto permanece en un horizonte más especulativo.

CONCLUSIÓN: INTELIGENCIA AMPLIFICADA, COLABORACIÓN ESENCIAL, ALFABETIZACIÓN REQUERIDA

Desde el trabajo bélico de Turing hasta las actuales redes neuronales en la frontera de la oncología, la trayectoria es notable y está acelerándose. Lo que ha emergido es una inteligencia auxiliar: herramientas y marcos que amplían nuestra capacidad para abordar la complejidad. La IA ha pasado de la teoría a ser un motor poderoso, capaz de percibir patrones, sintetizar vasta información y simular la biología de maneras antes inimaginables. Ofrece herramientas para percibir patrones más allá de los límites humanos, sintetizar información a una escala sin precedentes, simular procesos biológicos intrincados y, de este modo, acelerar todo el ciclo del avance científico y la traducción clínica.

En oncología, la IA no sustituye a los clínicos. Es una socia indispensable: potencia la detección, profundiza la comprensión, orienta la secuenciación y mejora el seguimiento. Aumenta nuestra capacidad para detectar el cáncer antes y con mayor precisión, para entender más profundamente sus intrincadas moléculas, para seleccionar y secuenciar tratamientos con estrategias más personalizadas, y para monitorear su respuesta con mayor sensibilidad. Facilita un cambio necesario y bienvenido en la perspectiva, animándonos a pasar de ver el cáncer únicamente como un enemigo monolítico a atacar agresivamente, a comprenderlo como un sistema biológico complejo y adaptativo dentro de cada paciente: un sistema para descifrar, manejar y, idealmente, encaminar hacia un estado menos perjudicial o su erradicación completa. El camino más prometedor hacia adelante radica en cultivar cuidadosamente esta colaboración humano-IA, integrando juiciosamente el inmenso poder computacional y las fortalezas de reconocimiento de patrones de los algoritmos con la insustituible sabiduría clínica, comprensión contextual, razonamiento ético y juicio compasivo de los clínicos humanos.

Esta asociación puede realmente ir hacia una nueva atención del cáncer, haciéndola más preciso, más eficaz, más centrada en el paciente y más humana. Sin embargo, aprovechar este potencial requiere algo más que desarrollar algoritmos cada vez más sofisticados o acumular conjuntos de datos cada vez mayores. También exige una nueva alfabetización. Clínicos, investigadores, pacientes, administradores y creadores de políticas deben aprender el lenguaje y los límites de la IA para usarla sabiamente y con equidad. Para asociarnos eficazmente con estas nuevas y poderosas herramientas, para evaluar críticamente sus resultados, comprender sus limitaciones inherentes y posibles sesgos, y guiar su implementación ética y equitativa, primero debemos desarrollar una comprensión fundamental de su lenguaje, su lógica, sus capacidades y sus restricciones. Así como generaciones anteriores de médicos dominaron las entonces nuevas lenguas de la anatomía, la fisiología y la bioquímica para avanzar la medicina, los profesionales sanitarios de hoy y mañana deben desarrollar una alfabetización funcional en los principios de la computación, la ciencia de datos y la inteligencia artificial.

En el próximo capítulo, comenzaremos a descifrar los conceptos y vocabulario centrales de esta revolución algorítmica para involucrarnos con las herramientas que ahora están listas para transformar nuestra lucha contra el cáncer.

CAPÍTULO 4: DESCIFRAR EL ALGORITMO

FUNDAMENTOS DE LA INTELIGENCIA ARTIFICIAL PARA CLÍNICOS Y LÍDERES

> *"Quien ama la práctica sin la teoría es como el marinero que aborda un barco sin timón ni brújula y nunca sabe dónde puede arribar."*
>
> —Leonardo Da Vinci

El empeño por comprender y vencer el cáncer siempre ha implicado descifrar códigos intrincados. Comenzó con patólogos pioneros que miraban a través de microscopios los desconcertantes jeroglíficos celulares de la malignidad. Más tarde, genetistas desenredaron la elegante doble hélice y las mutaciones que impulsan el oscuro viaje de una célula hacia la oncogénesis. En cada etapa, el progreso ha sido moldeado por nuestra capacidad siempre más aguda de leer e interpretar las complejas narrativas biológicas del cuerpo. Sin embargo, ahora nos enfrentamos a un aluvión de información tan vasto y multifacético que su mera magnitud amenaza con superar nuestra capacidad humana innata de síntesis. En este escenario, inundado de datos pero oscurecido por su propia densidad, irrumpe un nuevo socio analítico: la Inteligencia Artificial.

Nuestro flirteo conceptual con máquinas diseñadas para ampliar el intelecto humano se puede rastrear, tal vez, hasta el urgente y casi rítmico retumbar de engranajes y la intensa concentración de los descifradores de códigos en tiempos de guerra en Bletchley Park. Allí, la complejidad laberíntica del cifrado Enigma exigía más que la lógica humana sin ayuda; obligaba a la creación de colaboradores mecánicos en el pensamiento. Esta ambición, infundir una apariencia de inteligencia en el silicio, se encendió en el optimista verano de 1956 en Dartmouth College. Este evento seminal lanzó décadas de ferviente exploración, una saga marcada tanto por avances monumentales como por períodos de desilusión humillante, pero siempre impulsada por una duradera fascinación humana por la perspectiva de máquinas inteligentes.

Hoy, a medida que la inteligencia artificial avanza desde laboratorios especializados y conjeturas teóricas hasta el escenario crítico y transformador de la atención oncológica, comprender sus principios fundamentales deja de ser una mera búsqueda académica. Se transforma en una obligación profesional, una nueva alfabetización esencial para el clínico moderno, el investigador innovador y el líder científico visionario.

Estas tecnologías emergentes no son simplemente instrumentos de la manera familiar con que un bisturí más afilado o un escáner con mayor resolución extienden nuestras capacidades existentes. Esos son, esencialmente, sofisticadas extensiones de nuestros sentidos, nuestras manos. La IA avanzada va más allá de las herramientas. Aprende de la experiencia, detecta patrones más allá de la percepción humana y predice resultados a escala y velocidad sobrehumanas.

Promete ayudarnos a navegar el desconcertante laberinto informativo de la oncología contemporánea, la avalancha de datos genómicos, las sombras matizadas en nuestros estudios de imagen, las sutiles inflexiones en extensas historias clínicas. Ofrece la posibilidad de discernir las señales más tenues en este ruido omnipresente, los tempranos y casi inaudibles susurros de malignidad o respuesta a fármacos que tan a menudo, y trágicamente, pasamos por alto. En última instancia, la ambición es aumentar nuestra capacidad para brindar una atención no solo más efectiva sino también profundamente personalizada y compasiva.

Para manejar estas poderosas herramientas con sabiduría y responsabilidad, debemos distinguir la promesa genuina de la retórica inflada y evaluar críticamente sus inevitables limitaciones. Eso requiere fluidez en su lenguaje y lógica fundamentales. Este capítulo se propone desmitificar esos conceptos clave. Es una invitación a comprender el corazón intelectual de estos algoritmos, no con el detalle granular de un científico informático, sino con el conocimiento práctico de médicos, investigadores y guardianes del bienestar del paciente. El foco inquebrantable debe permanecer en el núcleo humanista de la medicina, un núcleo que ningún algoritmo, por sofisticado que sea, puede reemplazar.

DEFINIR EL PANORAMA: UNA TAXONOMÍA DE MÁQUINAS INTELIGENTES

El término *Inteligencia Artificial (IA)* en sí mismo abarca un espectro amplio, incluyendo cualquier sistema computacional diseñado para realizar tareas que, si las realizara un humano, se considerarían que dependen de la inteligencia. Esta es una designación amplia, que cubre desde la lógica enfocada de un programa que juega ajedrez hasta el razonamiento multifacético involucrado en el diagnóstico médico, la resolución intrincada de problemas, el aprendizaje a partir de la experiencia acumulada, la comprensión del tapiz matizado del lenguaje humano o la percepción e interpretación del entorno circundante.

En su núcleo filosófico, la IA refleja la aspiración perdurable de la humanidad: crear sistemas capaces de procesar información y tomar decisiones que imiten, aumenten o incluso superen funciones cognitivas humanas específicas. Sin embargo, debemos mantener una clara distinción conceptual. Mientras que las tareas de la IA pueden reflejar la inteligencia humana, sus mecanismos, fundamentados en matemáticas, estadística y algoritmos, son fundamentalmente ajenos a la naturaleza intrincada, evolucionada y encarnada de la cognición biológica. Una IA que identifica con destreza un tumor en una tomografía computarizada no "ve" ni "entiende" las características radiológicas del cáncer en el sentido humano; reconoce patrones estadísticos complejos dentro de los datos de píxeles con los cuales ha sido meticulosamente entrenada para asociar la etiqueta "tumor".

Dentro de este vasto territorio de IA reside el Aprendizaje Automático (AA), una subdisciplina clave que aporta a la IA gran parte de su dinamismo y versatilidad contemporáneos. La programación informática tradicional puede compararse con darle a un chef una receta extraordinariamente detallada: cada paso, cada ingrediente, cada cantidad precisa está explícitamente dictada, y el programa ejecuta estas instrucciones con fidelidad inquebrantable. El aprendizaje automático, por el contrario, opera más como un chef aprendiz. Este aprendiz no aprende memorizando miles de recetas, sino observando atentamente a un maestro en acción, degustando y analizando innumerables platos terminados, y gradualmente discerniendo los sutiles principios subyacentes de sabor, textura y técnica culinaria. No le proporcionamos al algoritmo de AA un compendio exhaustivo de reglas explícitas para cada escenario concebible; en cambio, le damos un rico alijo de "ingredientes" (datos) y una multitud de ejemplos de "platos terminados" (resultados conocidos). El algoritmo luego refina iterativamente su propio modelo interno, su comprensión operativa, por así decirlo, de cómo transformar esos ingredientes en el plato deseado. Aprende a aproximar la receta misma identificando las complejas relaciones estadísticas y patrones ocultos dentro de la vastedad de los datos.

Considere los caminos contrastantes de un estudiante de

medicina y una simple lista de verificación diagnóstica para la faringitis estreptocócica. La lista es rígida, siguiendo reglas predefinidas: si el síntoma A y el signo B están presentes, entonces se concluye X. El estudiante de medicina, sin embargo, aprende a través de la exposición a un volumen inmenso y variado de casos, sus "datos" vivos. Encuentra presentaciones clásicas, variantes atípicas, condiciones que confunden y mimetismos engañosos. A través de esta experiencia inmersiva, guiada por la sabiduría de clínicos experimentados, cultiva una intuición diagnóstica matizada, una capacidad para sopesar probabilidades con destreza, adaptarse a información incompleta o ambigua y reconocer patrones sutiles que desafían la codificación simplista basada en reglas. Los algoritmos de aprendizaje automático, particularmente cuando se aplican a los complejos y multifactoriales desafíos de la oncología, operan de forma más análoga a este estudiante. Aprenden de los datos para construir modelos predictivos sofisticados, aunque a través del rigor lógico y desapasionado de la optimización matemática en lugar del intrincado ballet biológico de las redes neuronales y la experiencia humana vivida.

Adentrándonos un nivel más profundo en esta arquitectura conceptual, encontramos el Aprendizaje Profundo (DL). Esta es una rama especializada y particularmente potente del aprendizaje automático que emplea estructuras computacionales conocidas como redes neuronales artificiales, caracterizadas por múltiples capas, la "profundidad" en el aprendizaje profundo se refiere directamente a esta arquitectura en capas y jerárquica. Estas redes, aunque sólo están inspiradas de manera muy laxa y metafórica en la intrincada red de neuronas del cerebro, han demostrado una capacidad extraordinaria para descubrir automáticamente patrones complejos y características jerárquicas dentro de conjuntos de datos grandes y de alta dimensión. Imagine la rica, casi infinita información visual contenida en una sola lámina digital de patología, la densa narrativa codificada del genoma de un tumor o los patrones temporales sutiles y fluctuantes en las lecturas fisiológicas continuas de un paciente.

El aprendizaje automático anterior a menudo requería que expertos humanos preprocesaran los datos y diseñaran manualmente las "características" más relevantes, un proceso laborioso que a menudo resultaba incompleto. El aprendizaje profundo, por el contrario, puede aprender estas características diferenciadoras directamente a partir de datos sin procesar. Esta capacidad de autodescubrir las representaciones más informativas es una piedra angular de su éxito para abordar tareas perceptivas y analíticas complejas que antes se consideraban intratables para las máquinas.

Para cristalizar esta jerarquía conceptual: **IA** representa la ambición abarcadora, el gran proyecto social y científico de dotar a las máquinas de capacidades que reconocemos como inteligentes. **Aprendizaje Automático** es un método dominante y altamente efectivo para realizar esta ambición, empoderando a los sistemas para aprender de los datos en lugar de depender únicamente de la programación explícita. **Aprendizaje Profundo** es un tipo sofisticado y poderoso de aprendizaje automático que aprovecha redes neuronales multilayer que han demostrado ser particularmente aptas para reconocer patrones complejos en conjuntos de datos ricos y matizados.

Este entendimiento ha impulsado muchos de los recientes avances que sitúan a la IA a la vanguardia de la investigación biomédica y la práctica clínica. Comprender estas distinciones es el paso crucial para diseccionar críticamente cualquier afirmación sobre la "IA en el cuidado del cáncer", permitiéndonos plantear preguntas pertinentes: ¿Es esto un aprendizaje genuino o mera automatización sofisticada? ¿Es aprendizaje profundo, y de ser así, qué implica respecto a su apetito por los datos y la transparencia de sus procesos decisionales?

CÓMO APRENDEN LAS MÁQUINAS: PARADIGMAS DEL APRENDIZAJE ALGORÍTMICO

Así como el aprendizaje humano se despliega a través de diversas modalidades, memorización mecánica, instrucción guiada, experiencia inmersiva, exploración solitaria e iterativo ensayo y error, los algoritmos de aprendizaje automático también utilizan distintos "paradigmas" o enfoques para aprender. Reconocer estas estrategias fundamentales es clave para entender cómo se construyen diferentes herramientas de IA, la naturaleza de los datos que requieren y los tipos de problemas para los cuales son más adecuadas dentro del intrincado dominio de la oncología.

APRENDIZAJE SUPERVISADO: EL ALGORITMO COMO UN ESTUDIANTE DILIGENTE

Este es, posiblemente, el paradigma más prevalente y de comprensión intuitiva en la IA médica. Es análogo a un estudiante que aprende bajo la tutela de un maestro dedicado o que estudia cuidadosamente un conjunto de tarjetas didácticas etiquetadas por expertos. En el aprendizaje supervisado, el algoritmo se entrena con un conjunto de datos en el que cada dato de entrada (un "ejemplo") está emparejado con una respuesta correcta conocida o "etiqueta".

Imagine, por ejemplo, un algoritmo que recibe miles de imágenes de mamografías. Cada imagen ha sido revisada rigurosamente y etiquetada por radiólogos expertos como "presencia de cáncer" o "ausencia de cáncer". Alternativamente, podría aprender a partir de un extenso conjunto de diapositivas de patología digitalizadas, cada una meticulosamente etiquetada por patólogos con un grado y subtipo tumoral preciso. De manera similar, podría analizar extensos registros de pacientes donde las características clínicas, marcadores genómicos e historiales de tratamiento están todos etiquetados con resultados reales del paciente, tales como "respondió a inmunoterapia" o "desarrolló resistencia en 12 meses".

La tarea central del algoritmo es discernir la función de mapeo subyacente, es decir, identificar la sutil constelación de características dentro de los datos de entrada (ya sean píxeles de imagen, firmas moleculares o variables clínicas) que se correlacionan confiablemente con la etiqueta de salida correcta y que, por tanto, pueden predecirla. Ajusta iterativamente sus parámetros internos, constantemente guiado por la "supervisión" de estas etiquetas correctas, esforzándose por minimizar sus errores en la predicción. Una vez completada esta fase de entrenamiento, el objetivo es que el modelo prediga con precisión las etiquetas de ejemplos nuevos y previamente no vistos.

Relevancia en Oncología: El aprendizaje supervisado es la verdadera fuerza motriz detrás de muchas aplicaciones de IA que actualmente están avanzando en oncología. Destaca en tareas diagnósticas como la clasificación de imágenes radiológicas (por ejemplo, la identificación de nódulos pulmonares sospechosos en una tomografía computarizada de tórax), interpretación de diapositivas histopatológicas (por ejemplo, ayuda en la gradación de tumores o el conteo de figuras mitóticas), predicción del pronóstico del paciente basada en una amalgama compleja de características clínicas y moleculares, o estratificación de pacientes según su probabilidad de responder a un agente terapéutico específico basándose en patrones aprendidos de datos históricos.

Requisito clave y Talón de Aquiles: El éxito del aprendizaje supervisado está inextricablemente ligado a la disponibilidad de grandes cantidades de datos de alta calidad y etiquetados con precisión. Este requisito suele representar un cuello de botella formidable en los entornos de atención sanitaria. La recopilación de estos conjuntos de datos "estándar de oro" etiquetados es con frecuencia un trabajo que consume mucho tiempo, es costoso y requiere una experiencia especializada significativa en el dominio. Además, el viejo axioma de la informática "basura entra, basura sale" se aplica con rigor implacable: cualquier error, sesgo o inconsistencia presente en las etiquetas proporcionadas durante la fase de entrenamiento será fielmente aprendido por el algoritmo y posteriormente propagado en sus futuras predicciones, lo que puede acarrear graves consecuencias clínicas. La calidad de la "supervisión" determina directa e irremediablemente la calidad del aprendizaje.

APRENDIZAJE NO SUPERVISADO: EL ALGORITMO COMO UN EXPLORADOR INEXPLORADO

En marcado contraste con su contraparte supervisada, el aprendizaje no supervisado puede compararse con un explorador intrépido que se aventura en territorio desconocido sin la ayuda de un mapa o guía, o quizás con un biólogo que observa meticulosamente un ecosistema recién descubierto, buscando discernir sus estructuras inherentes, relaciones y reglas ocultas. En este paradigma, el algoritmo recibe un conjunto de datos que carece de cualquier etiqueta o respuesta correcta predefinida. Su tarea es navegar por estos datos sin etiquetar y, de forma completamente autónoma, descubrir patrones latentes, agrupamientos naturales o estructuras organizativas subyacentes. Puede lograrlo agrupando puntos de datos similares en "clusters" (un proceso conocido como clustering) o identificando puntos de datos inusuales que se desvían significativamente de la norma establecida (detección de anomalías).

Imagine, por ejemplo, facilitar a un algoritmo perfiles completos de expresión genómica derivados de mil muestras tumorales diferentes, sin ninguna clasificación preexistente. Un algoritmo de aprendizaje no supervisado podría filtrar este inmenso y complejo conjunto de datos e identificar, por ejemplo, tres agrupaciones distintas de tumores que comparten firmas de expresión génica comunes y generales, firmas que quizás no habían sido previamente reconocidas por investigadores humanos como definitorias de subtipos específicos y clínicamente relevantes.

Relevancia en Oncología: El aprendizaje no supervisado tiene un enorme potencial para fomentar el descubrimiento en oncología. Puede emplearse para revelar subtipos de cáncer no reconocidos anteriormente basándose en datos moleculares de alta dimensión (por ejemplo, agrupando pacientes según sus perfiles proteómicos, metabolómicos o transcriptómicos), lo que podría, a su vez, conducir a la identificación de nuevos objetivos terapéuticos o categorías pronósticas más refinadas. Puede ayudar a identificar subgrupos de pacientes que exhiben trayectorias clínicas únicas o respuestas diferenciales al tratamiento, incluso si esos agrupamientos no coinciden exactamente con nuestra nosología actual y establecida. En el ámbito de la imagen médica, podría destacar patrones texturales inusuales dentro de un tumor o su microambiente circundante que se correlacionan con la agresividad, pero que son demasiado sutiles o complejos para una detección humana constante. Sirve como una potente herramienta generadora de hipótesis, ayudándonos a percibir un orden inherente dentro de datos biológicos complejos que puede no encajar fácilmente en nuestras clasificaciones existentes derivadas del análisis humano.

Característica clave y desafío: La principal ventaja del aprendizaje no supervisado es su independencia del proceso laborioso y a menudo costoso de etiquetado de datos. Esto lo hace invaluable en situaciones donde las etiquetas son escasas o inexistentes, cuando las categorías subyacentes en los datos son desconocidas, o cuando el objetivo principal es el descubrimiento puro en lugar de la predicción basada en clases preestablecidas. El desafío, sin embargo, suele residir en la interpretación de los patrones que descubre. Aunque un algoritmo pueda identificar clusters estadísticamente válidos y robustos, su significado final clínico o biológico a menudo requiere una cuidadosa interpretación humana, experiencia en el dominio y validación experimental adicional.

APRENDIZAJE POR REFUERZO: EL ALGORITMO QUE APRENDE DE LAS CONSECUENCIAS

Este paradigma de aprendizaje refleja una forma fundamental en que los seres humanos y muchos animales aprenden: a través de un proceso de prueba y error, guiado por las consecuencias, positivas o negativas, de sus acciones. En el aprendizaje por refuerzo, el algoritmo, a menudo denominado "agente", aprende a tomar una secuencia de decisiones dentro de un "entorno" definido con el objetivo general de maximizar una "recompensa" acumulativa a lo largo de un período extendido. No se le indica explícitamente qué acción tomar en cada situación específica; en cambio, experimenta probando diferentes acciones y recibe retroalimentación del entorno. Esta retroalimentación se presenta como recompensas positivas (por acciones que lo acercan a una meta deseada) o penalizaciones (por elecciones que resultan perjudiciales o lo desvían). A través de muchos ciclos de interacción, exploración de nuevas estrategias y explotación de estrategias exitosas previamente aprendidas, el agente desarrolla gradualmente una "política" óptima, una estrategia sofisticada para elegir acciones que probablemente llevarán a la mayor recompensa acumulativa a largo plazo.

Piense en enseñar a un perro un nuevo truco, como "sentarse" o "quedarse quieto". Un pequeño premio y elogios (una recompensa) por una respuesta correcta refuerzan ese comportamiento. La ausencia del premio o un sonido correctivo suave (una penalización leve) por una respuesta incorrecta desalientan esa vía. Con el tiempo, mediante estos bucles iterativos de retroalimentación, el perro aprende la secuencia de acciones que maximiza la probabilidad de recibir premios.

Relevancia en Oncología: El aprendizaje por refuerzo es quizás el más incipiente de estos tres paradigmas en cuanto a su aplicación clínica directa en oncología, pero ofrece un potencial atractivo, aunque a más largo plazo, para optimizar estrategias de tratamiento complejas y dinámicas. Por ejemplo, podría teóricamente aprender la secuencia y el momento óptimos para administrar diferentes fármacos quimioterapéuticos en un régimen combinado a fin de maximizar el control tumoral mientras se minimiza la toxicidad. También podría aprender a ajustar dinámicamente la dosis de una terapia dirigida basándose en biomarcadores de respuesta en evolución y signos emergentes de resistencia o efectos secundarios. En el campo de la oncología radioterápica, podría potencialmente aprender a guiar la radioterapia adaptativa, haciendo ajustes en tiempo real y basados en datos a los planes de tratamiento según los cambios observados en el tamaño, forma y posición del tumor durante un curso terapéutico. El objetivo general es personalizar y optimizar el recorrido terapéutico a lo largo del tiempo, adaptándose al paisaje biológico individual y cambiante del paciente.

Desafío clave y consideraciones éticas:

El reto principal y más significativo es que el aprendizaje directo por prueba y error en pacientes reales es, en la gran mayoría de los contextos oncológicos, éticamente inaceptable y prácticamente inviable. Por lo tanto, la aplicación del aprendizaje por refuerzo en salud suele depender en gran medida del desarrollo de entornos in silico de alta fidelidad, simulaciones computacionales sofisticadas que representan la progresión de la enfermedad, la respuesta al tratamiento y las interacciones fisiológicas. Alternativamente, puede implicar aprender a partir de grandes conjuntos de datos retrospectivos que detallan meticulosamente diversas trayectorias de tratamiento y sus resultados a largo plazo asociados.

Otra tarea compleja es definir funciones de recompensa adecuadas que realmente encapsulen de manera completa los resultados clínicos deseados, tales como equilibrar el control efectivo del tumor con la preservación de la calidad de vida y la minimización de toxicidades relacionadas con el tratamiento a largo plazo. Esto requiere una profunda comprensión clínica, una cuidadosa deliberación ética y, a menudo, consenso multidisciplinario.

Un entendimiento claro y conceptual de estos paradigmas fundamentales de aprendizaje es esencial para cualquier clínico o investigador que desee involucrarse de manera significativa con la IA. Al enfrentarse a una nueva herramienta de IA o a un artículo de investigación que describe una aplicación de IA, preguntarse si fue desarrollada utilizando aprendizaje supervisado, no supervisado o por refuerzo proporciona una visión inmediata y valiosa sobre sus dependencias de datos subyacentes, sus probables fortalezas operativas, los tipos de problemas que está diseñada para abordar y las preguntas críticas que uno debe plantear respecto a su validación, interpretación y limitaciones potenciales.

UNA MIRADA AL INTERIOR DE LA MENTE ALGORÍTMICA: LA ESENCIA DE LAS REDES NEURONALES

Gran parte del fervor actual, y muchos de los avances, en IA, particularmente dentro del aprendizaje profundo, son impulsados por las notables capacidades de las redes neuronales artificiales (RNA). Aunque su nombre y estructura en capas están vagamente inspirados en las intrincadas redes neuronales biológicas del cerebro humano, es vital que los clínicos comprendan que las RNA son, en esencia, constructos matemáticos sofisticados pero ampliamente simplificados. Son potentes motores para aproximar funciones complejas y reconocer patrones sutiles, no entidades conscientes que posean entendimiento o conciencia similar a la humana.

Para nuestros fines, imagine una red de unidades de procesamiento interconectadas. En el argot de la IA, a menudo se les llama nodos o, más evocativamente, "neuronas," y típicamente se organizan en capas distintas:

- **Capa de Entrada:** Este es el conducto a través del cual la información ingresa a la red. Recibe los datos en bruto que la red procesará. Por ejemplo, si la IA está diseñada para analizar una imagen digital de patología, cada nodo en la capa de entrada podría corresponder al valor de brillo o color de un solo píxel. Si la tarea implica analizar datos genómicos, cada nodo podría representar el nivel de expresión de un gen específico.
- **Capas Ocultas:** Situadas entre las capas de entrada y salida hay una o más capas ocultas (y en redes "profundas", a menudo muchas). Estas conforman el núcleo computacional de la red. Cada "neurona" en una capa oculta recibe señales de muchas neuronas en la capa precedente. Crucialmente, estas señales entrantes no se tratan por igual; cada conexión entre neuronas tiene asociado un peso. Este valor numérico representa la fuerza o importancia de esa conexión en particular, un concepto análogo, aunque simplificado, a la fuerza sináptica que modula la transmisión de señales entre neuronas biológicas. La neurona suma estas entradas ponderadas, y esta suma agregada típicamente se somete a una función de activación, una regla matemática sencilla que determina la propia señal de salida de la neurona, la cual se transmite luego a las neuronas en la capa siguiente. Es a través del meticuloso e iterativo ajuste de estos millones (a veces miles de millones) de pesos de conexión durante el proceso de entrenamiento que la red neuronal "aprende" a realizar la tarea asignada, como clasificar una imagen o predecir un resultado. Los detalles de cómo se ajustan estos pesos (por ejemplo, mediante algoritmos como la retropropagación) están fuera de nuestro ámbito clínico, pero el concepto de aprendizaje mediante la

afinación de la fuerza de las conexiones es fundamental.

- **Capa de Salida:** Esta capa final produce el resultado último de la red. Dependiendo de la tarea específica para la que fue diseñada la IA, esta salida podría ser un valor numérico único (por ejemplo, la probabilidad de que un nódulo pulmonar detectado sea maligno), un conjunto de probabilidades asignadas a diferentes clases (por ejemplo, clasificar un tumor en uno de cinco subtipos moleculares conocidos), o incluso una salida más compleja y estructurada, como una frase generada o una región de interés delimitada en una imagen.

La "profundidad" en el aprendizaje profundo, como se mencionó anteriormente, se refiere a la presencia de múltiples capas ocultas. Esta característica arquitectónica no es arbitraria; permite que la red aprenda características de los datos de manera jerárquica, construyendo representaciones cada vez más complejas a partir de otras más simples. Esto es particularmente evidente e intuitivo en el análisis de imágenes. La primera capa oculta, que procesa datos brutos de píxeles, podría aprender a detectar primitivas visuales muy simples como bordes, esquinas o texturas básicas. Las neuronas en la capa siguiente podrían combinar estas detecciones rudimentarias para reconocer elementos algo más complejos, como formas geométricas simples o motivos recurrentes. Las capas posteriores pueden construir sobre estas, combinando formas para formar partes de objetos más intrincadas, como estructuras glandulares en una biopsia prostática o la morfología característica de núcleos celulares específicos. Finalmente, las capas más profundas podrían integrar estas partes complejas para reconocer patrones generales u objetos de interés, como una arquitectura tumoral particular, la presencia de frentes invasivos o la densidad de linfocitos infiltrantes del tumor. Este descubrimiento automático y guiado por datos de una cascada jerárquica de características cada vez más complejas y relevantes es una razón fundamental del extraordinario éxito del aprendizaje profundo en tareas perceptivas que involucran datos ricos y de alta dimensión como las imágenes médicas.

Para los clínicos, es útil saber que tipos específicos de arquitecturas de redes neuronales están diseñados para ciertos tipos de datos. Las Redes Neuronales Convolucionales (CNN) son las estrellas en el análisis de imágenes (radiología, patología) porque son hábiles para reconocer patrones espaciales, de manera similar a cómo un radiólogo escanea una imagen en busca de signos indicativos. Los modelos Transformer sobresalen con datos secuenciales, como texto o secuencias genómicas, porque pueden entender el contexto y las relaciones a largo plazo dentro de la secuencia, análogo a cómo un genetista interpreta el significado de una larga cadena de ADN. Entender estas especializaciones generales ayuda a apreciar por qué ciertas herramientas de IA se usan para ciertas tareas, sin necesidad de profundizar en aspectos técnicos de "filtros convolucionales" o "mecanismos de atención". Lo clave es que la arquitectura está adaptada al tipo de dato, influyendo tanto en el desempeño como en la interpretación de sus resultados.

EL APETITO ALGORÍTMICO: EL PAPEL INDISPENSABLE DE LOS DATOS

Si las redes neuronales y los algoritmos de aprendizaje representan la "maquinaria cognitiva" de la IA, entonces los datos son, indudablemente, su sustento, su educación experiencial, su maestro principal. El aprendizaje automático, y el aprendizaje profundo de manera más enfática, son emprendimientos fundamentalmente impulsados por los datos. Un algoritmo discernirá patrones, correlaciones y regularidades estadísticas únicamente a partir de los ejemplos que se le muestran. En consecuencia, las características de los datos de entrenamiento, su calidad, cantidad, diversidad y representatividad, no son meramente importantes; son primordiales, ya que moldean profundamente las capacidades, la fiabilidad y, de manera crítica, las implicaciones éticas del sistema de IA resultante para la atención al paciente.

VOLUMEN: LA SED INSACIABLE DE EJEMPLOS

Los modelos de aprendizaje profundo, con su vasto número de parámetros entrenables (los pesos de conexión dentro de sus redes neuronales, que a menudo suman millones o incluso miles de millones), generalmente requieren enormes cantidades de datos para un entrenamiento efectivo. Así como un estudiante de medicina debe ver muchos casos diversos para desarrollar habilidades diagnósticas robustas y confiables, un algoritmo de aprendizaje profundo necesita exposición a un corpus masivo de ejemplos para aprender los patrones sutiles y complejos que caracterizan a una enfermedad multifacética como el cáncer. Esto es especialmente cierto si la IA debe generalizar bien, es decir, desempeñarse con precisión en casos nuevos y no vistos previamente en la práctica clínica real. La insuficiencia de datos puede conducir a un problema conocido como "sobreajuste", donde el modelo esencialmente memoriza los ejemplos de entrenamiento, incluyendo su ruido e idiosincrasias inherentes, pero falla en aprender los principios subyacentes generalizables. Un modelo sobreajustado puede tener un desempeño brillante con los datos en los que fue entrenado, pero probablemente fallará cuando se enfrente a nuevos pacientes.

CALIDAD: EL IMPLACABLE PELIGRO DEL "BASURA EN, BASURA FUERA"

La integridad de los datos usados para el entrenamiento es innegociable. Errores, inexactitudes, inconsistencias o ambigüedades dentro del conjunto de datos de entrenamiento, como imágenes mal etiquetadas, parámetros clínicos registrados incorrectamente o datos de resultados incompletos o erróneos, no serán identificados ni corregidos mágicamente por el algoritmo de aprendizaje. En cambio, estas fallas serán aprendidas fielmente e incorporadas a la lógica interna del modelo. Si un algoritmo se entrena para identificar cáncer en láminas de patología usando un conjunto de datos donde un número considerable de muestras benignas fueron erróneamente etiquetadas como malignas, el sistema de IA resultante casi con certeza tendrá una tasa inaceptablemente alta de falsos positivos, lo que conducirá a ansiedad innecesaria y procedimientos de seguimiento para los pacientes. Este principio simple pero profundo, a menudo resumido sucintamente en el dicho "basura entra, basura sale", subraya la absoluta necesidad de una meticulosa curación de datos, rigurosos procesos de control de calidad y validación experta de cualquier conjunto de datos usado para entrenar sistemas médicos de IA.

REPRESENTACIÓN Y SESGO: EL TALÓN DE AQUILES DE LA IA MÉDICA

Este es, indiscutiblemente, el desafío más crítico, complejo y cargado de ética en la aplicación de la IA en el cuidado de la salud. Un modelo de IA es, en esencia, un reflejo sofisticado de los datos sobre los que fue entrenado. Si esos datos no representan de manera precisa, completa y equitativa la diversidad total de la población de pacientes en la que el sistema de IA será finalmente implementado, es muy probable que el sistema exhiba sesgo. Esto significa que podría funcionar de manera diferente, y a menudo significativamente peor, para grupos subrepresentados, lo que potencialmente conduce a la perpetuación o incluso exacerbación de las disparidades existentes en salud.

El sesgo puede infiltrarse en los conjuntos de datos a través de múltiples vías. **El sesgo histórico** refleja desigualdades sociales de larga data que con frecuencia están incrustadas de manera inconsciente en las prácticas históricas de recolección de datos; por ejemplo, ciertas poblaciones pueden haber tenido menos acceso a imágenes diagnósticas avanzadas o pruebas genómicas, lo que lleva a su subrepresentación en conjuntos de datos médicos relevantes. **El sesgo de medición** puede ocurrir si los datos se recogen o miden de forma diferente, o con distintos grados de precisión, entre diferentes grupos (por ejemplo, algunos estudios han sugerido que los oxímetros de pulso pueden mostrar niveles distintos de precisión en personas con piel más pigmentada). **El sesgo de etiquetado** puede surgir si los expertos humanos que anotan los datos (por ejemplo, radiólogos identificando tumores, patólogos clasificando muestras) llevan consigo sus propios sesgos inconscientes, que luego se convierten en parte de la "verdad fundamental" de la que la IA aprende. Incluso el algoritmo de aprendizaje en sí mismo puede a veces introducir o amplificar sesgos si inadvertidamente aprende a asociar atributos sensibles (como raza o estatus socioeconómico, aunque estos no se proporcionen explícitamente como características de entrada) con los resultados debido a correlaciones espurias o injustas presentes en los datos de entrenamiento.

Un ejemplo claro y citado con frecuencia es un algoritmo de IA entrenado para detectar cáncer de piel principalmente con un conjunto de datos compuesto por imágenes de individuos de piel clara. Dicho algoritmo podría funcionar con mucha menos precisión cuando se aplica a pacientes con tonos de piel más oscuros, perdiendo potencialmente melanomas u otras lesiones porque no ha aprendido de forma adecuada las diferentes manifestaciones visuales de estas condiciones en piel más pigmentada. De modo similar, un algoritmo de IA diseñado para predecir la respuesta a tratamientos basado en datos genómicos podría ser menos preciso para individuos de orígenes ancestrales subrepresentados en las grandes bases de datos genómicas usadas en su entrenamiento.

Enfrentar y mitigar el sesgo es un área activa, urgente y

continua de investigación y desarrollo de políticas. Requiere un enfoque multifacético: esfuerzos conscientes y sostenidos para curar conjuntos de datos diversos, representativos y obtenidos de manera equitativa; auditorías rigurosas y pruebas de los modelos de IA para detectar disparidades en el desempeño a través de subgrupos demográficos, clínicos y sociales; el desarrollo de nuevos algoritmos "con conciencia de equidad" diseñados para reducir el sesgo; y monitoreo continuo post-implementación para detectar y corregir sesgos emergentes conforme los sistemas de IA se usan en el mundo real. Para clínicos y líderes de salud, comprender críticamente la procedencia de los datos utilizados para entrenar cualquier sistema de IA, de dónde provienen, a quién representan, cuáles son sus limitaciones inherentes y qué posibles sesgos pueden contener, es absolutamente crucial para la evaluación responsable, adopción y supervisión continua de estas poderosas tecnologías.

Por lo general, los datos cuidadosamente acumulados para desarrollar un modelo de IA se dividen en conjuntos distintos. Un gran **conjunto de entrenamiento** se usa para "enseñar" al modelo, permitiéndole aprender patrones relevantes y ajustar sus parámetros internos. Un **conjunto de validación** separado (a veces llamado conjunto de desarrollo) se utiliza periódicamente durante el proceso para afinar la arquitectura del modelo y otros ajustes que no se aprenden directamente de los datos, sino que son establecidos por los desarrolladores. Finalmente, y lo más importante, un **conjunto de prueba** independiente, datos que el modelo nunca ha encontrado durante el entrenamiento o validación, se usa para proporcionar una evaluación final, imparcial de su desempeño y su capacidad de generalizar a casos nuevos y no vistos. Este riguroso proceso de evaluación en múltiples etapas es esencial para asegurar que el modelo verdaderamente haya aprendido patrones robustos y generalizables, y no simplemente "memorizado" o sobreajustado a las idiosincrasias específicas de los datos entrenados.

COMPRENDIENDO LA SALIDA: EL CASO DE LOS MODELOS DE LENGUAJE A GRAN ESCALA (LLMS)

Entre los avances de IA más llamativos, discutidos ampliamente y en rápida evolución en los últimos años se encuentran los **Modelos de Lenguaje a Gran Escala (LLMs)**. Estos son los sistemas sofisticados que impulsan chatbots avanzados, asistentes de IA y una nueva generación de herramientas para análisis y generación de texto (ejemplos famosos incluyen modelos de la familia GPT de OpenAI, Gemini de Google y Claude de Anthropic). Estos modelos, típicamente construidos usando la arquitectura de redes neuronales Transformer mencionada anteriormente, son entrenados en corpus realmente inmensos de textos y códigos informáticos, a menudo extraídos de la vasta extensión de internet público, libros digitalizados, artículos científicos y otros repositorios textuales extensos.

A través de esta masiva exposición al lenguaje humano en toda su diversidad y complejidad, los LLMs aprenden patrones estadísticos increíblemente intrincados, gramática, sintaxis, semántica, contexto, flujo conversacional e incluso matices estilísticos. Pueden entender indicaciones del usuario con notable agudeza, generar texto fluido, coherente y contextualmente relevante, traducir idiomas con impresionante precisión, resumir documentos largos y complejos, responder preguntas (con variados grados de exactitud) e incluso realizar tareas que parecen creativas, como escribir poesía, redactar correos electrónicos o generar código de computadora.

En el contexto de la atención sanitaria y la oncología, los LLMs tienen un potencial considerable, aunque todavía en gran medida en desarrollo. Podrían utilizarse para tareas como:

- **Resumir historiales complejos de pacientes:** Destilar registros electrónicos extensos o notas de consulta multidisciplinaria en resúmenes concisos y relevantes para médicos con agendas ocupadas.
- **Ayudar con la documentación clínica:** Contribuir a aliviar la carga significativa de documentación generando borradores iniciales de notas de progreso, cartas de derivación o resúmenes de egreso basados en datos estructurados o dictados del clínico (siempre requiriendo revisión y finalización humana).
- **Facilitar la comunicación con pacientes (bajo estricta supervisión):** Apoyar la redacción de materiales educativos para pacientes o proporcionar respuestas preliminares a preguntas comunes y no urgentes de pacientes de manera accesible, siempre bajo supervisión directa y aprobación final de un profesional humano de salud.
- **Apoyar esfuerzos de investigación:** Ayudar a sintetizar información de vastos archivos de literatura médica, identificar artículos relevantes para una pregunta de investigación específica o incluso, de forma especulativa, asistir en la generación de hipótesis identificando nuevas conexiones o patrones en áreas dispares de investigación publicada. (Nota del autor: las herramientas impulsadas por IA fueron de hecho valiosas en la síntesis de información para el libro que está leyendo actualmente.)

Su habilidad para procesar, entender y generar lenguaje humano natural a gran escala podría reducir significativamente las cargas administrativas, mejorar la eficiencia en la recuperación de información dentro de los sistemas de salud y potencialmente facilitar una comunicación más clara y efectiva entre los miembros del equipo de atención y con los pacientes.

Sin embargo, junto con esta prometedora perspectiva, los

LLMs presentan limitaciones significativas e inherentes que son especialmente críticas de reconocer y respetar en el entorno médico, de alto riesgo y seguridad crítica. Su "conocimiento" se deriva enteramente de los patrones estadísticos y relaciones presentes en sus vastos datos de entrenamiento. Estos datos, por extensos que sean, inevitablemente contienen inexactitudes, sesgos, información desactualizada e incluso falsedades y desinformación.

Es crucial entender que los LLMs no poseen verdadera comprensión, conciencia, autoconciencia ni la capacidad para razonamiento genuino o pensamiento crítico en el sentido humano. Son motores excepcionalmente sofisticados de reconocimiento de patrones y predicción de secuencias. Sobresalen al predecir qué palabra o secuencia de palabras es estadísticamente más probable que siga a una entrada o contexto dado, basado en los patrones aprendidos.

Este mecanismo puede dar lugar a un defecto bien documentado conocido como "alucinaciones" o confabulaciones. En este contexto, una alucinación ocurre cuando el modelo genera afirmaciones que suenan plausibles y adecuadas pero que son factualmente incorrectas, sin sentido o fabricadas. Un LLM podría afirmar una dosis incorrecta de medicamento, caracterizar mal una condición, citar estudios inexistentes o producir un historial clínico perfecto pero ficticio. Debido a que estos modelos están diseñados para generar texto fluido y convincente, tales fabricaciones pueden ser peligrosamente persuasivas, especialmente para usuarios no expertos o desprevenidos. Estas confabulaciones podrían compararse con un estudiante de medicina seguro pero erróneo durante las rondas clínicas, con peligros similares.

Por lo tanto, confiar en la salida bruta y no verificada de los Modelos de Lenguaje Extenso (LLM) actuales para la toma de decisiones clínicas críticas, el diagnóstico o la planificación del tratamiento es profundamente inseguro y poco ético. Entender que los LLM generan texto basándose en probabilidades aprendidas de secuencias de palabras, en lugar de acceder a una base de conocimientos verificada y curada o de realizar verdaderas deducciones lógicas, es fundamental para usarlos responsablemente. Se está llevando a cabo una investigación significativa para mitigar estos riesgos. Técnicas como la Generación Mejorada por Recuperación (RAG, por sus siglas en inglés) buscan mejorar la fundamentación fáctica de las respuestas de los LLM al solicitar al modelo que base sus respuestas principalmente en información recuperada en tiempo real de fuentes documentales específicas, curadas y confiables (como libros de texto médicos actualizados, guías clínicas revisadas por pares o protocolos institucionales) en lugar de depender únicamente de su entrenamiento generalizado preexistente. Otros enfoques incluyen el ajuste fino de los LLM con datos médicos de alta calidad y dominio específico, así como la incorporación de mecanismos más robustos para la estimación de la incertidumbre y la puntuación de confianza en sus resultados.

Para el oncólogo en ejercicio, los LLM representan una clase potente y en rápida evolución de herramientas, pero que exige un enfoque excepcionalmente cauteloso, crítico y discernidor, priorizando siempre la seguridad del paciente, la práctica basada en la evidencia y el irreemplazable papel del juicio clínico humano y la supervisión ética.

CONCLUSIÓN: HACIA UNA ALIANZA INFORMADA CON LA INTELIGENCIA ALGORÍTMICA

Este recorrido por los conceptos fundamentales de la inteligencia artificial, desde su definición amplia hasta las sutilezas de los paradigmas de aprendizaje automático, la arquitectura esencial de las redes neuronales, el dominio crítico de los datos y las características específicas de poderosas herramientas nuevas como los Modelos de Lenguaje Extenso, revela un conjunto de tecnologías basadas en principios matemáticos y estadísticos sofisticados. Son sistemas impulsados por datos, capaces de aprender patrones complejos y hacer predicciones de maneras que a la vez reflejan y divergen fundamentalmente de las vías de la cognición humana. Hemos visto cómo diferentes enfoques de aprendizaje (supervisado, no supervisado, por refuerzo) se adaptan a distintas clases de problemas, y cómo la calidad, cantidad y representación de los datos moldean profundamente las capacidades de un sistema de IA, su fiabilidad y su potencial inherente de sesgo.

El objetivo de esta exploración no ha sido convertir a los clínicos en ingenieros de IA o informáticos. Más bien, ha sido cultivar una forma crucial de alfabetización en IA, una comprensión fundamental que permita una participación informada. Esta alfabetización es la base sobre la cual se puede construir una asociación robusta, crítica y en última instancia fructífera entre la experiencia médica humana y la inteligencia artificial. Nos equipa para superar la jerga a menudo desconcertante y los ciclos de exageración y desilusión, capacitándonos para formular las preguntas penetrantes y esenciales necesarias al evaluar cualquier herramienta de IA propuesta para su uso en la investigación o el cuidado clínico del cáncer:

- ¿Cómo se entrenó exactamente este sistema? ¿Qué paradigma de aprendizaje específico se empleó en su desarrollo?

- ¿Con qué datos se entrenó? ¿Cuál fue la fuente, tamaño, demografía y composición clínica de este conjunto de datos? ¿Cómo se aseguró y validó la calidad de los datos?
- ¿Cómo y en qué conjuntos de datos verdaderamente independientes se validó rigurosamente su rendimiento? ¿Se realizaron y reportaron pruebas exhaustivas de equidad y posibles sesgos en diferentes poblaciones de pacientes relevantes?
- ¿Cuáles son sus limitaciones conocidas, sus posibles modos de falla, y las circunstancias o contextos

específicos en los que sus predicciones o resultados podrían ser poco fiables o engañosos?

- ¿El sistema incorpora salvaguardas transparentes para mitigar el riesgo de sesgo, o podría inadvertidamente perpetuar o incluso exacerbar las disparidades existentes en salud?
- ¿Cómo se pretende integrar su salida en los flujos de trabajo clínicos existentes? ¿Cuál es el rol claramente estipulado de la supervisión humana, el juicio clínico y la autoridad final en la toma de decisiones?

La inteligencia artificial ya no es una perspectiva lejana y teórica en el mundo de la oncología; es una realidad cada vez más tangible y presente. Sus algoritmos comienzan a examinar nuestras imágenes médicas con notable agudeza, analizar las complejas secuencias genómicas de nuestros pacientes y modelar sus potenciales trayectorias terapéuticas. Armados con una comprensión fundamental de cómo operan estas herramientas complejas, su inmensa promesa junto con sus peligros inherentes, nosotros, los clínicos, investigadores y líderes dedicados a la lucha contra el cáncer, estamos mejor preparados. Estamos preparados no para ser receptores pasivos de dictámenes algorítmicos, sino colaboradores discernidores, evaluadores críticos y sabios administradores de estas nuevas y poderosas capacidades.

Esta comprensión es la brújula esencial que necesitamos para navegar el panorama en rápida evolución del cuidado del cáncer. Es lo que nos permitirá garantizar que estas nuevas tecnologías sirvan a nuestros fines últimos e inquebrantables: aliviar el sufrimiento, extender y mejorar la calidad de vida de nuestros pacientes y sostener los valores humanos más profundos y duraderos de la medicina.

Esta nueva alfabetización también suscita nuevas preguntas. Si la IA es ahora parte integral del cuidado, ¿qué se vuelve integral en la educación médica? A medida que estas sofisticadas herramientas se integran profundamente en cada faceta de la medicina, ¿veremos el surgimiento de nuevas carreras de doble titulación, quizás un MD/Informatics o un MD/Medicina Computacional, que convivan junto a los programas MD/PhD, MD/MPH o MD/JD, diseñados para formar a una nueva generación de clínicos fluidos tanto en el arte de la medicina como en el lenguaje de los algoritmos? Los próximos s explorarán esas preguntas. Pero todos los comprometidos con este trabajo vital deben adquirir una comprensión básica, desde ya.

CAPÍTULO 5: LA APRENSIÓN DEL TEJEDOR

PROCESAR NUESTRA RESPUESTA HUMANA A LA REVOLUCIÓN TECNOLÓGICA EN EL CUIDADO DEL CÁNCER

> *"Todo gran avance en la ciencia ha surgido de una nueva audacia de la imaginación."*
>
> —John Dewey

La tinta apenas está seca, hablando metafóricamente, en nuestra exploración de los fundamentos de la inteligencia artificial. Hemos asomado al "caja negra" algorítmica, comprendido las diferencias entre el aprendizaje automático y su descendiente el aprendizaje profundo, y entendido el papel crítico, casi alquímico, de los datos en la configuración de estas incipientes inteligencias digitales. Ahora, armados con este conocimiento fundamental de cómo funcionan estas herramientas, enfrentamos una pregunta más compleja y sin duda más personal. ¿Qué hacemos con este conocimiento? ¿Cómo integramos, como clínicos, investigadores y como sociedad, tecnologías que prometen redefinir el propio tejido de nuestras labores, particularmente en un campo tan sacrosanto y centrado en lo humano como el cuidado del cáncer?

Para muchos, este momento actual se siente suspendido en

una especie de equilibrio precario, un balance entre una promesa estimulante y una profunda aprensión. Vemos pioneros optimistas al frente, experimentando con diagnósticos o planificación de tratamientos impulsados por IA, cuyos informes sugieren futuros alguna vez relegados a la ciencia ficción. Simultáneamente, escuchamos los murmullos cautelosos de la mayoría reflexiva, practicantes profundamente comprometidos con su oficio. Se preocupan por la velocidad del progreso, el potencial de error y la erosión del juicio humano. Algunos incluso imaginan un futuro frío y distante donde la autonomía clínica se ceda a los algoritmos. Esta ansiedad e imaginación pueden evocar imágenes de señores de la IA conscientes reminiscentes de Skynet en las películas de Terminator.

Esta tensión, esta lucha tan humana entre el encanto de lo nuevo y la comodidad de lo conocido, no es un fenómeno novedoso. Es un motivo recurrente en el gran tapiz del progreso humano. El "fin de los días", o al menos el fin de los mundos familiares, ha sido proclamado con la llegada de casi toda tecnología transformadora. Para entender nuestra inquietud actual con la IA y para navegarla con sabiduría, ayuda escuchar los ecos de la historia, los relatos de disrupciones pasadas que alguna vez parecieron igual de monumentales y desconcertantes.

Nuestro primer testigo es un tejedor de seda francés del alba del siglo XIX. En 1804, Joseph Marie Jacquard presentó un telar mecánico que poseía una capacidad casi asombrosa. No era una mera iteración de herramientas existentes; era una revolución tejida en madera y metal. Usando un ingenioso sistema de tarjetas perforadas, una serie de instrucciones tangibles, su telar podía tejer automáticamente patrones de una intrincada belleza en los textiles, creando diseños que antes requerían la destreza irremplazable y casi mística de maestros tejedores, hombres que dedicaron sus vidas a la alquimia del hilo y el color.

Uno podría esperar desfiles, reconocimientos, una prisa por abrazar semejante dispositivo ingenioso. En cambio, el telar de Jacquard, una máquina que prometía democratizar la belleza y la eficiencia, suscitó miedo cercano al pánico. En los centros de la seda de Francia, desde Lyon hacia afuera, artesanos capacitados, los telares humanos de su época, no vieron progreso encarnado. Vieron una amenaza existencial. Esta maravilla mecánica, que hacía ruido con incansable precisión, podía reproducir en horas lo que sus manos, guiadas por generaciones de sabiduría acumulada, tardaban semanas o incluso meses en crear.

No se trataba de luditas en el sentido peyorativo, ni de individuos opuestos ciegamente al cambio o temerosos del trabajo honesto. Eran profesionales orgullosos, artesanos del más alto nivel, maestros de un arte. Sus identidades, medios de vida y su propio sentido de valía estaban intrincadamente tejidos en los hilos de su excelencia específica, ganada a pulso. Habían invertido décadas perfeccionando sus habilidades, una especie de inteligencia incorporada. Y ahora, con la llegada de unas pocas tarjetas perforadas ingeniosamente diseñadas, esa maestría de toda la vida parecía próxima a la obsolescencia. No estaban luchando solo contra una máquina; estaban enfrentándose a la perspectiva repentina y aterradora de su propia irrelevancia.

¿Resuena ese temblor particular de ansiedad, aquel miedo a ser desplazado por un "otro" más eficiente y menos falible, en nuestro momento actual?

LA TARJETA PERFORADA QUE DIO MÁS DE LO QUE PARECÍA: LECCIONES DE TRANSFORMACIÓN

La historia, a menudo una maestra renuente, revela sus lecciones más profundas sólo a posteriori. La historia del telar de Jacquard no terminó con artesanos desplazados ni con un arte perdido. Muy lejos de eso. Esa aparentemente simple tarjeta perforada, un pedazo de papel rígido con agujeros que dictaban "hilo arriba" o "hilo abajo", dio más de lo que su peso percibido sugería, tanto dentro de su industria como mucho más allá.

En una generación, la industria de la seda francesa no se

había marchitado; había florecido. El telar, al reducir drásticamente el costo de producir patrones complejos, transformó la seda de un lujo exclusivo, el tesoro rarificado de la nobleza y ultrarricos, en una tela accesible para una incipiente clase media. La demanda se disparó. ¿Y el papel de los artesanos? No desapareció; evolucionó, se transformó. El eje del valor humano cambió. El laborioso trabajo repetitivo de ejecutar manualmente patrones intrincados fue cedido progresivamente a la máquina. En su lugar, la ingeniosidad humana se redirigió al diseño de esos patrones, a los retos conceptuales y estéticos de la creación textil, al control de calidad y a la expansión empresarial misma de la industria. El rol del artesano cambió de ser un obrero manual a un director creativo, dominando tanto la visión estética como las posibilidades mecánicas. El telar no destruyó su creatividad; les proporcionó un nuevo y más poderoso lienzo para expresarla.

Pero los ecos de las tarjetas perforadas de Jacquard resonaron mucho más allá del ruido de los telares. Esas humildes tarjetas, con su lenguaje binario de agujero/no agujero, sí/no, encendido/apagado, encarnaban un concepto de asombroso poder: instrucciones almacenadas e intercambiables que podían dictar operaciones complejas de una máquina. Esta idea, esta manifestación física del control programable, se convirtió en una semilla. Cayó sobre terreno fértil de otras imaginaciones audaces. Inspiró directamente a Charles Babbage, el polímata inglés, en sus diseños para la Máquina Analítica, un teórico computador mecánico de propósito general. Ada Lovelace, colaboradora visionaria de Babbage y, probablemente, la primera programadora informática, vio en esas tarjetas perforadas el potencial de que las máquinas manipularan no solo números, sino símbolos; que compusieran música, crearan gráficos, si sólo pudieran ser instruidas correctamente.

Décadas después, un descendiente de este sistema de tarjetas perforadas, desarrollado por Herman Hollerith, se utilizaría para tabular el censo de EE. UU. de 1890, acelerando dramáticamente un proceso que se hundía en datos. La Tabulating Machine Company de Hollerith, a través de fusiones y evolución, llegó a ser International Business Machines, o IBM. Durante gran parte del siglo XX, estos sistemas de tarjetas perforadas, herederos conceptuales directos del telar de Jacquard, fueron los caballos de batalla del procesamiento de datos, la piedra angular de la computación temprana, alimentando meticulosamente instrucciones y datos en los nacientes cerebros electrónicos que, con el tiempo, darían origen a la inteligencia artificial que ahora comienza a permear nuestros centros oncológicos.

Es una trayectoria notable: de una máquina diseñada para tejer seda, nacida entre miedo y resistencia, a la lógica fundamental de la computación que ahora sustenta la IA. La innovación, parece, rara vez llega en un paquete ordenado y predecible. A menudo se presenta disfrazada de disrupción, su verdadero potencial velado, sus consecuencias últimas mucho más allá de las imaginaciones de sus primeros proponentes y detractores por igual.

ECOS DEL TELAR: LA LLEGADA DE LA IA A LA ARENA ONCOLÓGICA

Hoy, en el intricando mundo de la oncología, la inteligencia artificial está sin duda viviendo su "momento Jacquard". Como el telar, es nueva, dotada de capacidades que parecen casi preternaturales, ampliamente incomprendidas por muchos, y, para una porción significativa de quienes se dedican a la lucha contra el cáncer, profundamente y legítimamente inquietante. Los algoritmos de IA están analizando ahora imágenes diagnósticas, mamografías, tomografías computarizadas, resonancias magnéticas, diapositivas digitales de patología, con niveles de precisión que pueden igualar y, a veces, superar a expertos humanos en tareas específicas y acotadas. Asisten en la redacción de documentación clínica, una tarea que consume gran parte del tiempo del personal clínico. Criban datos genómicos y proteómicos complejos, identificando patrones sutiles en muestras de patología que podrían predecir la respuesta o resistencia al tratamiento. Sintetizan colosales bases de datos de literatura científica, ensayos clínicos y evidencia del mundo real para sugerir opciones de tratamiento personalizadas o señalar posibles interacciones medicamentosas. La IA está empezando a realizar tareas que, hasta hace muy poco, considerábamos dominio exclusivo del intelecto humano altamente entrenado y de la percepción experta.

Y con esta llegada, una profunda sensación de inquietud recorre la profesión. Esta inquietud no surge de una resistencia ludita al progreso, ni del miedo a la tecnología per se. La oncología siempre ha sido un campo que abraza la innovación de vanguardia, desde aceleradores lineales hasta anticuerpos monoclonales. Más bien, esta aprensión nace de un compromiso profundo con la seguridad del paciente, con la calidad e integridad del cuidado y con las dimensiones profundamente humanas de un trayecto por el cáncer. En departamentos de oncología de todo el mundo, clínicos reflexivos, enfermeros dedicados e investigadores meticulosos plantean preguntas críticas y responsables:

- ¿Qué será de la intuición clínica, ese sentido, difícilmente ganado, casi sexto sentido desarrollado durante años de encuentros con pacientes, en un ambiente cada vez más guiado por resultados algorítmicos?
- ¿Cómo cultivarán los residentes los profundos reservorios de juicio experiencial si las máquinas asumen crecientemente los diagnósticos "rutinarios" o las interpretaciones iniciales de datos?
- En la búsqueda incansable de precisión basada en datos, ¿qué aspectos sutiles pero cruciales de la atención al paciente, sus miedos, sus valores, su

contexto social, podrían inadvertidamente ser pasados por alto o subvalorados?

- ¿Quién asume la responsabilidad cuando un sistema de IA contribuye a un diagnóstico erróneo o a una recomendación subóptima de tratamiento?
- ¿Cómo prevenimos la amplificación de sesgos sociales existentes si los datos usados para entrenar estos algoritmos son reflejo de inequidades históricas en el acceso y tratamiento sanitario?

Estas no son protestas de individuos aferrados a un pasado obsoleto. Son preocupaciones inteligentes, con fundamento ético, de profesionales que entienden que la oncología es una delicada fusión de ciencia exigente y arte compasivo, tanto sobre la gestión meticulosa de una biología compleja como sobre aliviar el sufrimiento y afirmar la dignidad humana.

La integración de IA en la atención oncológica no es meramente un desafío técnico de implementación de software y actualización de hardware. Es un cambio cultural profundo. Se trata de navegar problemas de confianza: en los algoritmos, en los datos, en las compañías que desarrollan estas herramientas. Se trata de exigir transparencia en cómo estos sistemas llegan a sus conclusiones. Y se trata de implementaciones pensadas e incrementales, una que respete el ecosistema existente de atención.

Debemos entretejer esta poderosa tecnología nueva en el tapiz centrado en el ser humano de la práctica oncológica sin deshilachar sus hilos vitales: la empatía, la comunicación y la toma de decisiones compartida. Estos dan a la oncología su sentido más profundo.

Sin embargo, si el eco histórico del telar de Jacquard nos enseña algo, es que lo que comienza como una disrupción profunda, lo que inicialmente parece una amenaza para las maneras establecidas de conocer y hacer, puede, con sabiduría, intención y una comprensión lúcida tanto de la capacidad como de la limitación, convertirse en la base de un futuro que supere nuestras imaginaciones actuales.

UNA ACLARACIÓN NECESARIA: IA COMO AUMENTO, NO ANIQUILACIÓN, DEL ONCÓLOGO

Permítanos afirmarlo con claridad inequívoca: la inteligencia artificial no está preparada para reemplazar a los oncólogos, ni debería ser jamás su ambición. Su verdadera promesa, su potencial más profundo dentro del cuidado del cáncer, no reside en suplantar la experiencia humana sino en apoyarla, en aumentar nuestras capacidades cognitivas y perceptuales, y en amplificar nuestra capacidad de cuidar con compasión y eficacia.

El objetivo no es disminuir el elemento humano en oncología sino liberarlo. No necesitamos menos humanidad ante el cáncer; necesitamos mucha más.

Cuando se implementa de forma reflexiva, la IA puede convertirse en un aliado poderoso en este empeño. Imagine herramientas de IA que puedan simplificar lo mundano reduciendo drásticamente las horas dedicadas a tareas administrativas, liberando a los clínicos para conversaciones directas con los pacientes. Visualice la IA mejorando la precisión diagnóstica, actuando como "un segundo par de ojos" en estudios complejos, señalando anomalías sutiles y mejorando así la exactitud. Imagine la IA desbloqueando conocimientos ocultos en vastos conjuntos de datos para identificar biomarcadores predictivos o personalizar tratamientos de formas que ningún único cerebro humano podría manejar. Considere la IA democratizando la experiencia, haciendo que el apoyo de alto nivel sea más accesible en zonas desatendidas, siempre con supervisión clínica local.

Esto no trata de hacer que los oncólogos sean menos esenciales. Se trata de hacer que sus habilidades únicas, su capacidad para síntesis compleja, su razonamiento ético, sus habilidades comunicativas, su empatía, estén más disponibles y tengan un impacto mayor. Se trata de empoderarlos para que se concentren en el núcleo humano irreductible de su profesión: las conversaciones difíciles sobre el pronóstico y los objetivos del cuidado, las deliberaciones éticas matizadas, la toma de decisiones compartida que respeta la autonomía del paciente y los momentos de conexión humana profunda donde la pericia técnica importa menos que la presencia, la sabiduría y el apoyo inquebrantable. La IA puede encargarse de los datos; el clínico debe encargarse del paciente.

EL LEGADO DEL TELAR: DE UN OFICIO AMENAZADO A UNA CREATIVIDAD TRANSFORMADA

Hay un epílogo profundamente esperanzador en la historia del telar de Jacquard que tiene una relevancia particular para nosotros hoy. Tras las primeras olas de miedo y resistencia, y a medida que los telares se adoptaron más ampliamente, ocurrió algo notable y en gran medida inesperado. El arte de la creación textil no murió; renació. La creatividad en el diseño de telas no se marchitó; encontró expresiones nuevas y más expansivas.

Los diseñadores, liberados de la pura labor mecánica de trazar manualmente cada hilo, pudieron ahora experimentar con patrones, texturas y combinaciones de colores de una complejidad y escala que antes eran poco prácticas, si no imposibles. Su rol evolucionó. Pasaron de ser principalmente tejedores prácticos, con sus cuerpos íntimamente ligados al acto físico de creación, a convertirse en visionarios conceptuales, pensadores estratégicos e innovadores que podían aprovechar el poder del telar para dar vida a diseños cada vez más ambiciosos. El artesano humano no fue disminuido; su arte fue transformado, elevado y aplicado de maneras nuevas y más potentes. El telar, una vez símbolo de inminente obsolescencia, se convirtió en un catalizador para un renacimiento en el diseño y la producción textil.

Creo que estamos al borde de presenciar transformaciones análogas en oncología, si elegimos guiar el desarrollo de la IA con una visión similar. Imagine las mesas multidisciplinarias del futuro, potenciadas por sistemas de IA que preanalizan casos complejos, correlacionando meticulosamente los datos de los pacientes con la investigación más reciente, identificando ensayos clínicos relevantes y resaltando posibles impulsores genómicos. Esto permitiría a los expertos humanos en la mesa enfocar su sabiduría colectiva en las preguntas estratégicas y éticas más desafiantes. Imagine un apoyo proactivo al paciente, donde las enfermeras oncológicas y navegadores están asistidos por herramientas predictivas basadas en IA que identifican a los pacientes con mayor riesgo de complicaciones específicas relacionadas con el tratamiento o de angustia psicosocial, posibilitando intervenciones tempranas y específicas. Considere una planificación de tratamientos hiperpersonalizada, donde algoritmos de IA integran el paisaje genómico único y los datos clínicos del paciente con evidencia del mundo real para proponer estrategias terapéuticas individualizadas, sometidas a una rigurosa revisión clínica. Piense en tiempo clínico recuperado, donde horas antes consumidas en notas o tareas administrativas se redirigen hacia una educación más profunda del paciente, toma de decisiones compartida y apoyo psicosocial vital.

En esta visión, no estamos perdiendo el arte de la oncología; estamos ganando oportunidades sin precedentes para practicar sus aspectos más humanos e intelectualmente estimulantes con mayor totalidad, profundidad e impacto. El "oficio" puede cambiar, pero la entrega esencial a la sanación y el descubrimiento perdura, amplificada por nuevas capacidades.

TRANQUILIDAD PARA LOS PRUDENTEMENTE CAUTELOSOS: SU ROL PERDURA, TRANSFORMADO

A mis colegas que afrontan este cambio tecnológico con una saludable dosis de cautela, permítanme decir esto: su aprensión no solo es comprensible; es justificada, e incluso necesaria. Han dedicado sus carreras a dominar un campo increíblemente complejo y exigente. Han aprendido, a menudo a través de ardua experiencia, que en el ámbito del cuidado del paciente, la precisión es primordial, la confianza es sagrada y la experiencia clínica es invaluable. La introducción de algoritmos que proponen informar planes de tratamiento, analizar estudios de imagen complejos o generar narrativas clínicas puede, entendiblemente, sentirse como un desafío a una identidad profesional arduamente ganada, una erosión potencial de la autonomía clínica e incluso una intrusión indeseada en la santidad de la relación médico-paciente.

Sin embargo, es crucial enmarcar esta transformación con exactitud. La IA, en sus manifestaciones actuales y previsibles en medicina, no reemplaza ni puede reemplazar el núcleo del juicio clínico. Es una herramienta analítica poderosa, una extensión de sus capacidades, un asistente sofisticado, pero usted, el clínico, sigue siendo el agente humano indispensable. Usted es el intérprete de sus resultados, filtrándolos a través del lente de su experiencia y su conocimiento del contexto único, valores y preferencias del paciente individual. Usted es el decisor final, sopesando las sugerencias algorítmicas con la totalidad de la información clínica y las consideraciones éticas. Usted es el sanador, la presencia empática que ninguna línea de código puede replicar.

Usted sigue siendo quien se sentará cara a cara con un paciente y su familia, traduciendo datos complejos a términos humanos. Navegará el terreno emocional del miedo y la incertidumbre, infundiendo esperanza cuando sea posible y aportando no solo pericia técnica, sino una humanidad profunda en cada encuentro. Ningún algoritmo le quitará eso verdaderamente jamás. Y ninguna visión responsable de la IA en medicina debería jamás buscar disminuir ese rol. No se nos llama a rendir nuestro llamado a las máquinas; se nos invita a potenciar nuestra capacidad para responder a ese llamado de manera más efectiva y compasiva. El desafío no es resistir, sino integrar, guiar y asegurar que este nuevo poder sirva a los valores profesionales más profundos.

ENTONCES, ¿QUÉ DEBE HACERSE?

UNA HOJA DE RUTA PARA EL CLÍNICO EN LA NAVEGACIÓN DE LA REVOLUCIÓN DE LA IA

Si la IA es en verdad el telar de nuestra era en oncología, entonces nosotros, los profesionales y científicos en este campo, no somos meros espectadores destinados a ser pasivamente interrumpidos. Tenemos agencia. Tenemos la oportunidad, de hecho, la responsabilidad, de moldear activamente su integración. No tenemos que esperar a que otros definan su uso o impongan sus límites. Podemos, y debemos, convertirnos en participantes informados en esta evolución tecnológica. Aquí, entonces, una guía práctica para el compromiso:

Fomentar la alfabetización en IA: Basados en los fundamentos, debemos comprometernos con la educación continua. Esto significa ir más allá del bombo publicitario y el sensacionalismo para entender cómo funcionan realmente herramientas específicas de IA, sus dependencias de datos subyacentes, sus fortalezas validadas y, críticamente, sus limitaciones muy reales y posibles sesgos. Busque recursos confiables, participe en discusiones críticas y no tema hacer preguntas incisivas a proveedores y desarrolladores.

Adoptar la implementación incremental con aplicaciones

de bajo riesgo: La sabiduría dicta un enfoque cauteloso y progresivo. Podemos empezar explorando aplicaciones de IA en áreas de menor riesgo y mayor rendimiento. Esto podría incluir usar IA para tareas administrativas, como la generación inicial de borradores de notas clínicas (siempre sujetos a revisión y edición humana), búsqueda y síntesis inteligente de literatura, identificación de cohortes para ensayos clínicos o detección inicial de patrones en conjuntos de datos de investigación antes de avanzar hacia aplicaciones con impactos más directos y consecuentes en el diagnóstico o decisiones terapéuticas del paciente. Los éxitos tempranos en estas áreas pueden generar confianza y familiaridad.

Exigir transparencia radical y explicabilidad: Para cualquier sistema de IA con potencial de influir en el cuidado del paciente, la opacidad es inaceptable. Debemos insistir en que los desarrolladores provean explicaciones claras y comprensibles de cómo sus algoritmos llegan a sus conclusiones (en la medida de lo posible con modelos complejos), qué datos usaron para entrenarlos y cómo se validó su desempeño. Los sistemas de "caja negra", cuyo razonamiento es completamente inescrutable, tienen un lugar limitado en la toma de decisiones clínicas de alto riesgo. La búsqueda de una "IA explicable (XAI)" es crucial.

Promover la implementación ética y la mitigación del sesgo: Esto es innegociable. Debemos asegurarnos proactivamente de que las herramientas de IA se prueben rigurosamente en poblaciones diversas, reflejando el espectro completo de edad, género, raza, etnia y estatus socioeconómico que atendemos. Debemos estar vigilantes para identificar y mitigar sesgos potenciales en los datos de entrenamiento y algoritmos que podrían perpetuar o empeorar disparidades existentes en el cuidado oncológico. Esto puede implicar establecer comités dedicados a la ética de la IA dentro de nuestras instituciones.

Fomentar la colaboración interdisciplinaria: La integración exitosa de la IA requiere un enfoque en equipo. Oncólogos, enfermeros, farmacéuticos, patólogos, radiólogos, físicos médicos, trabajadores sociales y navegadores de pacientes aportan perspectivas únicas y cruciales sobre dónde la IA puede ayudar genuinamente y dónde podría obstaculizar. Además, la colaboración estrecha con científicos de datos, bioinformáticos e ingenieros de IA es esencial para cerrar la brecha entre las necesidades clínicas y las posibilidades técnicas.

Priorizar la participación y comunicación con el paciente: Los pacientes tienen derecho a saber cuándo y cómo se está utilizando la IA en su atención. Necesitamos desarrollar formas claras y libres de jerga para comunicar esta información, explicando los beneficios, limitaciones y el papel de la IA como herramienta de apoyo dentro de su plan general de cuidado. El consentimiento del paciente y la privacidad de los datos deben ser primordiales. Sus valores y preferencias deben continuar guiando todos los procesos de toma de decisiones compartida.

Insista en una Validación Rigurosa en el Mundo Real y en una Monitorización Continua: La validación previa a la comercialización es esencial, pero la verdadera prueba de una herramienta de IA se encuentra en su aplicación clínica en el mundo real. Necesitamos establecer sistemas sólidos para monitorizar continuamente el desempeño de los sistemas de IA tras su implementación, rastreando no solo métricas de eficiencia o puntuaciones de precisión limitadas, sino también su impacto en los resultados de los pacientes, eventos de seguridad, bienestar del clínico, equidad en salud y calidad general de la atención. El rendimiento puede desviarse con el tiempo a medida que evolucionan las poblaciones de pacientes o las prácticas clínicas, lo que exige vigilancia constante y recalibración del modelo.

El futuro de la oncología no es una narrativa de máquinas que reemplazan a los clínicos. Es, o debería ser, una historia de clínicos empoderados por herramientas sofisticadas que ayudan a que la atención del cáncer sea más precisa, más personalizada, más accesible y, quizás contraintuitivamente, en última instancia, más humana al liberarnos para enfocarnos en lo que verdaderamente importa.

El Hilo que Nos Une: Tejiendo un Futuro más Esperanzador. Si emprendemos esta tarea con sabiduría y valor, si nos comprometemos con esta poderosa tecnología nueva como arquitectos informados y no como observadores pasivos, entonces hilo a hilo laborioso, entendimiento a comprensión algorítmica, caso tras caso gestionado con compasión, quizá nos encontremos tejiendo un futuro para la atención del cáncer que sea más rico, más fuerte, más preciso y más profundamente humano que cualquier cosa que hayamos visto antes. Por nuestros pacientes. Por nuestra profesión. Por las generaciones que recordarán este momento como una época en la que la audacia de la imaginación se encontró con el arte eterno de sanar.

Esta misma perspectiva, esta visión de un escenario transformado, subraya una verdad innegable: existe un espacio claro y urgente para mejorar cómo abordamos la medicina oncológica. Se requiere un reinicio fundamental de muchos paradigmas arraigados. La incansable dedicación de innumerables clínicos e investigadores nos ha llevado lejos, sin embargo, los desafíos que plantea la malignidad siguen siendo enormes, exigiendo que no solo afinemos los métodos existentes, sino que integremos audazmente nuevas capacidades.

La cuestión crucial, entonces, cambia de si debemos comprometernos con nuevas herramientas a cómo aplicamos este conocimiento recién adquirido. Habiendo recorrido los fundamentos de la inteligencia artificial en el capítulo anterior, y habiendo ahora abordado nuestras respuestas humanas innatas a tales tecnologías transformadoras en este, ¿cómo traducimos este entendimiento, y la curiosidad que esperamos haya despertado, en avances tangibles que cambien vidas? El telar de la IA, como hemos explorado, no es simplemente un constructo teórico para debatir; sus hilos se están tejiendo activamente en aplicaciones prácticas que prometen remodelar nuestros encuentros iniciales y más críticos con esta enfermedad.

Nuestro enfoque, por lo tanto, debe evolucionar ahora. Pasamos de entender la máquina y nuestra relación con ella a presenciar su poder en acción. A continuación, exploramos una de las fronteras más críticas en esta visión reiniciada de la oncología: la búsqueda de una detección del cáncer más temprana, precisa y equitativa. Es aquí, en la génesis de la malignidad, a menudo mucho antes de que surjan los síntomas, donde la IA nos ofrece un regalo profundo: un nuevo tipo de percepción, un conjunto de "nuevos ojos" poderosos.

En el próximo capítulo, profundizaremos en la interceptación del cáncer, examinando cómo estos sistemas inteligentes comienzan a discernir los susurros más tenues del cáncer mucho antes de que liberen un rugido devastador.

CAPÍTULO 6: INTERCEPTANDO LA MALIGNIDAD

CÓMO LA IA ESTÁ PERMITIENDO UNA DETECCIÓN TEMPRANA DEL CÁNCER

> *"Por medio del Microscopio, se ha descubierto un nuevo Mundo visible para el entendimiento."*
>
> —Robert Hooke, Micrographia (1665)

La historia de la medicina es, en muchos sentidos profundos, una historia de aprender a ver con nuevos ojos. Desde los primeros clínicos, la medicina avanzó leyendo el cuerpo mediante el tacto, el sonido y la vista. Más tarde, lentes fabricadas revelaron microbios y células. En cada etapa, el progreso dependió de encontrar nuevas formas de ver.

En el siglo XIX, Wilhelm Röntgen descubrió los rayos X, rayos invisibles que atravesaban el velo de la carne para grabar sombras fantasmales de huesos en placas fotográficas, dando a la humanidad su primera visión no invasiva del interior vivo del cuerpo humano. Sin embargo, esta nueva capacidad de ver hacia adentro, por rudimentaria que fuera al principio, alteró fundamentalmente nuestra relación con la enfermedad, transformando el diagnóstico de un arte de inferencia externa a una ciencia de visualización interna.

Pero toda nueva forma de ver, desde lentes de inmersión en aceite hasta los escáneres actuales que mapean el metabolismo tumoral, eventualmente alcanza sus límites. Estos son los límites de la interpretación humana: fatiga luego de largas horas frente al microscopio o en la estación de lectura, y la compleja y abrumadora cantidad de datos biológicos que saturan nuestra cognición. Aprendimos a mirar dentro del cuerpo, pero la interpretación de esas vistas internas, las sutilezas, las desviaciones casi imperceptibles de la normalidad, sigue siendo un esfuerzo intensamente humano, limitado por nuestras capacidades perceptivas evolutivas y la naturaleza misma de nuestro procesamiento visual.

Ahora estamos en el umbral de otro cambio profundo en la percepción, catalizado por la inteligencia artificial. En nuestro enfrentamiento con la biología corrupta del cáncer, la IA ofrece herramientas que no solo mejoran nuestros sentidos, sino que también revelan maneras fundamentalmente nuevas de percibir la malignidad. Es como si se nos entregara no solo un microscopio más potente, sino uno que distingue patrones en la luz y la sombra, en la disposición celular y en "susurros" moleculares antes inalcanzables para el ser humano. Esto no es solo un avance tecnológico; representa un posible reinicio de toda nuestra filosofía y enfoque hacia la detección del cáncer. El objetivo es interceptar el cáncer temprano, en sus primeros pasos leves, casi imperceptibles, cuando la intervención proactiva tiene más probabilidades de éxito.

ILUMINANDO SOMBRAS, PERCIBIENDO TEXTURAS: LA IA EN RADIOLOGÍA

La sala de lectura del radiólogo, silenciosa, concentrada y alumbrada por monitores de alta resolución, sigue siendo un lugar vital para la detección del cáncer. Décadas de innovación han llenado estas pantallas con anatomía intrincada proveniente de tomografías computarizadas (TC), resonancias magnéticas (RM), mamografías, ultrasonidos y otras modalidades. Dentro de este campo complejo, el radiólogo busca anomalías elusivas, una nueva densidad, una distorsión, un contraste inesperado, un cambio en la textura, cualquier signo que pueda anunciar una malignidad.

Esta habilidad interpretativa es notable: refleja años de entrenamiento, el reconocimiento de gestalts visuales complejos y la correspondencia de patrones aprendidos con la verdad patológica. Es un arte basado en el profundo conocimiento de la anatomía y fisiología, y de las muchas "máscaras" que la enfermedad usa en sombras y luces en escala de grises.

Sin embargo, el volumen creciente y masivo de datos inherente a los estudios de imagen modernos presenta un desafío formidable. Un solo escaneo TC o RM puede producir miles de cortes, cada uno con millones de píxeles. A medida que la carga de casos crece, se ponen a prueba los límites de la vigilancia sostenida y la interpretación meticulosa. Aunque es hábil para detectar formas claras y anomalías evidentes, la percepción humana tiene dificultades para cuantificar patrones texturales sutiles con consistencia o mantener la precisión diagnóstica a lo largo de miles de casos, especialmente bajo presión y fatiga.

En los píxeles se esconde un vasto tesoro sin explotar: texturas sutiles en tejido "normal" cerca de una lesión, medidas matemáticas de forma e irregularidad de los límites, y patrones intrincados de vascularización o perfusión que el ojo puede pasar por alto. Estas características matizadas pueden portar pistas diagnósticas o pronósticas cruciales, pero son difíciles de evaluar objetivamente, o cuantificar de forma confiable, en pacientes diferentes y a lo largo del tiempo. Ese conocimiento fundamenta la **radiómica**: la extracción computacional de grandes conjuntos de características cuantitativas de imágenes médicas para encontrar señales y correlaciones más allá de la visión humana directa.

La inteligencia artificial, especialmente los modelos de aprendizaje profundo como las redes neuronales convolucionales

(CNN), prospera en este espacio de alta dimensión. Entrenados con grandes conjuntos de imágenes cuidadosamente seleccionadas, estos sistemas aprenden patrones complejos y multinivel vinculados estadísticamente a la malignidad. No buscan "lesiones" en un sentido simplista o basado en reglas; analizan el contexto completo de la imagen, aprendiendo directamente de los píxeles.

Las CNN apilan filtros entrenables para detectar jerarquías de características. Las capas iniciales encuentran bordes y texturas básicas; las intermedias construyen motivos locales; las capas más profundas reconocen anatomía más amplia y patrones característicos de la enfermedad. Las capas iniciales podrían identificar bordes simples o texturas básicas; las intermedias los combinarían en motivos locales más complejos. Las capas profundas aprenden a reconocer estructuras anatómicas mayores o patrones característicos de enfermedad.

Estos sistemas cuantifican la heterogeneidad textural tumoral (frecuentemente vinculada a la agresividad), calculan dimensiones fractales de los límites tumorales y pueden detectar efectos sistémicos sutiles lejos del sitio primario. La IA compara escáneres actuales y previos con precisión a nivel de píxel, detectando pequeños cambios intervalares en tamaño, volumen o características internas que los humanos pueden pasar por alto o tener dificultades de medir de forma consistente manualmente.

Los primeros intentos de detección asistida por computadora (CAD) en radiología, antes del aprendizaje profundo, dependían de reglas explícitamente programadas y técnicas más simples de procesamiento de imagen. Aunque el CAD de primera generación ayudó, especialmente en mamografía de cribado, las altas tasas de falsos positivos limitaron su impacto, y la tarea perceptiva central del radiólogo permaneció inalterada. En contraste, la IA moderna aprende sus propias representaciones internas y matizadas de patrones de enfermedad directamente desde los datos de píxeles, logrando a menudo un nivel de desempeño más sofisticado y robusto. Muchos estudios demuestran que la IA puede leer mamografías de cribado y TC pulmonares de baja dosis con alta precisión. A veces identifica hallazgos ignorados en la revisión inicial y ayuda a distinguir lesiones benignas de malignas, lo que potencialmente reduce biopsias innecesarias y la ansiedad del paciente.

La percepción de la IA difiere de la visión humana. En lugar de basarse en heurísticas expertas y en la Gestalt, construye representaciones matemáticas de la enfermedad directamente a partir de los píxeles durante el entrenamiento. Puede operar sin cansancio, aplicando consistentemente sus criterios aprendidos a enormes cantidades de estudios, de día y de noche, sin sucumbir a la fatiga.

Esta capacidad no sustituye a los radiólogos; posibilita una sinergia poderosa: una inteligencia colaborativa. La IA puede funcionar como un lector preliminar incansable o asistente concurrente, señalando áreas de preocupación, realizando complejos análisis cuantitativos imprácticos para el trabajo humano rutinario y detectando patrones más allá de la percepción directa. El radiólogo integra los hallazgos de la IA con el contexto clínico, verifica la plausibilidad en base a la historia y otros resultados, maneja la ambigüedad, se comunica con el equipo de atención y, en última instancia, toma la decisión diagnóstica y las recomendaciones. En este modelo, se amplifica la experiencia y se reduce la carga perceptual, liberando más tiempo y atención para los casos más complejos y el lado humano de la atención.

Sin embargo, el camino hacia una integración amplia, efectiva y equitativa de la IA en la práctica radiológica rutinaria no está exento de desafíos significativos. Necesitamos formas de explicar, depurar y mejorar las decisiones. Los modelos opacos tensionan la confianza y la responsabilidad. Los conjuntos de datos de entrenamiento deben ser diversos y representativos para evitar sesgos algorítmicos; de lo contrario, el desempeño puede disminuir en grupos subrepresentados y ampliar las disparidades existentes. El horizonte apunta a una integración clínica más profunda y transformadora, a herramientas de IA interoperables que funcionen con los sistemas de imagen existentes y redes hospitalarias, además de rutas regulatorias claras para la validación y aprobación; esfuerzos que exigen colaboración sostenida. A pesar de estas complejidades, la IA indudablemente está proporcionando a la radiología ojos poderosos, mejorando nuestra capacidad para detectar el cáncer más temprano y caracterizarlo con una precisión cada vez mayor.

DESCODIFICANDO EL DETALLE CELULAR: LA IA EN PATOLOGÍA

La patología sigue siendo la base del diagnóstico oncológico, el árbitro definitivo donde el tejido mismo, meticulosamente preparado, teñido y montado en portaobjetos, revela sus secretos más profundos bajo la mirada inquisitiva del microscopio. Sobre la base de los cimientos del siglo XIX establecidos por pioneros como Rudolf Virchow, quien declaró famosamente "omnis cellula e cellula" (todas las células provienen de células preexistentes), los patólogos interpretan el lenguaje intrincado y a menudo sutil de las células. Analizan el tamaño, la forma, las características de tinción, los rasgos nucleares (como el tamaño, el pleomorfismo, el patrón de cromatina y los nucléolos), la disposición arquitectónica dentro de los tejidos y las complejas interacciones entre las células y su microambiente circundante. Este análisis morfológico detallado, realizado en secciones de tejido a menudo de solo unos pocos micrómetros de espesor, les permite clasificar los tumores, determinar su grado (una medida crítica de agresividad) y evaluar su extensión y el estado de los márgenes quirúrgicos. Estas interpretaciones guían decisiones terapéuticas fundamentales y proporcionan información pronóstica esencial que moldea el recorrido del paciente.

Sin embargo, esta práctica esencial y exigente enfrenta una confluencia de desafíos crecientes. El volumen mismo de portaobjetos generados por un número cada vez mayor de biopsias y resecciones quirúrgicas, impulsado en parte por el aumento del cribado y enfoques diagnósticos más agresivos, tensiona la capacidad de los laboratorios y la carga de trabajo de los patólogos. Los sistemas de clasificación tumoral cada vez más complejos, que ahora demandan con frecuencia la integración de características morfológicas cada vez más sutiles con una creciente variedad de datos moleculares, aumentan la carga cognitiva. Y, a pesar de rigurosos programas de formación, certificaciones y esfuerzos continuos de desarrollo profesional, puede persistir un elemento de subjetividad en la interpretación de patrones morfológicos complejos o limítrofes. Esto puede provocar variabilidad interobservador, particularmente en evaluaciones subjetivas como la graduación tumoral o la cuantificación de la expresión de biomarcadores (por ejemplo, la estimación del índice de proliferación Ki-67 o el porcentaje de células que tiñen positivo para un marcador inmunohistoquímico específico).

La aparición de la patología digital, que implica el uso de escáneres de alto rendimiento para convertir los portaobjetos tradicionales de vidrio en imágenes digitales de toda la lámina (WSI) de alta resolución, ha sido la tecnología habilitadora crítica para la intervención significativa de la IA en este ámbito. Estas imágenes WSIs, esencialmente fotografías digitales masivas de secciones de tejido que pueden tener un tamaño de gigapíxeles, proporcionan un sustrato digital cuantitativo rico y apto para un análisis computacional sofisticado. Los algoritmos de aprendizaje profundo, entrenados con vastas bibliotecas de estas imágenes digitales anotadas por expertos, ahora pueden analizar la arquitectura celular compleja con una escala, velocidad y consistencia previamente inalcanzables para los observadores humanos por sí solos.

Los sistemas de IA demuestran una destreza notable en tareas como identificar con precisión áreas cancerosas dentro de una WSI, incluyendo la desafiante tarea de detectar pequeños focos de depósitos metastásicos en los ganglios linfáticos (micrometástasis) o zonas sutiles y difusas de enfermedad invasiva que podrían pasarse fácilmente por alto para el ojo humano durante un escaneo rápido en secciones grandes de tejido. Sobresalen en tareas cuantitativas que son laboriosas, que consumen mucho tiempo y que son inherentemente propensas a errores de muestreo cuando se realizan manualmente por humanos. Por ejemplo, la IA puede contar con precisión figuras mitóticas, un indicador clave de proliferación celular e importante para la graduación tumoral, a lo largo de toda la muestra tumoral, en lugar de basarse en estimaciones de unos pocos campos seleccionados a alto aumento. Puede realizar morfometría detallada, midiendo miles o incluso millones de núcleos para cuantificar variaciones matizadas en tamaño, forma, textura e intensidad de tinción, características que a menudo se correlacionan con la agresividad tumoral pero que son excepcionalmente difíciles para los humanos de evaluar de manera integral y reproducible. La IA también puede proporcionar una ayuda significativa en la cuantificación de tinciones inmunohistoquímicas, ofreciendo medidas más objetivas, reproducibles y estandarizadas de la expresión de biomarcadores proteicos (por ejemplo, ER, PR, HER2, PD-L1), que son cruciales para guiar terapias dirigidas e inmunoterapias.

Más allá de replicar o estandarizar tareas tradicionalmente realizadas por patólogos humanos, la IA comienza a revelar capas más profundas de información biológica que pueden estar ocultas en los portaobjetos de histología estándar, información no evidente a la inspección visual humana. Al analizar complejas relaciones espaciales entre diferentes tipos celulares (células tumorales, diversas poblaciones de células inmunitarias como linfocitos y macrófagos, y células del estroma como fibroblastos) y características texturales sutiles y distribuidas de la arquitectura general del tejido, los modelos de IA están mostrando el potencial para predecir directamente el pronóstico del paciente (por ejemplo, probabilidad de recurrencia o supervivencia global) o incluso la respuesta a terapias específicas (como la inmunoterapia) a partir de la lámina de diagnóstico inicial teñida con hematoxilina y eosina (H&E). Esto implica que la IA aprende fenotipos visuales que, aunque no estén explícitamente definidos o incluso percibidos por los patólogos humanos, se encuentran estadísticamente correlacionados con estos resultados clínicos en grandes conjuntos de datos de entrenamiento.

Aún más sorprendente, evidencia emergente convincente sugiere que la IA puede aprender a inferir la presencia de mutaciones genéticas específicas (como mutaciones en genes como EGFR, BRAF o IDH) o el estado de vías moleculares críticas basándose únicamente en los patrones visuales observados en secciones de tejido teñidas convencionalmente con hematoxilina y eosina. Este campo en auge de la "morfología computacional" o "fenotipado molecular basado en imágenes" podría proporcionar rápidamente una visión inicial rentable del paisaje molecular de un tumor, una información que actualmente depende de técnicas moleculares separadas, a menudo más lentas y costosas. Imagine poder obtener una estimación inicial de las características moleculares clave del tumor directamente a partir de la morfología visible en el momento del diagnóstico inicial, potencialmente orientando decisiones más rápidas sobre pruebas especializadas adicionales o incluso enfoques terapéuticos iniciales.

Esta patología aumentada por IA promete no solo una mayor eficiencia, consistencia y precisión en las tareas rutinarias de diagnóstico, sino también un proceso diagnóstico más rico y profundamente informativo. Empodera a los patólogos al encargarse de tareas cuantitativas exigentes, destacando áreas de interés o preocupación potencial que merecen atención experta focalizada y, potencialmente, descubriendo información biológica previamente invisible dentro del tejido mismo. La integración de la IA en los flujos de trabajo rutinarios de patología, por supuesto, exige una atención cuidadosa a la validación rigurosa frente a estándares de oro establecidos, asegurando robustez frente a diferentes técnicas de preparación de tejidos en laboratorio, abordando la variabilidad en escáneres y protocolos de tinción, y gestionando los considerables requerimientos de almacenamiento de datos e infraestructura computacional. No obstante, la trayectoria apunta claramente a un futuro donde la insustituible experiencia interpretativa del patólogo se amplifica poderosamente con herramientas computacionales, permitiendo extraer la máxima información biológica y clínica de cada valiosa muestra de tejido obtenida de un paciente.

ESCUCHANDO SUSURROS MOLECULARES: LA IA Y EL AMANECER DE LA BIOPSIA LÍQUIDA

Mientras que las tecnologías de imagen visualizan la forma macroscópica del cáncer y la patología decodifica sus características celulares, surge rápidamente un tercer frente: la búsqueda de las fugaces huellas moleculares del cáncer. Estos son los fragmentos diminutos de ADN, ARN, proteínas y otras biomoléculas que las células tumorales liberan en el torrente sanguíneo y otros fluidos corporales, como la orina o el líquido cefalorraquídeo. Este concepto, a menudo denominado biopsia líquida, ofrece la perspectiva revolucionaria de una ventana mínimamente invasiva hacia la presencia, naturaleza y evolución del cáncer.

El principio es convincente. Las células tumorales, a medida que crecen, se dividen y mueren, liberan su contenido, incluidos fragmentos de su ADN (ADN tumoral circulante, o ADNtc), en la circulación. Este ADNtc con frecuencia porta las mismas firmas mutacionales y epigenéticas que caracterizan el tumor en sí, proporcionando una posible lectura molecular en tiempo real y a nivel sistémico de la enfermedad. La idea de detectar y analizar estos "susurros moleculares" no es del todo nueva; su poder se demostró por primera vez con un éxito notable en el diagnóstico prenatal, donde las anomalías cromosómicas fetales pueden detectarse a partir de pequeñas cantidades de ADN fetal que circula en el torrente sanguíneo materno.

Aplicado a la oncología, el potencial es inmenso: detectar el cáncer en sus etapas más tempranas, incluso antes de que forme una lesión visible en un escáner; caracterizar la composición genética de un tumor sin necesidad de una biopsia tisular invasiva; monitorear la respuesta al tratamiento de forma dinámica al seguir los cambios en los niveles de ADNtc; identificar la aparición de mutaciones de resistencia a fármacos casi en el momento en que ocurren; y detectar enfermedad mínima residual (EMR) tras terapia con intención curativa, señalando el indicio más temprano de una posible recurrencia.

Sin embargo, el desafío siempre ha sido formidable. Estas señales derivadas del cáncer suelen estar presentes en concentraciones extraordinariamente bajas, como encontrar un solo fragmento mutado de ADN entre decenas de miles o incluso millones de fragmentos normales liberados por células sanas en todo el cuerpo. Este problema de "aguja en un pajar", especialmente en la enfermedad en estadio temprano donde la carga tumoral es pequeña, exige métodos analíticos de sensibilidad y especificidad sin precedentes. Aquí es donde la inteligencia artificial se ha convertido en un socio indispensable.

Los algoritmos de aprendizaje automático están demostrando ser excepcionalmente hábiles para filtrar los datos de alta dimensionalidad e inherentemente ruidosos generados por el secuenciado profundo del ADN libre de células en muestras de sangre. Pueden aprender a reconocer las complejas firmas moleculares multifacéticas características del cáncer, yendo más allá de la simple búsqueda de una o dos mutaciones predefinidas. Estos análisis impulsados por IA pueden integrar información de diversas fuentes dentro del mismo ADNtc: alteraciones específicas en la secuencia de ADN, patrones distintivos en la fragmentación del ADN, modificaciones químicas generalizadas como la metilación del ADN en miles de regiones genómicas (puesto que las células cancerosas a menudo presentan paisajes aberrantes de metilación), cambios sutiles en el número de copias cromosómicas e incluso alteraciones en marcadores asociados de ARN circulante o proteínas. Al integrar estas señales dispares, que a menudo son débiles individualmente, la IA puede discernir la huella molecular compleja pero tenue del cáncer con mayor fiabilidad que enfoques analíticos más simples.

Esta poderosa sinergia de técnicas moleculares avanzadas y sofisticados algoritmos de IA es el motor que impulsa el desarrollo de pruebas de detección temprana multitumoral (MCED) y la refinación del uso de biopsias líquidas para el monitoreo de enfermedad mínima residual (EMR). Estas aplicaciones tienen un potencial transformador tan grande para alterar fundamentalmente cómo tamizamos, detectamos y manejamos el cáncer que merecen una exploración dedicada. Dado su inmenso potencial para cambiar pronto la propia estructura del tamizaje y vigilancia del cáncer, los detalles intricados de estas tecnologías de biopsia líquida, las formas específicas en que la IA decodifica sus complejos datos y sus profundas implicancias clínicas serán el foco exclusivo de nuestro próximo capítulo. Por ahora, es crucial reconocer que la IA es la clave para desbloquear la información contenida en estos susurros moleculares, ofreciendo otra poderosa manera nueva de "ver" el cáncer, esta vez en su nivel molecular más fundamental, mucho antes de que pueda anunciar su presencia por otros medios.

PERSONALIZANDO LA ESTRATEGIA DE BÚSQUEDA: IA Y TAMIZAJE DE PRECISIÓN

Históricamente, los programas de tamizaje del cáncer han empleado mayormente un enfoque generalizado a nivel poblacional. Pruebas estandarizadas como la mamografía para cáncer de mama o la colonoscopia para cáncer colorrectal se aplican típicamente a grandes poblaciones basándose principalmente en la edad, y a veces en el sexo o factores de riesgo limitados como el tabaquismo. Esta estrategia de "talla única" si bien ha demostrado ser beneficiosa en la reducción de la mortalidad para varios cánceres comunes, tiene limitaciones inherentes.

Inequívocamente se tamiza a muchas personas que nunca desarrollarán la enfermedad específica, lo que conlleva posibles daños como falsos positivos, ansiedad en los pacientes, procedimientos de seguimiento innecesarios y sobrediagnóstico de condiciones indolentes. Por otro lado, puede pasar por alto a individuos con riesgo elevado pero que quedan fuera de los intervalos de edad o criterios estrechos.

La convergencia de la inteligencia artificial con grandes datos genómicos, historias clínicas electrónicas y otra información individual ahora permite un enfoque más racional, matizado y personalizado: un tamizaje adaptado al riesgo, o de precisión.

Central a esta estrategia en evolución está el concepto de riesgo poligénico. Mientras que mutaciones raras y de gran impacto en genes bien conocidos de predisposición al cáncer como BRCA1/2, TP53 o genes de reparación de desajustes confieren un riesgo hereditario significativo y claramente definido para ciertos cánceres, gran parte de la susceptibilidad heredada a cánceres comunes (como mama, próstata y colon) surge del efecto combinado y acumulativo de cientos o incluso miles de variantes genéticas comunes. Cada una de estas variantes individualmente solo confiere un pequeño aumento en el riesgo, pero su impacto colectivo puede ser considerable. Calcular la puntuación de riesgo poligénico (PRS) de un individuo, que integra el impacto de estas numerosas variantes en un solo índice que representa la predisposición genética global, requiere métodos computacionales sofisticados y acceso a vastos conjuntos genómicos derivados de grandes cohortes poblacionales (a menudo mediante estudios de asociación a nivel del genoma, o GWAS). La inteligencia artificial, especialmente algoritmos de aprendizaje profundo como redes neuronales convolucionales (CNN), se desenvuelve bien en este espacio de datos de alta dimensionalidad. Estos modelos se entrenan con conjuntos de datos enormes y cuidadosamente curados de imágenes anotadas. Ejemplos incluyen mamografías etiquetadas por consenso experto, tomografías computarizadas de pulmón con nódulos delineados y correlacionados con resultados histológicos, y resonancias magnéticas cerebrales vinculadas a grados tumorales precisos. A partir de este entrenamiento, los sistemas de IA aprenden a reconocer patrones complejos y multidimensionales estadísticamente correlacionados con malignidad.

Los algoritmos de IA pueden generar una estimación más precisa y personalizada del riesgo de cáncer individual combinando múltiples fuentes de datos. Estas incluyen la PRS, antecedentes familiares, factores de estilo de vida, exposiciones ambientales, registros clínicos existentes e incluso biomarcadores derivados por IA de imágenes. El resultado es una imagen dinámica del riesgo futuro de cáncer en diferentes tipos. Esta valoración de riesgo integral y personalizada puede entonces permitir el desarrollo de estrategias de tamizaje adaptadas al riesgo. Las personas señaladas por IA como de alto riesgo para ciertos cánceres podrían beneficiarse de un tamizaje diseñado a medida. Esto podría significar comenzar antes, tamizar con mayor frecuencia o usar pruebas más sensibles. Por ejemplo, mujeres de alto riesgo podrían iniciar la mamografía a una edad menor y añadir resonancia magnética mamaria, mientras que quienes tengan una PRS alta para cáncer colorrectal podrían someterse a colonoscopias con más frecuencia. Por el contrario, individuos evaluados confiablemente con riesgo muy bajo podrían, tras cuidadosa consideración y toma de decisiones compartidas, someterse con seguridad a un tamizaje menos intensivo o menos frecuente. El objetivo de este enfoque es triple: optimizar el uso de los recursos sanitarios, reducir los daños por sobrediagnóstico en grupos de bajo riesgo y mejorar la eficiencia global del tamizaje dirigiendo recursos donde tendrán mayor impacto.

El uso generalizado de modelos de riesgo impulsados por IA plantea grandes desafíos éticos, legales y sociales. Estos incluyen prevenir la discriminación genética por parte de empleadores o aseguradoras, asegurar el acceso equitativo a la evaluación de riesgo y tamizaje personalizado, y encontrar formas efectivas de comunicar información compleja de riesgo. La comunicación debe empoderar a pacientes y clínicos para tomar decisiones informadas sin generar ansiedad innecesaria. El desarrollo y la validación de modelos PRS deben realizarse en poblaciones diversas para garantizar precisión y equidad entre distintas ascendencias, ya que modelos entrenados predominantemente en un grupo poblacional pueden no funcionar igual o incluso ser engañosos en otros. Persisten desafíos prácticos, como construir infraestructuras confiables de datos, capacitar a los médicos y asegurar la comprensión y aceptación por parte del paciente. No obstante, a pesar de estos obstáculos, la IA ofrece el motor analítico esencial para convertir el tamizaje personalizado y adaptado al riesgo en realidad. Nos traslada de categorías demográficas amplias a un enfoque más individualizado, inteligente y proactivo en prevención y detección temprana.

CONVERGENCIA: HACIA UN DIAGNÓSTICO INTEGRADO Y DINÁMICO

La transformación más profunda en nuestra capacidad para detectar el cáncer de forma temprana y precisa probablemente surgirá no tanto de la mejora que la IA aporte a modalidades diagnósticas individuales aisladamente, sino de su capacidad única para sintetizar e integrar información entre ellas, reflejando y potenciando el complejo razonamiento diagnóstico de los clínicos. El diagnóstico clínico oncológico es, por naturaleza, un proceso multimodal. Los médicos integran mentalmente la historia del paciente, hallazgos del examen físico, resultados de laboratorio, informes complejos de imágenes, evaluaciones patológicas detalladas y, cada vez más, datos moleculares sofisticados para llegar a un diagnóstico, determinar pronóstico y formular un plan terapéutico. La IA multimodal tiene como objetivo replicar, apoyar e incluso eventualmente superar aspectos de este complejo proceso de integración humana computacionalmente, aprendiendo las intrincadas correlaciones y sinergias, muchas veces no evidentes, entre flujos de datos diversos.

Imagine un sistema de IA encargado de evaluar un nódulo pulmonar sospechoso identificado en una tomografía computarizada. En lugar de basar su evaluación únicamente en las características visuales del nódulo (su tamaño, forma, densidad, espuiculación, como lo haría una IA unimodal de radiología), una IA multimodal podría considerar simultáneamente la puntuación poligénica integral del paciente para el cáncer de pulmón, patrones sutiles de metilación o mutaciones específicas detectadas en una muestra concurrente de biopsia líquida, características cuantitativas extraídas de informes patológicos previos si están disponibles de procedimientos anteriores por otras condiciones, aspectos relevantes de su historial de tabaquismo y exposiciones ocupacionales extraídas de su historia clínica electrónica, e incluso cambios dinámicos en los síntomas reportados por el paciente recogidos a través de una aplicación móvil de salud.

Cuando se entrena con grandes conjuntos de datos de pacientes bien curados, la IA integrada puede aprender las correlaciones sutiles entre diversas fuentes de datos. Esto permite una precisión diagnóstica, una perspectiva prognóstica y predicciones de tratamiento que superan lo que podría lograr cualquier prueba aislada, o incluso una revisión humana secuencial. Por ejemplo, la IA podría considerar un nódulo pulmonar visualmente ambiguo como muy probablemente maligno si el paciente presenta tanto una alta puntuación poligénica para cáncer de pulmón como alteraciones preocupantes en el ADN tumoral circulante (ctDNA).

En contraste, podría señalar un nódulo de apariencia casi idéntica como benigno en un paciente con baja puntuación poligénica, sin marcadores moleculares preocupantes y con un historial médico estable. Podría, por ejemplo, identificar un nódulo pulmonar visualmente ambiguo como altamente probable maligno en un paciente con alta puntuación poligénica para cáncer de pulmón y alteraciones específicas preocupantes en el ctDNA, mientras que simultáneamente marca un nódulo de apariencia muy similar como abrumadoramente benigno en un paciente con puntuación poligénica baja, sin señales moleculares preocupantes y con un historial estable.

Este enfoque sugiere un cambio hacia una evaluación continua y dinámica de la salud. En lugar de depender únicamente de exploraciones periódicas o biopsias desencadenadas por síntomas o programadas a intervalos fijos, la IA podría integrar datos de muchas fuentes continuas. Estas podrían incluir dispositivos vestibles que monitorean la fisiología, biopsias líquidas para pacientes de alto riesgo y reportes actualizados regularmente por los pacientes. En conjunto, formarían una imagen viva y en evolución del riesgo y la salud, permitiendo intervenir ante el primer signo de desviación, incluso antes de que se forme una lesión visible o se cumplan los criterios diagnósticos tradicionales. Esto permitiría la intervención en el momento más temprano posible de desviación con respecto a su línea base saludable, potencialmente incluso antes de que se haya formado una lesión macroscópica reconocible o se cumplan los criterios diagnósticos tradicionales para el cáncer. Esto representa un cambio fundamental desde nuestra postura predominantemente reactiva de diagnosticar y tratar la enfermedad establecida hacia un enfoque proactivo de manejo de las trayectorias individuales de salud e interceptación de procesos patológicos en su inicio.

Lograr esta visión será difícil. Requiere métodos robustos para armonizar tipos de datos diversos, fuertes medidas de privacidad y seguridad en todas las plataformas, y modelos de IA que no solo sean precisos, sino también transparentes y explicables.

CONCLUSIÓN: VER EL CÁNCER DESDE UN NUEVO PUNTO DE VISTA

La integración de la inteligencia artificial en los procesos multifacéticos de la detección del cáncer no es simplemente una mejora incremental a nuestras herramientas diagnósticas existentes. Está fomentando una verdadera revolución en la percepción médica, un cambio fundamental en cómo "vemos", interpretamos y entendemos la malignidad. Ya estamos desarrollando y aplicando herramientas computacionales que van más allá de los límites de los sentidos y la cognición humana. Estas herramientas detectan y caracterizan el cáncer con una sensibilidad, profundidad y matiz que antes parecían inimaginables.

La IA ofrece nuevos lentes poderosos para descifrar las señales más tempranas de la enfermedad. Puede interpretar variaciones sutiles en la textura dentro de las imágenes radiológicas, detalles que el ojo humano a menudo pasa por alto. También puede cuantificar interacciones celulares complejas y patrones arquitectónicos en grandes láminas de patología. Y, como exploraremos en profundidad próximamente, puede incluso descifrar los susurros moleculares, tenues pero profundamente informativos, del ADN tumoral circulante (ctDNA) en el torrente sanguíneo.

Este paradigma emergente, construido sobre una base de asociación sinérgica entre la experiencia humana insustituible y la inteligencia mecánica sofisticada, promete remodelar todo el panorama de la oncología. Facilita una detección mucho más temprana, interceptando potencialmente los cánceres cuando son más pequeños, menos avanzados y más susceptibles de tratamiento curativo. Permite una caracterización más precisa y completa de tumores individuales, proporcionando información que puede guiar el desarrollo y la aplicación de terapias más efectivas, personalizadas y potencialmente menos tóxicas. Ofrece el potencial de procesos diagnósticos más consistentes, equitativos y eficientes, ayudando a manejar cargas clínicas crecientes y reducir la variabilidad indeseable en la interpretación.

Si bien la progresión desde hallazgos prometedores de investigación y aplicaciones clínicas tempranas hacia una práctica clínica ampliamente difundida, equitativa e integrada sin fisuras requerirá una cuidadosa navegación de importantes desafíos técnicos, regulatorios, éticos y sociales, el cambio fundamental en nuestra capacidad para "ver" el cáncer es innegable y ya está en marcha. Nos encaminamos hacia un futuro donde este enemigo antiguo y formidable podrá enfrentarse no primordialmente con medidas reactivas desplegadas contra la enfermedad avanzada, sino con la claridad, previsión y capacidad proactiva que brindan estos poderosos nuevos ojos algorítmicos, reiniciando verdaderamente nuestro enfoque hacia uno de los adversarios médicos más persistentes y desafiantes de la humanidad. El siguiente paso en este viaje es explorar una de las herramientas nuevas más emocionantes: la capacidad de escuchar el cáncer antes de que grite.

CAPÍTULO 7: ¿ME PUEDE ESCUCHAR AHORA?

INTERCEPTAR EL CÁNCER ANTES DE QUE GRITE

> *"Escucha los susurros y no tendrás que oír los gritos."*
>
> —Antiguo proverbio

El olor a formaldehído y papel antiguo suele impregnar el aire en los archivos de patología, esos silenciosos depósitos de batallas pasadas contra el cáncer, meticulosamente conservados en bloques de parafina y en portaobjetos. Aquí, en este santuario del diagnóstico, el enemigo ha sido durante mucho tiempo tangible: remolinos de células malignas teñidas de violeta y rosa, invasiones congeladas en pleno avance, la arquitectura caótica del crecimiento incontrolado desnuda bajo la lente inquisitiva del microscopio. Durante más de un siglo, este ha sido el lugar donde el cáncer, despojado de su camuflaje clínico, reveló su verdadera forma física. El diagnóstico, el pronóstico, la misma definición de la enfermedad, residían en estos fragmentos cuidadosamente extirpados. El enfoque de la medicina, moldeado por la necesidad, fue mayormente reactivo. Los médicos esperaban a que los tumores crecieran lo suficiente para ser vistos en imágenes, palpados en la exploración o extraídos quirúrgicamente. Buscábamos la masa, el bulto, la sombra en una radiografía, un signo físico de rebelión celular ya en marcha, un grito que con demasiada frecuencia llegaba demasiado tarde. Buscábamos la masa física, el bulto, la sombra en una radiografía, una manifestación corpórea de una rebelión celular ya en progreso, un grito que muchas veces llegaba demasiado tarde.

Pero, ¿y si las primeras señales de esa rebelión no estuvieran inscritas en la morfología gruesa del tejido, sino susurradas, casi inaudibles, en el torrente sanguíneo mucho antes de que se pudiera construir una fortaleza física de malignidad? ¿Y si el cáncer, incluso en su infancia más temprana, desprendiera pistas moleculares, fragmentos de su firma genética, lanzados a la deriva como mensajes en una botella en el río circulatorio que baña cada célula del cuerpo? ¿Podríamos, con nuevas herramientas y una nueva forma de escuchar, aprender a detectar estos susurros moleculares, estos leves ecos en la sangre? ¿Podríamos interceptar la enfermedad no en su madurez palpable y ruidosa, sino en su alba molecular?

Esto es más que una nueva prueba diagnóstica; es el preludio para una reimaginación fundamental de cómo enfrentamos el cáncer. Requiere filtrar el extraordinariamente complejo ruido fluídico del cuerpo para identificar las señales más tenues de malignidad, una tarea que demanda herramientas computacionales de una sofisticación casi inimaginable. Este esfuerzo habla directamente al tema central de nuestra exploración: la urgente necesidad de reiniciar nuestro sistema operativo diagnóstico, pasando de un paradigma de detección tardía y tratamiento reactivo a uno de interceptación molecular proactiva. Y esta historia en particular, como suele suceder con cambios profundos en la comprensión biológica, no comienza con un único y triunfante descubrimiento, sino con una observación tranquila, casi inadvertida, hecha hace décadas.

EL FANTASMA EN LA MÁQUINA: ENCONTRAR ADN MÁS ALLÁ DE LA CÉLULA

En el optimismo de la posguerra de la Europa de mediados del siglo XX, en medio de un despertar científico, dos investigadores en Estrasburgo, Paul Mandel y Pierre Métais, hicieron un descubrimiento curioso. En 1948, mientras estudiaban el plasma sanguíneo humano, el líquido color pajizo, sin células, que funciona como el mercado interno del cuerpo, detectaron la presencia inesperada de ácidos nucleicos, específicamente ADN y ARN.

Esto fue, en ese momento, una anomalía. El ADN, el mismo plano de la vida, la elegante doble hélice cuya estructura precisa aún faltaba por ser famosa y revelada por Watson y Crick, se pensaba que residía seguro y protegido dentro del núcleo de las células. Su presencia flotando libremente en el plasma era una nota biológica al pie, una observación sin contexto inmediato ni un significado claro y urgente. ¿Qué hacía ese ADN extracelular allí? ¿De qué células procedía? La observación, publicada con la debida diligencia en los Comptes Rendus des Séances de la Société de Biologie, generó poco entusiasmo inmediato en un mundo científico que lidiaba con lo que parecían preguntas biológicas más evidentes y urgentes. La tecnología para investigar la naturaleza, cantidad o secuencia específica de este ADN libre de células (ADNlc) simplemente no existía. Permaneció como una curiosidad científica, un fantasma en los límites de la biología molecular temprana.

Pasaron décadas. La doble hélice fue desentrañada, el código genético descifrado y el dogma central de la biología molecular se convirtió en la gramática de la vida. Sin embargo, el ADNlc observado por Mandel y Métais permaneció en las sombras. Sólo en las décadas de 1970 y 1980 investigadores como Maurice Stroun y Philippe Anker comenzaron a conectar este ADN que flotaba libre con el cáncer, un vínculo inicialmente planteado con especulación tentativa. Hipotetizaron que las células tumorales, que proliferan rápidamente, son de corta vida y están sostenidas por una vasculatura permeable, podrían liberar ADN de manera desproporcionada en el torrente sanguíneo a medida que morían y eran eliminadas por los sistemas limpiadores del cuerpo.

En una serie de experimentos perspicaces, aunque tecnológicamente limitados según los estándares actuales, demostraron que los niveles de ADNlc estaban a menudo elevados en pacientes con cáncer comparados con individuos sanos. Más crucialmente, mostraron que parte de este ADNlc parecía portar alteraciones genéticas específicas del tumor, las mismas señales moleculares, las cicatrices mutacionales, del proceso maligno.

La implicación, si era cierta, era profunda. Un tumor, físicamente confinado a un lugar dentro del cuerpo, podría estar transmitiendo su presencia de forma sistémica, enviando emisarios moleculares en forma de estos fragmentos de ADN. Este ADN tumoral circulante (ADNtc), en teoría, podría servir como un biomarcador altamente específico, un "mensaje en una botella" que revelara al enemigo oculto que acecha en el interior. El audaz concepto de una "biopsia líquida", la idea de diagnosticar, caracterizar o monitorear el cáncer mediante un simple análisis de sangre en lugar de una biopsia tisular invasiva, emergió conceptualmente.

Pero ese destello fue sumamente tenue y el abismo técnico que había que salvar era inmenso. La cantidad de ADNtc de tumores en estadios iniciales era típicamente minúscula, con frecuencia menos del 0,1%, a veces sólo el 0,01%, del total del ADNlc. Estaba enterrado en un mar de fragmentos de ADN liberados por células normales, principalmente leucocitos en apoptosis. Detectar mutaciones causantes de cáncer dentro de este océano era como esforzarse por oír un solo violín ligeramente desafinado en una vasta y cacofónica orquesta. Detectar mutaciones causantes de cáncer en este océano de ADN normal era como esforzarse por oír un solo violín fuera de tono en una orquesta que ruge. Las herramientas analíticas disponibles eran instrumentos toscos, carentes de la sensibilidad requerida. Los estudios iniciales a menudo dependían de técnicas como la PCR cuantitativa (qPCR) para buscar mutaciones conocidas y comunes asociadas a ciertos cánceres, pero estos métodos carecían del alcance para detectar mutaciones desconocidas y de la sensibilidad exquisita necesaria para una aplicación clínica amplia y confiable. El fantasma en la máquina siguió siendo esquivo, y la promesa de la biopsia líquida permaneció en gran medida incumplida. La revolución exigía instrumentos mucho mejores, redes más finas para captar estos susurros moleculares y, en última instancia, maneras completamente nuevas de entender su significado.

AMPLIFICANDO EL ECO: DE LA PCR AL TAMIZ DIGITAL

El primer gran punto de inflexión tecnológico llegó con la invención de la reacción en cadena de la polimerasa (PCR) por Kary Mullis en la década de 1980, un avance que le valió un Premio Nobel. La PCR proporcionó una forma de amplificar selectivamente secuencias específicas de ADN de manera exponencial, haciendo visibles cantidades traza anteriormente indetectables de un ADN objetivo. Esta innovación permitió una detección más sensible de mutaciones conocidas en el ADNtc, pero seguía siendo fundamentalmente limitada: había que conocer con precisión qué alteración genética, qué secuencia específica, se buscaba. Era como tener un micrófono potente que solo podía detectar una frecuencia preestablecida. Podía confirmar una sospecha, pero era inadecuado para un descubrimiento más amplio.

El verdadero salto tecnológico, el que comenzó a desbloquear totalmente el potencial del ADNtc, llegó con la maduración y adopción generalizada de las tecnologías de secuenciación de próxima generación (SPNG) en los primeros años del siglo XXI. A diferencia de la naturaleza meticulosa, secuencia por secuencia, de los métodos previos de secuenciación Sanger (la tecnología que impulsó el Proyecto Genoma Humano inicial), la SPNG permitió la secuenciación simultánea de millones o incluso miles de millones de fragmentos de ADN de manera masivamente paralela. De repente, no solo era posible buscar una mutación específica y conocida, sino observar amplias porciones del genoma, o incluso el genoma completo, presente en una muestra de sangre, todo al mismo tiempo. Este enfoque masivamente paralelo ofrecía la posibilidad de identificar un abanico mucho más amplio de alteraciones tumorales específicas (variantes de nucleótido único, pequeñas inserciones y deleciones, variaciones en el número de copias y reordenamientos estructurales mayores), incluso si estas estaban presentes en frecuencias muy bajas dentro del conjunto del ADNlc. Por fin, toda la orquesta podía escucharse.

Sin embargo, incluso el inmenso poder de la SPNG enfrentó desafíos significativos cuando se aplicó a las cantidades diminutas y la naturaleza compleja del ADNtc. La señal, los fragmentos de ADNtc que portaban mutaciones tumorales, frecuentemente estaba enterrada profundamente bajo el "ruido" del ADNlc normal y las tasas de error inherentes al proceso de secuenciación en sí. Mejorar la relación señal-ruido se convirtió en el desafío técnico central, impulsando nuevas innovaciones en biología molecular y bioinformática.

PCR digital (dPCR): Esta técnica refina la PCR al dividir la muestra en miles o incluso millones de cámaras de reacción microscópicas individuales (a menudo gotas de aceite o pequeños pocillos). Idealmente, cada partición contiene cero o una molécula de ADN objetivo. Tras la amplificación, se puede contar con precisión el número de particiones positivas (fluorescentes), permitiendo la cuantificación absoluta de moléculas específicas de ADN con sensibilidad exquisita. Esto hace que la dPCR sea muy valiosa para detectar mutaciones conocidas en frecuencias de alelos muy bajas, especialmente para monitorear marcadores tumorales específicos durante y después del tratamiento.

- **Paneles de SPNG dirigidos:** Reconociendo que la secuenciación del genoma completo del ADNlc en cada paciente puede ser costosa y generar una cantidad abrumadora de datos, estos enfoques concentran la potencia de secuenciación (o "profundidad de lecturas") en un conjunto predefinido de genes o regiones genómicas conocidas por estar frecuentemente mutadas o alteradas en tipos de cáncer específicos. Al enfocar el esfuerzo de secuenciación en estas áreas de interés, los paneles dirigidos aumentan la sensibilidad para detectar mutaciones relevantes comparados con enfoques de secuenciación más amplios, siendo además más rentables para muchas aplicaciones clínicas.
- **Técnicas de corrección de errores:** Dado que los errores de secuenciación pueden imitar mutaciones verdaderas y de baja frecuencia, se han desarrollado algoritmos bioinformáticos sofisticados y estrategias innovadoras de codificación molecular. Los códigos de barras moleculares son "etiquetas" únicas de ADN adjuntas a cada fragmento original de ADN antes de la amplificación. Esto permite a los investigadores agrupar todas las lecturas de secuencia originadas en la misma molécula inicial. Al comparar estas lecturas, se pueden distinguir las mutaciones somáticas verdaderas (presentes en la molécula original) de los errores inducidos por la PCR o la secuenciación (que aparecen de forma esporádica entre las lecturas de esa molécula), aumentando significativamente la fiabilidad de la detección de variantes, especialmente en fracciones alélicas bajas.
- **Más allá de las mutaciones: leyendo el epigenoma y los patrones de fragmentación:** Los investigadores pronto se dieron cuenta de que el ADNtc portaba un tapiz biológico más rico que solo la secuencia lineal de As, Ts, Cs y Gs. El cáncer deja otras huellas más sutiles en el ADN que libera:
- **Metilación:** Las células cancerosas a menudo exhiben patrones profundamente alterados de metilación del ADN, etiquetas químicas (grupos metilo) unidas al ADN que regulan la expresión génica sin cambiar la secuencia subyacente. Analizar estos patrones de metilación a nivel genómico en el

ADNlc puede revelar no solo la presencia de cáncer sino, lo que es más importante, proporcionar pistas cruciales sobre el tejido de origen. Esto se debe a que los tejidos normales tienen "huellas digitales" de metilación distintas, y los tumores a menudo retienen algunas de ellas. Esta información es crítica para orientar estudios diagnósticos, especialmente en el contexto de pruebas de detección temprana multi-cáncer.

- **Fragmentómica:** La forma en que el ADN se empaqueta dentro del núcleo celular (envuelto alrededor de proteínas histónicas en estructuras llamadas nucleosomas) influye en cómo se fragmenta cuando las células mueren y liberan su ADN al torrente sanguíneo. Los fragmentos de ADNtc suelen mostrar distribuciones de tamaño diferentes y motivos específicos de secuencia de ADN en sus puntos de ruptura comparados con el ADNlc derivado de células normales. Analizar estos patrones "fragmentómicos" proporciona otra capa independiente de información que puede usarse para detectar señales de cáncer e incluso inferir el tejido de origen.

Estos refinamientos tecnológicos multifacéticos, a menudo superpuestos unos sobre otros, transformaron la biopsia líquida de un concepto fascinante pero en gran medida teórico a una posibilidad clínica tangible. Ya no nos esforzábamos por escuchar ecos débiles; en cambio, estábamos construyendo instrumentos sofisticados para amplificarlos y algoritmos para descifrar su significado. La sensibilidad había aumentado dramáticamente, empujando los límites de detección hasta identificar quizás un fragmento de ADN tumoral entre decenas de miles de fragmentos de ADN normales. Pero este mismo éxito, esta explosión en la generación de datos, trajo un nuevo y formidable desafío: interpretar el mensaje. El volumen y la complejidad de los datos multicapa de ADN tumoral circulante (ctADN), variantes de secuencia, patrones de metilación, tamaños de fragmentos, cambios en el número de copias, todo ello enmascarado por ruido de fondo, exigían un nuevo tipo de inteligencia. Sólo un sistema capaz de discernir señales sutiles dentro de un flujo abrumador de información podría afrontar este reto.

EL IMPERATIVO DE LA IA: DESCIFRANDO EL DILUVIO DE DATOS EN EL TORRENTE SANGUÍNEO

Imagine recibir un informe clínico que detalla las secuencias de miles de millones de fragmentos de ADN derivados de una sola muestra de sangre de un paciente. Este informe está además anotado con patrones de metilación a nivel genómico en millones de sitios, distribuciones de tamaños de fragmentos de ADN hasta el nivel de un solo par de bases, listas de docenas o cientos de posibles variantes genéticas de baja frecuencia, y referencias cruzadas complejas contra vastas bases de datos genómicos públicas y propietarias. La carga cognitiva para un médico humano de sintetizar este inmenso torrente multidimensional de información, distinguir meticulosamente la verdadera señal biológica del ruido técnico y la variación biológica benigna (como la hematopoyesis clonal relacionada con la edad), evaluar con precisión la significancia clínica de múltiples hallazgos y luego formular una decisión diagnóstica o terapéutica basada en evidencia, es simplemente inmensa. Para la práctica rutinaria, roza lo imposible.

Precisamente aquí la inteligencia artificial deja de ser un complemento interesante para convertirse en una necesidad operacional: el compañero cognitivo indispensable para navegar e interpretar el diluvio de datos producido por el análisis moderno de ctADN. La IA, especialmente su subcampo de aprendizaje automático (AA), sobresale en tareas que son intrínsecamente difíciles para los humanos: reconocer patrones complejos y no lineales en conjuntos de datos masivos y de alta dimensión, y hacer predicciones robustas basadas en correlaciones sutiles que fácilmente podrían escapar a la intuición humana o ser demasiado laboriosas para calcular manualmente.

Su aplicación al análisis de ctADN no sólo está mejorando el campo; lo está revolucionando fundamentalmente.

ENCONTRAR LA SEÑAL VERDADERA: LA IA COMO EL DECODIFICADOR SUPREMO DE PATRONES

- **Llamada Mejorada de Variantes:** Uno de los desafíos más críticos en el análisis de ctADN es identificar con precisión las mutaciones tumorales verdaderas y de baja frecuencia en medio de un fondo de errores de secuenciación y ruido biológico confuso, como la hematopoyesis clonal de potencial indeterminado (CHIP). CHIP se refiere a mutaciones somáticas relacionadas con la edad que surgen en las propias células sanguíneas; no son cáncer, pero pueden imitar mutaciones tumorales y confundir seriamente la interpretación del ctADN. Los modelos de aprendizaje automático, entrenados con vastos conjuntos de datos de variantes conocidas de ctADN, perfiles de CHIP y firmas de error específicas de diferentes plataformas de secuenciación, pueden aprender a distinguir estas diferentes fuentes con mucho mayor precisión que las canalizaciones tradicionales de bioinformática. Esto mejora significativamente la precisión en la detección de variantes de ctADN de bajo nivel, reduciendo los falsos positivos.
- **Descodificando las Firmas de Metilación y Fragmentación:** Los patrones en la metilación del ADN y la fragmentómica son increíblemente complejos, involucrando a menudo miles o incluso millones de puntos de datos por muestra. Los algoritmos de IA, particularmente los sofisticados modelos de aprendizaje profundo, pueden aprender

las firmas sutiles y distribuidas, los "acentos" moleculares únicos, asociadas con diferentes tipos de cáncer, sus etapas e incluso sus respuestas a la terapia. Al integrar estas señales epigenéticas (metilación) y estructurales (fragmentación) con datos de secuencia genética, la IA puede mejorar sustancialmente tanto la sensibilidad (capacidad de detectar cáncer) como la especificidad (capacidad de identificar correctamente a quienes no tienen cáncer). Estos modelos pueden, por ejemplo, aprender a identificar el patrón característico de fragmentación de ADN emitido por un tumor de pulmón frente a uno de colon, o el perfil específico de metilación indicativo de cáncer pancreático, ayudando así también en la predicción del origen tumoral para pruebas MCED. Entrenar estos modelos suele implicar exponerlos a grandes cohortes de datos de ctADN de pacientes con tipos de cáncer conocidos y controles sanos, permitiendo que los algoritmos aprendan iterativamente las características distintivas.

INTEGRANDO CONOCIMIENTOS DISPARES: LA IA COMO GRAN SÍNTESIS

- **Fusión de Datos Multimodales:** Aunque el ctADN es potente, su información diagnóstica y pronóstica se magnifica a menudo al combinarse con otras fuentes clínicas. Los modelos de IA pueden diseñarse para integrar hallazgos de ctADN (como estado mutacional, niveles de ctADN o marcadores epigenéticos específicos) con características radiómicas extraídas de imágenes, historia clínica y comorbilidades de historias clínicas electrónicas (HCE), e incluso información de informes patológicos tradicionales. Esta visión holística y multimodal puede permitir predicciones más robustas de la respuesta al tratamiento, pronóstico general y estratificación de riesgo individual que analizar cualquier tipo de dato por separado.

- **Interpretación de Variantes:** Identificar variantes genéticas en ctADN es solo el primer paso; determinar su significancia clínica, si son conductores del cáncer, objetivos terapéuticos accionables o mutaciones pasajeras inocuas, es un gran cuello de botella en la medicina genómica, especialmente para variantes raras o "variantes de significado incierto" (VUS). Se están desarrollando herramientas de IA que aprovechan bases de datos genómicas enormes (p. ej., ClinVar, COSMIC), información sobre estructura y función proteica, análisis de vías biológicas y literatura científica publicada para ayudar a predecir el impacto funcional de las variantes detectadas y evaluar su posible acción terapéutica. Esto ayuda a los clínicos a tomar decisiones de tratamiento más informadas.

ASISTIENDO AL CLÍNICO: LA IA COMO SOCIO COGNITIVO

- **Asistencia Diagnóstica y Descarga Cognitiva:** En casos complejos o al interpretar resultados límite, el análisis impulsado por IA de datos de ctADN puede proporcionar valiosas perspectivas cuantitativas o destacar patrones sugestivos de un diagnóstico o escenario clínico particular, ayudando al patólogo u oncólogo en la toma de decisiones. Quizás uno de los roles más inmediatos e impactantes de la IA en este contexto es manejar las tareas laboriosas y que consumen mucho tiempo de filtrar el ruido de conjuntos de datos complejos, identificar patrones

> sutiles en múltiples tipos de datos e integrar enormes cantidades de información. Al automatizar estos aspectos computacionalmente intensivos del análisis de datos, la IA puede liberar recursos cognitivos invaluables del clínico. Esto les permite dedicar más tiempo y energía mental a razonamientos de nivel superior, juicios clínicos matizados, comunicación compasiva con pacientes y sus familias, y toma de decisiones compartida compleja, áreas en las que la inteligencia humana, la empatía y la experiencia siguen siendo absolutamente insustituibles. No se trata de reemplazar al clínico, sino de aumentar profundamente sus capacidades, potencialmente restaurando tiempo y foco para los elementos exclusivamente humanos de la medicina que a menudo se ven comprimidos por las implacables presiones de la sobrecarga de datos.

La sinergia entre las profundas percepciones biológicas obtenidas del ctADN y el formidable poder analítico de la IA es profunda, y continúa profundizándose con cada año que pasa. La IA actúa como el tamiz digital esencial y el intérprete perspicaz requerido para extraer señales significativas y accionables del ruido molecular complejo del torrente sanguíneo, transformando los ecos inicialmente débiles y casi indescifrables en inteligencia clínica relevante. Esta poderosa combinación sustenta las dos aplicaciones más transformadoras del ctADN que actualmente están remodelando el panorama de la oncología: la detección temprana multi-cáncer y el monitoreo de la enfermedad mínima residual.

REESCRIBIENDO LA HISTORIA DEL CÁNCER (PARTE 1): DETECCIÓN TEMPRANA MULTI-CÁNCER (MCED) – LA BÚSQUEDA DE LA INTERCEPCIÓN

Imagine un futuro en que los chequeos de salud rutinarios, quizás integrados en los exámenes físicos anuales para personas mayores de cierta edad o con factores de riesgo conocidos, incluyan un simple análisis de sangre capaz de detectar docenas de distintos tipos de cáncer simultáneamente, muchos de ellos mucho antes de que produzcan síntomas discernibles o que puedan ser detectados por métodos actuales de cribado enfocado en órganos individuales. Esta es la visión audaz, casi atrevida, de la Detección Temprana Multi-Cáncer (MCED). Representa quizá la aplicación más ambiciosa y potencialmente revolucionaria del ctADN y la IA: un intento concertado de alterar fundamentalmente todo el panorama temporal del diagnóstico del cáncer, pasando decididamente de la reacción a la acción preventiva.

En lugar de esperar a los "capítulos intermedios" de la narrativa del cáncer, el tumor sintomático, el nódulo pulmonar descubierto incidentalmente en una tomografía realizada por otra razón, o el hallazgo positivo de una prueba tradicional de cribado de un solo órgano (como la mamografía o la colonoscopía, disponibles solo para algunos tipos de cáncer), el cribado multitumoral basado en ADN tumoral circulante (MCED, por sus siglas en inglés) apunta a detectar el cáncer en sus "líneas iniciales", sus incipientes movimientos moleculares. Impulsados principalmente por sofisticados algoritmos de inteligencia artificial que analizan complejas firmas de ADN tumoral circulante (a menudo basados especialmente en patrones de metilación informativos del tejido de origen, junto con datos mutacionales y fragmentómicos), estas pruebas buscan identificar señales débiles pero características que los tumores microscópicos y asintomáticos liberan al torrente sanguíneo.

LOS POTENCIALES BENEFICIOS

Si esta visión puede realizarse completa y seguramente, los beneficios potenciales son impresionantes:

- **Un cambio de paradigma en el cribado del cáncer:**

- MCED podría complementar los programas existentes y efectivos de cribado de un solo cáncer y, lo que es más importante, ofrecer una modalidad de cribado para numerosos otros tipos de cáncer, como el de páncreas, ovario, riñón, hígado y estómago, o ciertos linfomas agresivos y sarcomas, que actualmente carecen de herramientas efectivas de cribado poblacional. Muchos de estos cánceres se diagnostican a menudo en etapas avanzadas, cuando el tratamiento es menos probable que sea curativo.
- **Desplazamiento de etapa y reducción de la mortalidad:**

- La premisa fundamental que sustenta todos los esfuerzos de detección precoz, y MCED en particular, es que detectar los cánceres en etapas más tempranas (por ejemplo, en etapa I o II), cuando probablemente estén localizados y sean susceptibles a un tratamiento curativo (como la cirugía o radioterapia definitiva), conducirá a una reducción significativa de la mortalidad relacionada con el cáncer en la población. Este "desplazamiento de etapa", mover la etapa promedio en el diagnóstico de avanzada a temprana, es el santo grial de la detección precoz.

Sin embargo, el camino para realizar esta visión transformadora no es simple; es complejo y requiere navegar un terreno científico, clínico, logístico y ético sustancial:

- **Validación a una escala sin precedentes:** Las pruebas MCED requieren una rigurosa validación en ensayos clínicos prospectivos, aleatorizados y controlados, de gran escala. Estos ensayos deben incluir decenas o incluso cientos de miles de individuos, seguidos durante muchos años, para demostrar no solo una alta sensibilidad (capacidad para identificar correctamente a quienes tienen cáncer) y especificidad (capacidad para identificar correctamente a quienes no tienen cáncer, minimizando falsos positivos) sino también una clara utilidad clínica. Esto implica una prueba definitiva de que el cribado mejora los resultados de salud (como una reducción estadísticamente significativa en muertes por cáncer o en diagnósticos de cáncer en etapas avanzadas) y que estos beneficios superan demostrablemente los posibles daños. Varias de estas investigaciones de gran escala se están llevando a cabo globalmente, algunas integradas incluso con sistemas nacionales de salud, para recolectar esta evidencia crucial.
- **El fantasma del sobrediagnóstico:** Una preocupación importante con cualquier tecnología de detección temprana altamente sensible, especialmente una que busca múltiples cánceres a la vez, es el riesgo de sobrediagnóstico. Esto se refiere a la identificación de cánceres muy tempranos o biológicamente indolentes que, si no se detectaran, quizás nunca progresarían para causar síntomas o poner en peligro la vida del individuo. El sobrediagnóstico genera ansiedad innecesaria en el paciente, costosos y potencialmente invasivos procedimientos diagnósticos de seguimiento (que conllevan sus propios riesgos) y los posibles daños del sobretratamiento (por ejemplo, cirugía, radioterapia, quimioterapia) para enfermedades biológicamente insignificantes. Definir el umbral biológico para la intervención basado solo en señales moleculares y distinguir cánceres nacientes verdaderamente agresivos de aquellos indolentes que quizás nunca progresen sigue siendo un desafío científico y clínico profundo.
- **Odiseas diagnósticas y "V.O.M.I.T. Molecular":** Un resul-

tado positivo en una prueba MCED, que indica una señal de cáncer y quizás un tejido de origen predicho, no es un diagnóstico en sí mismo. Inicia una investigación diagnóstica para confirmar la presencia, ubicación y tipo de cáncer. Si las técnicas estándar de imagen (como tomografías computarizadas o resonancias magnéticas) o procedimientos endoscópicos dirigidos no logran localizar fácilmente el tumor sospechoso (lo cual puede suceder si el tumor es muy pequeño o está en una ubicación inusual), puede llevar a períodos prolongados de incertidumbre, ansiedad intensa y una cascada de investigaciones adicionales, a veces invasivas, para el paciente, un fenómeno que algunos han llamado de manera colorida, aunque inquietante, "V.O.M.I.T. molecular" (Víctima de Tecnología de Imagen Molecular, adaptado aquí a información molecular). Refinar los algoritmos de inteligencia artificial para mejorar la precisión en la predicción del tejido de origen y desarrollar vías diagnósticas eficientes, estandarizadas y centradas en el paciente para personas con pruebas MCED positivas son áreas críticas de investigación y desarrollo clínico en curso.

- **Impacto psicológico y social:** La perspectiva de un cribado extendido pre-sintomático del cáncer utilizando pruebas MCED plantea profundas preguntas sobre los niveles de ansiedad social relacionados con el cáncer, la definición misma de "salud" versus "pre-enfermedad" y la asignación equitativa de los recursos sanitarios. Garantizar una comunicación clara y equilibrada con los pacientes sobre los beneficios, limitaciones e incertidumbres de estas pruebas, y proporcionar sistemas adecuados de apoyo psicológico y de navegación para quienes se someten al cribado MCED, será esencial. También son primordiales las cuestiones de acceso y asequibilidad, asegurando que estas tecnologías potencialmente salvadoras de vidas no exacerben las disparidades sanitarias existentes.

A pesar de estas complejidades formidables, MCED representa una poderosa articulación del concepto de "reinicio" del cuidado del cáncer, empleando diagnósticos moleculares avanzados y herramientas computacionales sofisticadas para alterar fundamentalmente nuestro primer encuentro con muchas formas de esta enfermedad. Mientras que el cribado poblacional generalizado espera resultados definitivos de los grandes ensayos en curso, el uso dirigido de pruebas MCED en poblaciones específicas de alto riesgo (por ejemplo, aquellas con fuerte historia familiar de cáncer, ciertas predisposiciones genéticas como el síndrome de Li-Fraumeni u otros factores de riesgo importantes conocidos) podría convertirse en una realidad clínica en un plazo más cercano. El campo se mantiene intensamente enfocado en recopilar meticulosamente la evidencia necesaria para entender con precisión dónde y cómo encaja MCED en un futuro responsable, efectivo y equitativo de la atención oncológica.

REESCRIBIENDO LA HISTORIA DEL CÁNCER (PARTE 2): ENFERMEDAD MÍNIMA RESIDUAL (EMR) – LA CONQUISTA DE LA RECURRENCIA

Mientras que MCED se centra en detectar el comienzo mismo de la historia del cáncer, muchas veces antes de que se haya realizado un diagnóstico primario, las pruebas basadas en ADN tumoral circulante para Enfermedad Mínima Residual (EMR) abordan un punto crítico más adelante en la narrativa: el período inmediatamente posterior a un tratamiento potencialmente curativo, como la cirugía para un tumor sólido o la quimioterapia y/o radioterapia intensivas. Para los pacientes que han atravesado terapias tan rigurosas y a menudo agotadoras, la pregunta persistente es: "¿Realmente se ha ido el cáncer, o podría regresar?" La prueba de EMR, impulsada por las mismas tecnologías sensibles de detección de ADN tumoral circulante, ofrece una lente molecular exquisitamente sensible para observar este escenario postratamiento y detectar la presencia residual, o el retorno sutil más temprano, del enemigo.

El principio es sencillo y biológicamente sólido: si incluso un pequeño número de células cancerosas (quizás solo miles o incluso cientos) sobreviven al tratamiento inicial, células demasiado pocas y microscópicas para ser detectadas por modalidades convencionales de imagen como tomografías o tomografía por emisión de positrones, pueden continuar proliferando silenciosamente y desprender su característico ADN tumoral circulante en la sangre. Los ensayos altamente sensibles de ADN tumoral circulante, que incluso pueden ser personalizados o "informados por el tumor" (diseñados como pruebas a medida para cada paciente basadas en el perfil mutacional único identificado en su tejido tumoral original), pueden detectar estas cantidades mínimas de ADN tumoral. Este ADN circulante actúa entonces como un marcador molecular increíblemente sensible y específico de EMR, un presagio de posible recaída.

Las implicaciones clínicas de esta capacidad ya están comenzando a transformar la práctica en varios tipos de cáncer, yendo más allá de la simple pronosticación esperanzada hacia decisiones clínicas accionables:

- **Pronóstico y estratificación de riesgo:** Numerosos estudios en una amplia variedad de tipos de cáncer (incluyendo colorrectal, pulmón, mama, vejiga, melanoma y ciertos linfomas) han demostrado consistentemente que detectar ADN tumoral circulante en sangre después de una terapia con intención curativa es un poderoso predictor independiente de una recaída clínica posterior. Esta recurrencia molecular suele preceder a la radiológica o sintomática por muchos meses, o incluso años en algunos casos. Un resultado positivo en la prueba de EMR identifica así a un grupo de pacientes con un riesgo significativamente mayor de recaída, permitiendo una vigilancia más intensiva o la consideración de terapias adicionales. Por el contrario, un resultado persistentemente negativo puede identificar pacientes con un pronóstico muy favorable.
- **Guía para decisiones sobre terapia adyuvante:** Este sólido poder pronóstico se está traduciendo cada vez más en una guía

terapéutica, buscando personalizar el uso de la terapia adyuvante (postoperatoria o posterior al tratamiento primario) para ajustar el riesgo individual:

- **Desescalada de la terapia:** Los pacientes que consistentemente resultan ctADN-negativos después de la cirugía o tratamiento primario pueden tener un riesgo subyacente muy bajo de recurrencia. Datos emergentes de ensayos clínicos, especialmente en cáncer colorrectal, sugieren que estos pacientes con enfermedad mínima residual (EMR) negativa podrían, en ciertas circunstancias, evitar de forma segura o recibir quimioterapia adyuvante menos intensiva, evitando así toxicidad innecesaria y su impacto negativo en la calidad de vida. Esto representa un avance importante hacia un tratamiento verdaderamente personalizado y adaptado al riesgo.
- **Escalada o cambio de terapia:** Por el contrario, los pacientes que permanecen ctADN-positivos tras la cirugía o que se vuelven ctADN-positivos durante la vigilancia postratamiento (incluso sin evidencia radiológica de enfermedad), están claramente en alto riesgo de recaída. Este conocimiento puede motivar discusiones sobre intensificar la terapia adyuvante, cambiar a agentes terapéuticos diferentes, prolongar la duración del tratamiento o inscribir a pacientes en ensayos clínicos que prueben estrategias novedosas para eliminar esta enfermedad residual detectable a nivel molecular antes de que sea clínicamente aparente y potencialmente más difícil de tratar. Los estudios que exploran activamente estas estrategias intervencionistas, utilizando la detección de ctADN para guiar tales decisiones terapéuticas, son un foco principal de la investigación clínica actual.
- **Detección más temprana de la recurrencia:** Detectar la recaída a nivel molecular, a menudo meses antes de que sea visible en imágenes o cause síntomas, permite una intervención más precoz cuando la carga tumoral recurrente probablemente es menor y potencialmente más tratable. Esto podría implicar el inicio temprano de terapia sistémica o, en casos selectos de enfer-

medad oligometastásica (número limitado de sitios metastásicos), un tratamiento con intención curativa (como radioterapia estereotáctica o cirugía) para recurrencias que de otro modo habrían progresado más si se detectaran tardíamente. Estudios convincentes, especialmente en cáncer colorrectal, han demostrado que la vigilancia con ctADN puede detectar la recurrencia significativamente antes, a menudo más de seis a doce meses, en comparación con la vigilancia convencional mediante imágenes y monitoreo del marcador tumoral antígeno carcinoembrionario (ACE).

- **Monitoreo de la respuesta al tratamiento en enfermedad metastásica:** Incluso en el contexto de cáncer ya diseminado (enfermedad metastásica), la monitorización del aumento y disminución de los niveles de ctADN durante la terapia sistémica ofrece una evaluación dinámica y casi en tiempo real de la eficacia del tratamiento. Una rápida caída en los niveles de ctADN puede indicar una buena respuesta, mientras que niveles estables o en aumento podrían sugerir fracaso del tratamiento o la aparición de mutaciones que confieren resistencia a los fármacos, potencialmente mucho antes de que los cambios se observen en las pruebas de imagen. Esto permite ajustes terapéuticos más ágiles y oportunos, como cambiar a un fármaco diferente o inscribir al paciente en un ensayo con un agente novedoso.

La creciente aceptación clínica y utilidad de las pruebas de EMR basadas en ctADN se evidencia por su incorporación progresiva en pautas influyentes de práctica clínica, como las de la Red Nacional Integral del Cáncer (NCCN) para ciertos linfomas (por ejemplo, linfoma difuso de células B grandes), cáncer colorrectal y carcinoma de células de Merkel, entre otros. Esto representa un cambio tangible de que la EMR con ctADN sea principalmente una herramienta de investigación a que se convierta en un componente reconocido y accionable del cuidado estándar para indicaciones específicas. Verdaderamente encarna el "reinicio" de la vigilancia postratamiento, superando los periodos ansiosos de espera basados en imágenes para avanzar hacia una vigilancia molecular proactiva y personalizada.

Esta evolución invita a comparaciones convincentes con prácticas bien establecidas en oncología hematológica. Durante muchos años, los clínicos que manejan la leucemia mieloide crónica (LMC) han confiado en la medición cuantitativa altamente sensible del transcriptos de fusión BCR-ABL1 (el impulsor molecular de la LMC) para monitorear la respuesta a la enfermedad con notable precisión. La Escala Internacional (EI) para los niveles de BCR-ABL1 provee umbrales moleculares específicos que desencadenan acciones clínicas definidas, guiando los ajustes terapéuticos con gran exactitud. Aunque los tumores sólidos presentan complejidades únicas (por ejemplo, mayor heterogeneidad tumoral, fracciones generalmente más bajas de ctADN en comparación con las neoplasias hematológicas y contextos biológicos diferentes para la recaída), ¿es demasiado arriesgado imaginar un futuro en que la cuantificación de ctADN en tumores sólidos alcance un nivel similar de precisión validada y accionable, convirtiéndose en un barómetro molecular equivalente que guíe con confianza la terapia y la vigilancia? El campo ciertamente trabaja para alcanzar esa meta.

EL ALGORITMO HUMANO: NAVEGANDO LA PRECAUCIÓN CLÍNICA Y LA ELECCIÓN DEL PACIENTE CON BIOPSIAS LÍQUIDAS

La poderosa convergencia de los diagnósticos por ctADN y la inteligencia artificial (IA) promete un futuro de cánceres interceptados, terapias personalizadas y, potencialmente, recurrencias conquistadas. Sin embargo, este futuro no llega como un amanecer súbito y claro, sino como un crepúsculo complejo, lleno tanto de la luz iluminadora de la promesa como de las sombras persistentes de incertidumbre y desafío. La integración de estas herramientas poderosas y de rápida evolución en la práctica clínica rutinaria es, y debe ser, gradual. Debe estar marcada por la necesaria precaución entre los médicos y los sistemas de salud, fundamentada en preguntas científicas legítimas, preocupaciones prácticas y el imperativo ético primordial de "primero, no hacer daño".

Si bien la tecnología ofrece una sensibilidad sin precedentes y un profundo entendimiento de los paisajes moleculares tumorales, su traducción en mejores resultados demostrables para el paciente, mayor supervivencia, mejor calidad de vida, menor carga terapéutica, requiere pruebas rigurosas e inequívocas provenientes de ensayos clínicos bien diseñados. Los clínicos preguntan con razón: ¿Identificar una recurrencia molecular seis, doce o incluso dieciocho meses antes de que aparezca en una imagen cambia realmente la supervivencia o calidad de vida final del paciente, especialmente si nuestras intervenciones disponibles para esa eventual recurrencia siguen siendo las mismas, independientemente del tiempo de detección anticipada que ofrece la ctADN? ¿Detectar una señal débil de cáncer mediante un test de detección múltiple de cáncer (MCED), que luego requiere un trabajo diagnóstico extenso, a veces invasivo y ocasionalmente infructuoso, representa un beneficio neto para un individuo asintomático, considerando el potencial de ansiedad y daños procedimentales?

Estas preguntas críticas sobre la utilidad clínica requieren respuestas de grandes ensayos clínicos prospectivos, aleatorizados y controlados, la base de la medicina basada en evidencia. Tales ensayos, por su naturaleza, requieren considerable tiempo, paciencia, inversión financiera sustancial y un diseño meticuloso para producir resultados concluyentes y que cambien la práctica.

Además, el espectro de falsos positivos, incluso en tasas estadísticamente bajas, es una preocupación importante en la práctica clínica. Un resultado falso positivo en la prueba de EMR podría conducir a que un paciente reciba quimioterapia adyuvante innecesaria y potencialmente tóxica, con todos sus efectos secundarios y su impacto en la calidad de vida. Un resultado falso positivo en el test MCED podría desencadenar meses de profunda ansiedad, una batería de investigaciones invasivas y un gasto sanitario significativo, todo por un cáncer que en realidad no existe. ¿Y qué pasa con la verdadera señal positiva de ctADN, sea en el contexto de EMR o MCED, que permanece obstinadamente oculta radiográficamente, el "fantasma molecular" cuya fuente física no puede localizarse o caracterizarse a pesar de una búsqueda diligente y amplia? Las guías clínicas actuales suelen carecer de directrices claras y basadas en evidencia para estos dilemas novedosos y tecnológicos, lo que frecuentemente conduce a periodos de observación cautelosa ("vigilancia expectante") más que a intervenciones inmediatas y definitivas, lo que a su vez puede generar angustia en el paciente.

Las herramientas analíticas deben seguir mejorando en sensibilidad y especificidad. Los estudios de validación a gran escala deben completarse, sus resultados publicarse en revistas de alto impacto y revisión por pares, y ser minuciosamente evaluados por la comunidad médica. Debe surgir evidencia clara de beneficio clínico tangible antes de que estas señales moleculares puedan reemplazar confiablemente y de forma universal, o incluso posponer significativamente, los métodos establecidos de diagnóstico y vigilancia.

Sin embargo, en medio de este paisaje de equilibrio clínico necesario, las rigurosas demandas de evidencia de Nivel 1 y las responsabilidades del médico a nivel poblacional para considerar daños, beneficios y asignación de recursos, emerge inevitablemente una perspectiva diferente e intensamente personal: la del paciente individual frente a la posible amenaza del cáncer. Si usted, lector, o yo, el escritor, fuéramos ese paciente, ¿cómo percibiríamos la compleja ecuación de las pruebas moleculares? Sabiendo que existe una tecnología, aunque imperfectamente validada para resultados intervencionistas específicos a nivel poblacional, que podría detectar nuestra recurrencia o un nuevo cáncer en su inicio molecular más absoluto, ¿elegiríamos esperar pasivamente pruebas definitivas de utilidad amplia a nivel poblacional, o buscaríamos activamente la ventaja potencial, aunque incierta, que ofrece esa alerta molecular temprana?

Esta pregunta toca un instinto humano profundo: el deseo de tener control, de conocimiento, de actuar, de intervenir, de contraatacar ante el primer signo discernible de problema. ¿Podría esa señal tenue de ctDNA, aunque sea invisible radiográficamente, representar una ventana preciosa y fugaz de oportunidad para la intervención? ¿Podría una terapia de baja toxicidad, dirigida con precisión y quizás aún en investigación, una inmunoterapia diseñada a medida a partir de un ensayo clínico, una vacuna terapéutica dirigida a los neoantígenos específicos revelados en el ctDNA, eliminar esas pocas células errantes antes de que logren una base formidable e intratable? Ya actuamos de manera decisiva ante señales moleculares en la LMC; tal vez la barrera psicológica para hacerlo con la misma convicción en tumores sólidos es mayor, en parte porque es un campo más reciente y en parte por nuestra dependencia histórica de la detección física y tangible mediante imágenes o biopsia.

Si bien el médico consciente debe adherirse a guías basadas en evidencia y considerar el mejor curso para las poblaciones, priorizando el beneficio neto y minimizando el daño, el paciente individual podría comprensiblemente calcular sus probabilidades personales de forma diferente. Puede sopesar el beneficio potencial de una acción temprana, quizás incluso experimental, frente a los riesgos conocidos de incertidumbre, intervenciones no comprobadas y posibles efectos secundarios. Esta tensión inherente entre la evidencia poblacional y la esperanza individual, entre el principio de "no causar daño" y el poderoso deseo de "no perder ninguna oportunidad", está en el mismo corazón de la integración responsable de estas tecnologías disruptivas y poderosas en el cuidado oncológico centrado en el paciente y con compasión.

El camino a seguir requiere navegar estas complejidades con sabiduría, diligencia y un enfoque colaborativo multifacético:

- **Estandarización y armonización:** Asegurar consistencia, comparabilidad y calidad entre diferentes ensayos de ctDNA, técnicas de laboratorio y plataformas analíticas es vital para generar confianza en los clínicos, permitir un intercambio de datos más amplio para la investigación y facilitar metaanálisis robustos. Esfuerzos de sociedades profesionales, organismos reguladores y consorcios internacionales son cruciales para establecer estándares de desempeño, materiales de referencia y guías de buenas prácticas.
- **La imperativa traducción y comunicación del conocimiento:** Apoyar tanto a pacientes como a médicos frente a las complejidades e incertidumbres de estos resultados moleculares es fundamental. Esto incluye desarrollar estrategias de comunicación claras, equilibradas y comprensibles, proporcionar acceso ágil a consejería genética y herramientas de apoyo a la decisión, así como reconocer y abordar la carga psicológica significativa que puede acompañar hallazgos ambiguos, accionables pero inciertos, o inesperados.
- **Asegurar equidad y acceso:** Los notables avances científicos y tecnológicos en biopsia líquida y IA no deben agravar las disparidades existentes en salud. Se requiere un esfuerzo concertado para cerrar la brecha y garantizar accesibilidad amplia y equitativa a estas tecnologías potencialmente salvavidas, independientemente del estatus socioeconómico, ubicación geográfica, raza, etnia o cobertura de seguro del individuo. Esto demanda consideraciones políticas proactivas, intervenciones a nivel sistémico y un compromiso con una investigación inclusiva que valide estas herramientas en poblaciones diversas.
- **Transparencia de la ia, validación y mitigación de sesgos:** A medida que los algoritmos de IA se integran más en la toma de decisiones clínicas basadas en datos de biopsia líquida, se requiere vigilancia continua para asegurar su equidad, fiabilidad y transparencia. Esto implica interrogar exhaustivamente los modelos en busca de posibles sesgos aprendidos de sus datos de entrenamiento, desarrollar métodos para una mayor explicabil-

idad de las predicciones impulsadas por IA y, crucialmente, garantizar que estas herramientas de IA sean rigurosamente validadas en poblaciones de pacientes diversas y representativas antes de su adopción clínica generalizada.

Abordar estos desafíos multifacéticos no es algo periférico al esfuerzo científico; es absolutamente central para reiniciar con éxito y responsabilidad el cuidado del cáncer con estas poderosas herramientas nuevas. El objetivo no es simplemente implementar tecnología sofisticada por sí misma, sino hacerlo con sabiduría, ética y equidad, manteniendo siempre el bienestar holístico del paciente, sus valores y preferencias al frente de nuestras consideraciones.

CONCLUSIÓN: DE SUSURROS TENUES A UN NUEVO DIÁLOGO CON EL CÁNCER

¿Hemos aprovechado plenamente el poder profundo del ctDNA y la IA en oncología? Quizás "aprovechar plenamente" sea una meta muy alta, pues el potencial de este campo dinámico continúa expandiéndose a una velocidad asombrosa. Lo que es innegable, sin embargo, es que estos últimos años representan un momento crítico, un punto de inflexión donde la confluencia de biología molecular profunda, tecnología de secuenciación masiva en paralelo, bioinformática sofisticada y el poder analítico de la inteligencia artificial está pasando de una promesa futurista a una consecuencia clínica tangible e impactante.

Estamos aprendiendo a escuchar los ecos moleculares del cáncer en el torrente sanguíneo con una fidelidad sin precedentes, descifrando mensajes complejos que hace muy poco nos eran totalmente inaudibles. La inteligencia artificial proporciona el motor cognitivo indispensable para descodificar estas señales intrincadas, a menudo sutiles, transformándolas de susurros tenues y ruidosos en inteligencia clínica potencialmente accionable.

Las pruebas de detección temprana de múltiples cánceres,

aunque aún navegan en el camino de la validación rigurosa, ofrecen la prometedora perspectiva de reescribir los primeros capítulos de incontables historias de cáncer, cambiando fundamentalmente los diagnósticos hacia la interceptación proactiva en lugar de la respuesta reactiva a la enfermedad sintomática. Las pruebas de enfermedad mínima residual ya están cambiando la narrativa luego del tratamiento primario en un número creciente de cánceres, personalizando la vigilancia, guiando decisiones de terapia adyuvante basadas en el riesgo molecular y ofreciendo una advertencia mucho más temprana de una posible recurrencia.

Quizás estemos al borde de lograr, para algunos tumores sólidos, el tipo de precisión cuantitativa y utilidad rutinaria en la monitorización de la carga molecular de la enfermedad que ha sido durante mucho tiempo el estándar en el manejo de malignidades hematológicas como la LMC.

Esta transformación continua, esta capacidad de "escuchar" el cáncer en su amanecer molecular, requiere un reinicio fundamental y continuo no solo de nuestras tecnologías y algoritmos diagnósticos, sino también de nuestra mentalidad clínica, nuestros sistemas de salud y nuestro enfoque en la comunicación con los pacientes. Nos exige desarrollar habilidad para integrar datos moleculares dinámicos junto con información clínica tradicional, de imagenología y patológica. Nos desafía a sentirnos cómodos con evaluaciones basadas en evidencia y riesgos probabilísticos, a menudo guiados por IA, y quizá lo más importante, a entablar conversaciones abiertas, empáticas y profundamente informadas con nuestros pacientes sobre el significado de este nuevo conocimiento molecular, sus incertidumbres y las opciones que presenta. Debemos mantener un enfoque implacable en traducir estos avances científicos notables en mejoras significativas y medibles en los resultados del paciente, no solo mayor supervivencia, sino mejor calidad de vida, reducción de la carga del tratamiento cuando sea apropiado y mayor tranquilidad.

La capacidad de detectar el fantasma molecular del cáncer mucho antes de su manifestación física, antes de que anuncie su presencia con síntomas debilitantes o imágenes inequívocas, es un logro científico profundo. El verdadero reto, y la tarea perdurable para los años y décadas venideros, radica en tejer de manera reflexiva, ética y equitativa esta poderosa capacidad en el tejido complejo y humano de la medicina. Debemos asegurar que estos poderosos ecos detectados en la sangre lleven no solo a más datos o más intervenciones, sino a más esperanza, más tiempo y, en última instancia, a más curaciones.

Si bien interceptar la malignidad en su amanecer, como hemos explorado, representa un salto monumental en nuestros continuos esfuerzos por reiniciar la medicina oncológica, nuestra búsqueda no puede terminar aquí. La realidad es que no todos los cánceres serán detectados en estos susurros más tempranos. La prevención y el diagnóstico temprano son estados ideales, pero algunas personas pueden no escoger, o no tener acceso a, ese tamizaje, y la diversidad biológica inherente del cáncer significa que algunas formas agresivas aún pueden evadir nuestras mejores redes de detección precoz, presentándose en etapas tardías. Para estos pacientes, y en efecto para todos aquellos diagnosticados con cáncer, la batalla continúa, exigiendo tratamientos cada vez más efectivos, más dirigidos y menos tóxicos.

¿Cómo podemos aprovechar las mismas corrientes de innovación, análisis sofisticado de datos, inteligencia artificial y un entendimiento más profundo de la biología tumoral, no solo para encontrar el cáncer, sino para combatirlo de manera más inteligente y exitosa una vez que ha sido detectado?

Encontrar mejores tratamientos y hacer recomendaciones más precisas a nuestros pacientes nos impulsa a la siguiente etapa de nuestra investigación: reiniciar el motor del descubrimiento y validación terapéutica, el ensayo clínico.

CAPÍTULO 8: ACELERAR LA ESPERANZA

LA IA Y LA RENOVACIÓN DE LOS ENSAYOS CLÍNICOS

> *"El arte del progreso es preservar el orden en medio del cambio y preservar el cambio en medio del orden."*
>
> —Alfred North Whitehead

El camino desde un descubrimiento científico en el laboratorio hasta una terapia que cambia la vida junto a la cama del paciente es casi invariablemente largo, arduo e incierto. En el corazón de este recorrido se encuentra el ensayo clínico, el método más riguroso de la medicina para evaluar la seguridad y eficacia de nuevas intervenciones. La investigación sistemática de James Lind en el siglo XVIII sobre el escorbuto en marineros marcó el primer principio de lo que se convertiría en el ensayo clínico. En ese estudio fundamental, dividió a los marineros enfermos en grupos y administró distintos suplementos dietéticos, observando la recuperación dramática de aquellos que recibieron frutas cítricas. A lo largo de los siglos siguientes, esta idea inicial se formalizó mediante la introducción de grupos de control, aleatorización, enmascaramiento y evaluación por fases. Mediante estos refinamientos, el ensayo clínico emergió como el estándar de oro de la medicina basada en evidencia.

Es el guardián por el que deben pasar todos los tratamientos nuevos, el proceso riguroso mediante el cual una hipótesis se transforma en una terapia aceptada, el punto donde la esperanza ferviente se convierte en un beneficio tangible y demostrable. Sin esta indagación estructurada, la medicina corre el riesgo de sucumbir a la anécdota, el sesgo o el atractivo de promesas no verificadas.

Sin embargo, a pesar de todo su rigor metodológico e importancia histórica, el aparato tradicional del ensayo clínico a menudo se ve abrumado por su propio peso operativo. Los ensayos pueden ser sorprendentemente lentos de diseñar e iniciar, consumiendo años de planificación e inmensos recursos financieros antes de inscribir siquiera al primer paciente. Considérese la búsqueda de tratamientos efectivos para cánceres raros o subtipos moleculares específicos de los comunes. El proceso meticuloso de definir la población precisa de pacientes, identificar puntos finales adecuados y navegar las aprobaciones regulatorias puede parecer una eternidad para quienes esperan nuevas opciones. Identificar y reclutar participantes elegibles es un cuello de botella persistente y, a menudo, agonizante, con muchos ensayos que no logran sus objetivos de inscripción o que toman mucho más tiempo del anticipado inicialmente.

Esta ineficiencia va más allá de frustrar el progreso: retrasa la llegada de tratamientos potencialmente beneficiosos para pacientes en necesidad urgente. También implica que las preguntas científicas planteadas por el ensayo pueden responderse demasiado lentamente: demasiado lento para mantener el ritmo con el entendimiento rápidamente avanzado de la biología del cáncer y no lo suficientemente rápido para igualar el panorama terapéutico en evolución. Además, la realización cotidiana de los ensayos implica una inmensa complejidad logística.

Exige una cuidadosa recolección de datos. Requiere una vigilancia escrupulosa para la seguridad del paciente. Demanda análisis detallados. Estos esfuerzos a menudo sobrepasan la capacidad del personal investigador dedicado e imponen cargas significativas, viajes, tiempo, procedimientos adicionales, tanto a los pacientes participantes como a sus familias. De manera crítica, a pesar de esfuerzos sinceros para mejorar, las poblaciones de ensayos clínicos a menudo no han reflejado la plena diversidad de pacientes, diversidad en raza, etnia, edad y estado de comorbilidad. Estos son los mismos pacientes que finalmente recibirán las terapias aprobadas, y esta falla plantea cuestionamientos persistentes sobre la generalización de los hallazgos de los ensayos y la distribución equitativa del progreso médico.

Este es el escenario en el que la inteligencia artificial (IA) ahora entra, no como un refinamiento menor o una mejora incremental, sino como un posible catalizador para un reinicio fundamental de todo el ecosistema del ensayo clínico. Así como la IA está transformando cómo diagnosticamos el cáncer y comprendemos sus intrincados fundamentos biológicos, ofrece medios sofisticados para reingenierizar prácticamente cada etapa del ciclo de vida del ensayo clínico. La ambición es hacer que los ensayos sean más rápidos, más eficientes en el uso de recursos, más precisos en la selección de poblaciones de pacientes y más centrados en el paciente en su diseño y ejecución, y potencialmente, si se implementa con previsión y cuidado, más equitativos en su alcance e impacto.

El crisol algorítmico, donde los datos son el mineral y los algoritmos inteligentes el fuego refinador, está remodelando cómo probamos, validamos y entregamos las curas que tan fervientemente buscamos.

REARQUITECTURAR EL DESCUBRIMIENTO: IA EN EL DISEÑO DE ENSAYOS Y DESARROLLO DE PROTOCOLOS

Antes de inscribir a un solo paciente, la arquitectura de un ensayo clínico se traza con detalle exacto. Se definen sus objetivos centrales. Se identifica la población específica de pacientes. Se especifican las intervenciones a probar. Y se planifican meticulosamente los puntos finales a medir.

Esta fase de desarrollo del protocolo es crítica, ya que defectos fundamentales o elecciones subóptimas en el diseño pueden condenar un ensayo al fracaso, la irrelevancia o la incapacidad de responder con certeza las preguntas planteadas. Tradicionalmente, este proceso intrincado depende en gran medida de paneles de consenso experto, revisiones exhaustivas de literatura y la extrapolación de conocimientos derivados de estudios preclínicos de laboratorio. La inteligencia artificial introduce potentes capacidades nuevas para complementar y mejorar esta etapa fundamental, aportando un rigor basado en datos que puede complementar la pericia humana.

Imagine algoritmos inteligentes que cribaran montañas verdaderas de datos biomédicos. Millones de artículos de investigación publicados. Evidencia del mundo real extraída de historias clínicas electrónicas (HCE) no identificadas. Conjuntos de datos genómicos y proteómicos recolectados de estudios clínicos previos y biobancos. Y, finalmente, los resultados de incontables experimentos preclínicos. La IA puede detectar señales demasiado sutiles o complejas para discernir a simple vista humana. Al identificar patrones complejos, correlaciones ocultas y señales emergentes dentro de este vasto océano de información, la IA ayuda a los equipos de investigación a formular hipótesis más precisas y prometedoras.

Podría identificar nuevos objetivos farmacológicos. Podría sugerir combinaciones de fármacos potencialmente sinérgicas que valdría la pena probar basándose en interacciones subyacentes en las vías metabólicas. O podría ayudar a definir, con mayor granularidad, las poblaciones de pacientes con mayor probabilidad de beneficiarse de una intervención investigacional específica.

Por ejemplo, un modelo de IA que analice datos ómicos integrados y clínicos de estudios previos sobre cáncer de pulmón podría detectar una firma molecular sutil. Tal vez sea una combinación de niveles específicos de expresión génica y una determinada marca epigenética, una firma presente en un subconjunto de pacientes que mostraron respuestas excepcionales y duraderas a una inmunoterapia existente, incluso cuando carecían de los biomarcadores convencionales para ese fármaco. Esta información podría guiar el diseño de un ensayo nuevo centrado en el subgrupo definido por biomarcadores, posiblemente rescatando un medicamento para una población objetivo o revelando una indicación completamente nueva.

Además, la IA puede asistir en la optimización de los múltiples parámetros del propio protocolo del ensayo. Modelos computacionales, impulsados por aprendizaje automático, pueden simular resultados del ensayo bajo una amplia gama de supuestos y elecciones de diseño. Los investigadores pueden explorar el impacto potencial de variar los criterios de elegibilidad, haciendo que sean un poco más amplios o más restrictivos. Pueden probar diferentes esquemas de dosificación para un fármaco investigacional. Pueden modelar horarios alternativos para los ciclos de tratamiento. Y pueden afinar la selección de definiciones de puntos finales primarios y secundarios. Todo esto puede realizarse in silico, a través de simulación por computadora, antes de comprometerse con un estudio humano costoso, largo y que consume muchos recursos.

Este enfoque de "ensayo virtual" podría, por ejemplo, simular cómo diferentes ritmos de reclutamiento o porcentajes de abandono afectan la potencia estadística. También podría modelar la probable trayectoria de cambios en los biomarcadores en respuesta al tratamiento, ayudando a determinar los puntos óptimos para la recolección de muestras. Tales simulaciones pueden identificar posibles falencias de diseño de manera temprana. Pueden perfeccionar los cálculos de potencia estadística para asegurar que el ensayo tenga un tamaño adecuado. Y pueden contribuir a garantizar que el estudio se conduzca con máxima eficiencia, rigor ético y valor informativo. El objetivo general es claro: avanzar más allá de protocolos basados únicamente en precedentes históricos o intuición experta colectiva, hacia diseños informados dinámicamente por profundos conocimientos basados en datos sobre la biología de la enfermedad, los mecanismos de tratamiento y las características específicas de los pacientes.

ENCONTRAR A LOS POCOS: IA EN LA IDENTIFICACIÓN Y RECLUTAMIENTO DE PACIENTES

Uno de los desafíos más persistentes y costosos en la investigación clínica es encontrar e inscribir a los pacientes adecuados para cualquier ensayo dado. Para muchos cánceres, particularmente aquellos impulsados por mutaciones genéticas raras o aquellos estudiados con terapias altamente específicas, el grupo de pacientes potencialmente elegibles puede constituir solo una pequeña fracción de la población total con cáncer. Revisar manualmente innumerables historias clínicas, informes de patología y resultados de pruebas genómicas en múltiples clínicas o instituciones es abrumadoramente laborioso. Consume mucho tiempo. A menudo es incompleto. Y con frecuencia depende de la memoria y diligencia de clínicos ya ocupados.

La IA ofrece una solución transformadora para este cuello de botella crítico. Los algoritmos de procesamiento del lenguaje natural (PLN), una rama de la IA que permite a las computadoras entender e interpretar el lenguaje humano, pueden entrenarse para "leer" y analizar textos no estructurados dentro de las historias clínicas electrónicas (HCE). Esto incluye notas narrativas de los clínicos, informes de patología quirúrgica, resúmenes radiológicos y resúmenes de alta hospitalaria. Estos sistemas de PLN pueden realizar extracciones sofisticadas de conceptos, identificando menciones de diagnósticos específicos, estadios de enfermedad, tratamientos previos, comorbilidades relevantes e incluso matices clínicos sutiles con notable rapidez y precisión. Luego, modelos de aprendizaje automático pueden integrar esta información textual extraída con los datos estructurados ya presentes en la HCE, incluyendo diagnósticos codificados, valores de laboratorio, listas de medicación y resultados de pruebas genómicas. Al combinar estas capas, los modelos pueden identificar a los pacientes que cumplen con los complejos criterios multicapa de elegibilidad para un ensayo clínico específico.

En lugar de depender de que los clínicos individuales recuerden que un paciente en particular podría ser apto para un protocolo de ensayo activo en medio de sus muchas otras responsabilidades, los sistemas de IA pueden asumir esta tarea. Pueden escanear de manera proactiva y sistemática las bases de datos de historias clínicas electrónicas (EHR, por sus siglas en inglés). Los candidatos potenciales son entonces señalados para revisión por el personal de investigación. Y pueden hacerlo no solo dentro de un único sistema de salud, sino también a través de una red federada de instituciones colaboradoras.

Esta capacidad impulsada por IA no se trata solo de lograr mayor rapidez en el reclutamiento, aunque eso es un beneficio significativo. También se trata de mejorar la precisión y expandir el alcance. La IA puede identificar pacientes que podrían pasar desapercibidos debido a errores humanos o al gran volumen de información. Esto es especialmente valioso en prácticas oncológicas comunitarias concurridas, que pueden estar menos conectadas directamente con los principales centros académicos donde se realizan muchos ensayos. Al democratizar el acceso a la información y la identificación de ensayos, la IA puede ayudar a emparejar pacientes con estudios de manera más efectiva, no solo por tipo y estadio amplio de cáncer, sino cada vez más según perfiles moleculares específicos u otras características detalladas. De esta manera, se dirige a los individuos hacia ensayos que investigan terapias más relevantes para la biología particular de su enfermedad.

El impacto de optimizar la identificación y preselección de pacientes es profundo. Puede acelerar significativamente los tiempos de reclutamiento. Puede reducir el costo total de los ensayos. Puede aumentar la probabilidad de que los estudios completen la inscripción con éxito y según lo programado. Y, lo más importante, puede acelerar el ritmo al que tratamientos nuevos y prometedores se vuelven disponibles para la comunidad más amplia de pacientes.

AMPLIANDO EL ENFOQUE: IA Y LA BÚSQUEDA DE EQUIDAD EN LOS ENSAYOS

La subrepresentación histórica de diversos grupos demográficos en ensayos clínicos es una falla bien documentada y persistente en la investigación. Este grupo abarca minorías raciales y étnicas. Los adultos mayores también forman parte. También se extiende a individuos de poblaciones rurales o socioeconómicamente desfavorecidas. Y afecta a pacientes con comorbilidades comunes. Esta falta de diversidad no es solo una preocupación estadística: limita la generalización de los resultados del ensayo. Las terapias validadas predominantemente en un grupo demográfico relativamente homogéneo pueden no traducirse igual en otros.

Podrían mostrar diferente eficacia o revelar distintos perfiles de toxicidad. Estas diferencias emergen cuando se aplican a pacientes con antecedentes genéticos distintos, medicamentos concomitantes o exposiciones ambientales. Esta disparidad también significa que los beneficios de la investigación médica de vanguardia pueden no distribuirse equitativamente en todos los segmentos de la población, lo que representa un problema ético profundo.

Por ejemplo, un estudio de 2021 en JAMA Network Open encontró que, aunque los pacientes negros constituyen aproximadamente el 13% de la población de EE. UU., solo representaron el 5% de los participantes en ensayos clínicos de cáncer entre 2000 y 2020. De manera similar, los pacientes hispanos/latinos, que son cerca del 19% de la población de EE. UU., representaron solo el 6% de los participantes en ensayos. Los pacientes asiáticos constituyeron el 4% de los participantes a pesar de ser el 6% de la población. Esta subrepresentación es aún más pronunciada para los adultos mayores: solo alrededor del 30–40% de los participantes en ensayos de cáncer tienen 65 años o más, aunque este grupo representa más del 60% de los diagnósticos de cáncer.

La inteligencia artificial, si se diseña y despliega de manera consciente, ética y reflexiva, ofrece vías para abordar estas disparidades. Sin embargo, también conlleva un riesgo inherente. Si no se maneja con extremo cuidado, puede perpetuar estas disparidades o incluso empeorarlas. En el lado positivo, las herramientas de IA pueden usarse para analizar datos demográficos dentro de grandes poblaciones de pacientes e identificar de manera proactiva grupos desatendidos para la consideración en ensayos que cumplen con los criterios de elegibilidad, pero que podrían ser sistemáticamente omitidos por métodos tradicionales de reclutamiento.

Los algoritmos podrían ayudar a los investigadores a entender barreras geográficas, lingüísticas o socioeconómicas para la participación correlacionando la ubicación y los datos demográficos del paciente con la accesibilidad a los sitios de ensayo y los patrones de inscripción. Por ejemplo, una IA podría identificar conglomerados de pacientes potencialmente elegibles en áreas con acceso limitado a sitios existentes de ensayos, lo que podría motivar la consideración de modelos descentralizados de ensayos, el establecimiento de ubicaciones satélite o asociaciones dirigidas con proveedores locales de atención comunitaria para facilitar la participación.

Sin embargo, el riesgo de sesgo algorítmico en este contexto también es agudo y demanda una atención rigurosa. Si los sistemas de IA para identificación de pacientes se entrenan con datos históricos de inscripción en ensayos clínicos, heredan las limitaciones de esos datos, y esos datos reflejan sesgos previos en el reclutamiento. Por ejemplo, a menudo han sobrerepresentado a pacientes blancos, urbanos y más acomodados que tenían mejor acceso a centros académicos. Como resultado, los algoritmos pueden aprender inadvertidamente esos mismos sesgos y amplificarlos al identificar futuros candidatos a ensayos.

Por ejemplo, un algoritmo entrenado para identificar participantes "ideales" basándose en características de inscritos exitosos anteriores podría pasar sistemáticamente por alto candidatos igualmente aptos de grupos subrepresentados si esos grupos fueron históricamente menos probables de inscribirse debido a factores sistémicos ajenos a su elegibilidad médica. Por tanto, el desarrollo y despliegue de IA para el reclutamiento en ensayos clínicos debe incorporar auditorías robustas de equidad, que incluyen probar el desempeño del algoritmo en distintos subgrupos demográficos para detectar y mitigar disparidades.

Requiere esfuerzos conscientes para usar datos de entrenamiento diversos y representativos siempre que sea posible o aplicar técnicas a los datos existentes que puedan ajustar sesgos conocidos. El monitoreo continuo de los patrones de reclutamiento después de la implementación de la IA es esencial para garantizar una identificación equitativa de pacientes a lo largo del tiempo. El objetivo final, para asegurar que el progreso médico beneficie a todos, es aprovechar la IA para ir más allá de simplemente encontrar más pacientes. Debe localizar un espectro más amplio y representativo de pacientes, haciendo que los ensayos clínicos reflejen verdaderamente a las poblaciones diversas a las que aspiran servir.

OPTIMIZANDO EL PROCESO: IA EN LA CONDUCCIÓN Y EJECUCIÓN DE ESTUDIOS

Una vez que un ensayo clínico está diseñado y ha inscrito a sus participantes, su ejecución exitosa demanda atención meticulosa a una multitud de detalles operativos. Esto incluye asegurar la adherencia de los pacientes a protocolos complejos, recopilar datos de alta calidad y consistentes de todos los participantes, monitorear diligentemente eventos adversos y la seguridad del paciente, y gestionar la logística intrincada de la recolección de muestras y distribución de medicamentos. La inteligencia artificial comienza a ofrecer un conjunto de herramientas que pueden mejorar la eficiencia, la calidad de los datos y apoyar la participación del paciente durante esta compleja fase operativa del ensayo.

El auge de biosensores portátiles (por ejemplo, relojes inteligentes, parches) y aplicaciones móviles de salud permite la recopilación continua o frecuente de datos del mundo real directamente de los participantes en su vida diaria. Esto puede incluir parámetros fisiológicos como niveles de actividad, patrones de sueño, frecuencia cardíaca e incluso medidas más sofisticadas, junto con resultados reportados por pacientes (ePROs) tales como puntuaciones de dolor, niveles de fatiga o síntomas específicos ingresados directamente por los pacientes mediante una aplicación. Los algoritmos de IA pueden procesar estas corrientes de datos a menudo voluminosas y continuas, identificando cambios sutiles o patrones que podrían indicar signos tempranos de respuesta al tratamiento, toxicidad emergente que requiera atención médica o adherencia decreciente al medicamento o protocolo del estudio.

Por ejemplo, la IA podría señalar una caída consistente en el recuento diario de pasos de un paciente o un patrón de entradas ePRO omitidas, lo que provocaría una intervención temprana y dirigida por parte del equipo del ensayo clínico para proporcionar apoyo o abordar problemas. Esta capacidad de monitoreo remoto también puede reducir la necesidad de visitas frecuentes y gravosas a los sitios para los pacientes, haciendo que la participación en el ensayo sea menos disruptiva para su vida y facilitando modelos de ensayo más centrados en el paciente y descentralizados, donde los participantes pueden involucrarse desde sus propios hogares o clínicas locales.

Los ensayos clínicos generan volúmenes enormes de datos de fuentes diversas. La IA puede jugar un papel significativo para asegurar la precisión, exhaustividad y consistencia de estos datos. Los algoritmos de aprendizaje automático pueden entrenarse para revisar automáticamente los datos entrantes, señalar anomalías, identificar información faltante o resaltar posibles inconsistencias para revisión por los gestores de datos y coordinadores de investigación clínica. Esto puede mejorar la calidad e integridad generales del conjunto de datos del ensayo, lo que es crucial para realizar análisis estadísticos sólidos y sacar conclusiones fiables del estudio.

El análisis predictivo, potenciado por aprendizaje automático, también puede usarse para la gestión proactiva de riesgos dentro del ensayo. Los modelos pueden entrenarse con datos históricos para predecir qué pacientes podrían tener mayor riesgo de no adherirse al protocolo del estudio o de abandonar el ensayo prematuramente. Identificar a estos individuos temprano permite que los equipos implementen estrategias de apoyo dirigidas, brinden educación adicional o aborden barreras específicas para la participación, potencialmente mejorando las tasas de retención y asegurando que el estudio mantenga suficiente potencia estadística para responder sus preguntas primarias.

De manera similar, la IA puede ayudar a optimizar el proceso inicial de selección de sitios al analizar datos históricos de desempeño de varios centros de investigación para predecir qué sitios tienen mayor probabilidad de cumplir con las metas de inscripción de manera eficiente y mantener altos estándares de calidad de datos y adherencia al protocolo.

Al optimizar estos aspectos operativos y automatizar ciertas tareas rutinarias, la IA puede reducir significativamente la carga administrativa de coordinadores de investigación clínica, investigadores y demás personal de los ensayos. Esto, a su vez, puede liberar más tiempo y experiencia valiosa para enfocarse en la interacción directa con el paciente, asegurando un consentimiento informado genuino, brindando atención de apoyo integral y manteniendo la integridad científica y ética general del estudio.

ACELERANDO EL DESCUBRIMIENTO: IA EN EL ANÁLISIS E INTERPRETACIÓN DE DATOS DE ENSAYOS

La culminación de cualquier ensayo clínico reside en el riguroso análisis de los datos recopilados y la cuidadosa interpretación de sus hallazgos. Aquí es donde se responde la pregunta principal sobre la eficacia y seguridad de un fármaco o intervención. Incluso en este punto, la inteligencia artificial ofrece ventajas significativas, sobre todo al manejar conjuntos de datos cada vez más complejos y de alta dimensión generados por los ensayos oncológicos modernos. Estos ensayos suelen incluir no solo puntos finales clínicos tradicionales, sino también datos multiómicos (genómica, transcriptómica, proteómica, metabolómica) provenientes de biopsias tumorales y muestras de sangre, información detallada de imágenes, y resultados longitudinales reportados por los pacientes.

Los algoritmos de IA, especialmente las técnicas de aprendizaje automático, pueden identificar correlaciones sutiles, biomarcadores predictivos o firmas complejas dentro de estos ricos conjuntos de datos que los métodos estadísticos tradicionales, a menudo diseñados para estructuras de datos más simples, podrían pasar por alto. Por ejemplo, un modelo de aprendizaje automático podría analizar datos de expresión génica de miles de tumores junto con los resultados del tratamiento e identificar una firma multi-génica compleja que prediga con robustez qué pacientes responderán excepcionalmente bien a una novedosa inmunoterapia o, por otro lado, quiénes tienen un riesgo particularmente alto de desarrollar un efecto secundario grave específico. Tales hallazgos son invaluables para perfeccionar las estrategias terapéuticas, desarrollar diagnósticos complementarios y, en última instancia, personalizar la terapia para maximizar el beneficio y minimizar el daño.

La IA también puede acelerar el propio proceso de análisis de datos, acortando potencialmente el tiempo desde el cierre de la base de datos (cuando se completa la recopilación y se finaliza el conjunto de datos) hasta la presentación de los resultados primarios. Además, la IA es fundamental para habilitar diseños de ensayos adaptativos sofisticados y eficientes. En un ensayo adaptativo, se realizan análisis intermedios preespecificados de los datos acumulados para modificar aspectos del estudio mientras está en curso. Estas modificaciones pueden incluir eliminar brazos de tratamiento que demuestren clara inutilidad, ampliar sin interrupciones la inscripción en brazos que muestren especial potencial, ajustar dosis basándose en señales emergentes de eficacia o seguridad, o enriquecer la inscripción con subgrupos de pacientes específicos que probablemente obtengan el mayor beneficio. La IA puede realizar rápidamente análisis estadísticos complejos en estos puntos de decisión intermedios y ayudar a guiar las modificaciones adaptativas de forma estadísticamente sólida. Esto hace que los ensayos sean más flexibles, más eficientes en recursos y más éticamente sensibles a los datos a medida que surgen. Además, garantiza que los pacientes no permanezcan con tratamientos ineficaces por más tiempo del necesario.

EL ELEMENTO HUMANO EN UN CRISOL ALGORÍTMICO

A medida que la inteligencia artificial asume roles cada vez más significativos y diversos en el diseño, ejecución y análisis de ensayos clínicos, resulta crucial reflexionar y gestionar proactivamente las implicaciones humanas de este cambio tecnológico. El objetivo global de integrar la IA en la investigación clínica no es eliminar o disminuir la supervisión y experiencia humanas, sino potenciar las capacidades humanas. Se trata de crear una asociación sinérgica en la que la IA se encargue de las tareas en las que sobresale: procesar grandes volúmenes de datos, identificar patrones complejos y automatizar procesos rutinarios; y así facultar a investigadores, clínicos y personal de ensayos para realizar una investigación más eficaz, profunda y ética.

Al automatizar tareas laboriosas como examinar historias clínicas electrónicas para identificar pacientes, realizar controles iniciales de calidad de datos o monitorizar adherencia mediante sensores remotos, la IA puede reducir considerablemente la pesada carga administrativa que a menudo recae sobre el personal de ensayos clínicos. Este tiempo y capacidad cognitiva recuperados pueden redirigirse hacia actividades que requieren habilidades exclusivamente humanas: comunicación matizada con los pacientes, asegurar que el proceso de consentimiento informado sea un diálogo realmente significativo, brindar atención empática de apoyo a los participantes que enfrentan los desafíos de un tratamiento experimental, y aplicar juicio crítico a la interpretación de los hallazgos generados por la IA. Para los pacientes, los procesos impulsados por IA tienen potencial para facilitar la búsqueda y la inscripción en ensayos clínicos relevantes. Tecnologías como el monitoreo remoto y las plataformas descentralizadas de ensayos, facilitadas por IA, también podrían hacer que la participación sea menos disruptiva para su vida diaria, reduciendo la carga de desplazamientos y aumentando la conveniencia.

Sin embargo, estos avances no están exentos de consideraciones éticas y prácticas. Garantizar la privacidad y seguridad de datos altamente sensibles de los pacientes usados para entrenar y operar sistemas de IA dentro del proceso del ensayo clínico es innegociable y requiere salvaguardias técnicas robustas y marcos de gobernanza estrictos. La transparencia sobre cómo los algoritmos de IA llegan a sus recomendaciones, por ejemplo, cómo seleccionan pacientes para un ensayo o cómo señalan ciertos datos para su revisión, es esencial para construir y mantener la confianza entre todas las partes interesadas, incluidos investigadores, patrocinadores, agencias regulatorias y los propios pacientes. Además, a medida que los procesos de ensayos clínicos se vuelven más dependientes de la IA, es necesario considerar las nuevas habilidades y capacitaciones que los profesionales de investigación clínica pueden requerir para interactuar eficazmente con estos sistemas, interpretar sus resultados y supervisar su correcto funcionamiento. Y, sobre todo, la supervisión humana debe permanecer en el centro de toda la empresa. La IA puede proporcionar poderosos conocimientos analíticos y eficiencias operativas, pero la responsabilidad final de garantizar la conducta ética del ensayo, la integridad científica de sus hallazgos y la seguridad y el bienestar de los pacientes participantes debe recaer siempre sobre los investigadores humanos, los comités de ética (IRB) y la dirección institucional.

DESAFÍOS Y EL CAMINO HACIA UN ECOSISTEMA DE ENSAYOS IMPULSADO POR IA

La visión de un ecosistema de ensayos clínicos completamente reiniciado por IA, más rápido, eficiente, equitativo y centrado en el paciente, es innegablemente atractiva. Sin embargo, su realización integral enfrenta varios desafíos significativos, aunque no insuperables, que deben abordarse proactivamente.

- **Intercambio, acceso e interoperabilidad de datos:** Los algoritmos de IA de alto rendimiento, especialmente los modelos de aprendizaje profundo, suelen ser "ávidos de datos". Requieren acceso a conjuntos de datos grandes, diversos y bien curados para su entrenamiento y validación efectivos. Los sistemas de datos aislados dentro y entre instituciones sanitarias, la falta de formatos de datos estandarizados y las legítimas preocupaciones sobre la privacidad de los pacientes y la propiedad de los datos pueden crear barreras significativas para el tipo de intercambio de datos e interoperabilidad generalizada que alimentaría al máximo el desarrollo de IA en este ámbito. Desarrollar modelos de aprendizaje federado seguros (donde los modelos de IA se entrenan localmente en diferentes instituciones sin que los datos brutos salgan de ellas) y establecer marcos claros de gobernanza de datos son pasos críticos.

- **Marcos regulatorios y estándares de validación:** Agencias regulatorias como la FDA (Administración de Alimentos y Medicamentos de EE. UU.) y la EMA (Agencia Europea de Medicamentos) trabajan activamente para desarrollar marcos claros y apropiados para la validación, aprobación y supervisión de herramientas de IA y aprendizaje automático utilizadas en ensayos clínicos y en la atención médica en general. Establecer estándares robustos que demuestren la validez analítica, validez clínica y utilidad clínica de estos sistemas de IA, especialmente para algoritmos tipo "caja negra" cuya toma de decisiones no es fácilmente interpretable, es una tarea compleja pero esencial para garantizar la seguridad del paciente y generar confianza.
- **Construir y mantener la confianza:** La confianza es un pilar del emprendimiento de ensayos clínicos, confianza entre pacientes e investigadores, entre patrocinadores y sitios de investigación, y entre la comunidad de investigación y los organismos regulatorios. Construir y mantener la confianza en metodologías de ensayos impulsadas por IA requerirá no solo demostrar sofisticación tecnológica y mayor eficiencia, sino también garantizar transparencia sobre cómo se usan las herramientas de IA, abordar proactivamente preocupaciones sobre sesgos algorítmicos y mostrar consistentemente mejoras tangibles en los resul-

tados del ensayo, experiencia del paciente y valor científico generado.

- **Validación rigurosa en el mundo real y ciencia de la implementación:** Más allá de la validación inicial en entornos controlados, las herramientas de IA para ensayos clínicos deben someterse a pruebas rigurosas y validación en diversos entornos reales de investigación clínica para garantizar que sean prácticas, generalizables y seguras en diferentes poblaciones de pacientes y sistemas sanitarios. El campo de la ciencia de la implementación, que estudia cómo integrar eficazmente innovaciones basadas en evidencia en la práctica rutinaria, desempeñará un papel crucial para entender cómo desplegar y sostener estos cambios impulsados por IA dentro de operaciones complejas de ensayos.
- **Abordar el sesgo algorítmico y garantizar la equidad:** Como se discutió anteriormente, esto sigue siendo un desafío central. Requiere un compromiso continuo para desarrollar algoritmos conscientes de la equidad, curar conjuntos de datos diversos, realizar auditorías de sesgos y asegurar que el despliegue de la IA no amplíe inadvertidamente las disparidades existentes en acceso y resultados de ensayos.

Navegar con éxito estos desafíos requerirá un esfuerzo colaborativo que involucre a investigadores, clínicos, desarrolladores de IA, éticos, defensores de los pacientes, patrocinadores industriales y agencias regulatorias, todos trabajando hacia una visión compartida de un paradigma de investigación más eficaz y ético.

CONCLUSIÓN: FORJANDO ENSAYOS MÁS SÓLIDOS, CURAS MÁS RÁPIDAS

A pesar de su importancia histórica y rigor metodológico, el ensayo clínico, tal como se ha practicado tradicionalmente, está listo para una reinvención fundamental. La biología moderna del cáncer es extraordinariamente compleja. Las terapias son cada vez más personalizadas. Y la urgencia por acelerar el descubrimiento nunca ha sido mayor. En conjunto, estas fuerzas exigen nuevas herramientas, y exigen nuevos enfoques.

La inteligencia artificial ofrece un medio poderoso para remodelar este crisol esencial del descubrimiento médico. La IA afina el diseño y la planificación de los ensayos, haciéndolos más eficientes. La selección de pacientes se vuelve más precisa e inclusiva. La equidad se extiende más allá, abarcando poblaciones diversas. La conducción diaria del ensayo se optimiza, y la participación se vuelve más amigable para el paciente. Además, los datos complejos generan puntos de vista más profundos y rápidos. Al aumentar la inteligencia humana con el poder analítico de los algoritmos, podemos aspirar a acortar ese camino a menudo dolorosamente largo e incierto desde la hipótesis científica hasta la terapia probada que cambia vidas, llevando nuevos tratamientos y nuevas esperanzas a los pacientes más rápido.

Esta transformación, esta reinvención algorítmica del ensayo clínico, no se trata de perseguir la tecnología por sí misma. Se trata de atender las necesidades urgentes y no satisfechas de los pacientes que esperan avances. Se trata de asegurar que las preguntas científicas que planteamos sean las más críticas, y que las respondamos de la manera más rápida, confiable, ética e inclusiva posible.

A medida que la inteligencia artificial se integra profundamente en la arquitectura de la investigación clínica, nuestra capacidad colectiva se fortalece. Ganamos la habilidad para probar rigurosamente posibles curas y entregarlas con rapidez a los pacientes que más las necesitan. Cuando está guiada por la sabiduría humana, el compromiso ético sólido y un enfoque implacable en el bienestar del paciente, la forja algorítmica puede efectivamente ayudarnos a crear un nuevo futuro, uno en el que la promesa de "Ctrl+Alt+Cura" se realice más rápidamente y para más personas que nunca.

CAPÍTULO 9: EL ARQUITECTO ALGORÍTMICO

LA IA DISEÑA UNA NUEVA GENERACIÓN DE MEDICAMENTOS CONTRA EL CÁNCER

> *"La forma sigue a la función, eso ha sido malinterpretado. Forma y función deberían ser una, unidas en una unión espiritual."*
>
> —Frank Lloyd Wright

El camino desde tratamientos innovadores, rigurosamente probados en ensayos clínicos revitalizados, nos lleva de regreso a su origen. ¿Cómo se conciben primero, diseñan y, finalmente, crean estos candidatos terapéuticos? Los anales de la medicina están ricamente iluminados con historias de descubrimiento, esos momentos notables, a menudo fortuitos, donde la intuición aguda, la observación inesperada o años de trabajo meticuloso y metódico convergieron para producir una nueva arma contra el azote de la enfermedad. Desde el moho en la placa de Petri de Fleming que susurró el secreto de la penicilina hasta los remedios populares que insinuaron el poder de la digital para corazones enfermos, la historia está repleta de tales avances.

En el cáncer, el recorrido desde una percepción biológica en el laboratorio hasta una terapia clínica aprobada y que cambia la vida siempre ha sido desalentador. Las probabilidades de éxito son bajas. Los costos a menudo ascienden a miles de millones para un solo medicamento aprobado. Los tiempos frecuentemente se extienden por una década o más desde el concepto hasta la aplicación clínica. Es un camino notoriamente caracterizado por probabilidades formidables en contra, costos financieros astronómicos que pueden acercarse a miles de millones de dólares para un solo fármaco aprobado, y cronogramas que frecuentemente exceden una década desde el concepto inicial hasta el lado del paciente. Por cada medicamento exitoso contra el cáncer que finalmente llega a los pacientes, innumerables candidatos prometedores fallan y perecen en el llamado "valle de la muerte", ese abismo traicionero que yace entre la investigación esperanzadora en etapa temprana y la validación clínica conclusiva en etapas avanzadas.

El descubrimiento tradicional de fármacos, aunque basado en rigor científico y mentes brillantes, a menudo se asemejaba a una búsqueda lenta y a ciegas a través de un vasto paisaje químico y biológico. Los investigadores trabajaban con mapas incompletos de las vías celulares y herramientas limitadas para explorar el inmenso "espacio químico" de moléculas posibles. Incluso descubrimientos emblemáticos, como el arduo desarrollo de varios años por Brian Druker del imatinib, que se dirigía a la proteína de fusión BCR-ABL que impulsa la leucemia mieloide crónica, destacan tanto los triunfos como las frustrantes limitaciones de la era precomputacional. Tales avances fueron momentosos, victorias difíciles y que cambiaron paradigmas. Sin embargo, a menudo permanecieron como islas aisladas de éxito en un vasto mar inexplorado de experimentos fallidos y expectativas prometedoras que finalmente no llegaron a nada.

¿Pero qué pasaría si los mapas de este complejo terreno biológico, las proteínas, las vías de señalización y las vulnerabilidades de la célula cancerosa, pudieran trazarse con precisión casi perfecta, casi al instante? ¿Y si la inteligencia pudiera guiar la búsqueda de terapias a velocidades y profundidades antes inimaginables? En lugar de confiar en descubrimientos fortuitos, el tamizado laborioso de alto rendimiento o ajustes incrementales a compuestos conocidos, ¿y si pudiéramos diseñar medicamentos con la misma precisión y previsión que un arquitecto construyendo un edificio para adaptarse a su propósito, entorno e habitantes?

Esta es la promesa transformadora, casi alquímica, que la inteligencia artificial ahora aporta al mundo de alto riesgo del descubrimiento y desarrollo de fármacos contra el cáncer. La IA ahora impregna cada etapa, desde la identificación de nuevos objetivos moleculares hasta el diseño de moléculas contra ellos, pasando por la predicción de seguridad y eficacia, inaugurando una nueva época de innovación terapéutica. El arquitecto algorítmico está tomando su lugar en el tablero de dibujo, ofreciendo la posibilidad de reiniciar fundamentalmente todo el motor de cómo concebimos, creamos y refinamos los medicamentos contra el cáncer. La ambición es clara: hacer el proceso más rápido, más eficiente en recursos y más predictivo del éxito o fracaso, permitiéndonos "fallar más rápido y barato" con candidatos débiles. Pero sobre todo, el objetivo es crear terapias más precisamente ajustadas a los motores moleculares del cáncer de cada paciente.

La ambición es hacer este proceso crítico demostrablemente más rápido, significativamente más eficiente en el uso de recursos, mucho más predictivo del eventual éxito o fracaso (permitiéndonos "fallar más rápido y barato" con candidatos poco prometedores) y, en última instancia, más exquisitamente sintonizado con las alteraciones moleculares específicas que impulsan el cáncer de pacientes individuales.

EL PLANO DE LAS MÁQUINAS DE LA VIDA: PROTEÍNAS Y LA REVOLUCIÓN ALPHAFOLD

En el mismo corazón de la vida celular, su estructura, función, regulación y comunicación, y por lo tanto en el núcleo tanto de los insidiosos mecanismos de desregulación del cáncer como de nuestras intervenciones terapéuticas multifacéticas contra él, se encuentran las proteínas. Estas son las verdaderas moléculas motoras de la biología, estructuras tridimensionales intrincadas y dinámicas, cuidadosamente forjadas a partir de cadenas lineales de aminoácidos, que luego se pliegan, como un origami molecular complejo, en conformaciones precisas y únicas dictadas por las leyes de la física y la química. Las proteínas funcionan como enzimas, catalizando las reacciones bioquímicas vitales que sustentan la vida. Actúan como receptores en las superficies celulares, recibiendo y transmitiendo señales cruciales desde el exterior. Sirven como anticuerpos, defendiendo el cuerpo contra invasores. Forman los andamios estructurales que dan forma, integridad y motilidad a las células. Y funcionan como transportadores, desplazando meticulosamente moléculas esenciales a través de membranas celulares y dentro de compartimentos celulares.

Cuando estas sofisticadas y esenciales máquinas proteicas fallan, debido a mutaciones genéticas subyacentes que alteran su estructura o actividad, niveles aberrantes de su expresión (demasiado altos o demasiado bajos), o errores en su complejo proceso de plegamiento que las vuelven no funcionales o incluso tóxicas, la enfermedad, destacadamente incluyendo el cáncer, suele sobrevenir. En consecuencia, la gran mayoría de los medicamentos modernos, particularmente las terapias dirigidas que han revolucionado aspectos de la oncología en las últimas décadas, están diseñados para interactuar específicamente con proteínas. Su objetivo es inhibir la actividad de una proteína si está impulsando aberrantemente el crecimiento del cáncer (como una quinasa hiperactiva o una oncoproteína mutada) o, en menor medida pero cada vez más explorado, restaurar o potenciar la función de una proteína si su actividad normal es protectora contra el cáncer (como una proteína supresora tumoral cuya función se ha perdido).

Durante décadas, un desafío central en biología y diseño racional de fármacos fue el "problema del plegamiento proteico": predecir la estructura tridimensional de una proteína únicamente a partir de su secuencia de aminoácidos. Christian Anfinsen había mostrado que la secuencia dicta la forma final plegada, al igual que las instrucciones de origami producen una escultura. Pero con proteínas compuestas por cientos o miles de aminoácidos, y maneras astronómicas en que la cadena puede torcerse o plegarse, predecir computacionalmente la estructura funcional correcta era casi inimaginablemente complejo. Era como intentar predecir la forma de una cuerda enredada sin remedio que siempre se pliega en un nudo intrincado, usando solo el orden y tipo de cuentas a lo largo de su longitud como guía.

Sin la estructura 3D precisa, entender la función de una proteína, sus interacciones con otras moléculas o cómo un fármaco podría unirse y modularla requería experimentos meticulosos, costosos y que consumían mucho tiempo. Esto generalmente involucraba técnicas biofísicas sofisticadas como la cristalografía de rayos X o la criomicroscopía electrónica, cada una con sus propias limitaciones significativas, desafíos técnicos y requisitos sustanciales de recursos. Como resultado, el descubrimiento de fármacos a menudo avanzaba con solo una comprensión parcial, inferida o aproximada de la arquitectura de una proteína diana. Era como diseñar una llave para una cerradura compleja basándose solo en una fotografía borrosa o un boceto rudimentario. Luego, un avance monumental sacudió a la comunidad científica global. En 2024, el Premio Nobel de Química reconoció a David Baker por su trabajo pionero en el diseño computacional de proteínas y la predicción de estructuras, y a Demis Hassabis y John Jumper de Google DeepMind por desarrollar AlphaFold.

Al entrenar redes neuronales altamente avanzadas con secuencias conocidas y estructuras tridimensionales determinadas experimentalmente de decenas de miles de proteínas diversas, AlphaFold aprendió efectivamente las "reglas gramaticales" subyacentes, los sutiles principios biofísicos y los complejos paisajes energéticos que rigen cómo las secuencias lineales de aminoácidos se traducen en formas tridimensionales precisas y funcionales. Logró esta capacidad predictiva con un nivel de precisión que dejó asombrados a los biólogos estructurales, rivalizando o incluso superando la precisión de los laboriosos métodos experimentales para muchas proteínas, y haciéndolo en una fracción del tiempo y costo.

Las implicaciones de este logro singular aún se expanden, transformando prácticamente todos los ámbitos de la ciencia biológica y la medicina. Es como si, tras siglos de cartografiar ardua e incompletamente costas individuales, islas remotas y continentes fragmentados del universo proteico, de repente nos entregaran un atlas notablemente completo y exquisitamente detallado de la geografía mundial completa: el "proteoma tal como está estructurado". AlphaFold y herramientas similares de predicción estructural impulsadas por IA, que avanzan rápidamente, ahora proporcionan planos estructurales precisos y fácilmente accesibles para cientos de millones de proteínas en todos los dominios de la vida, incluyendo prácticamente todo el proteoma humano, el conjunto completo de proteínas producidas por nuestros más de veinte mil genes.

Para el descubrimiento de fármacos, esto es como si a un cerrajero maestro le entregaran esquemas detallados para casi todas las cerraduras que pudiera encontrar. Conocer la estructura 3D de una proteína, sus sitios activos, cavidades de unión y superficies de interacción, es fundamental para diseñar una "llave" que encaje con alta especificidad y afinidad, modulando selectivamente su función mientras se evitan efectos fuera del objetivo. Esta revolución estructural abre vastas posibilidades: identificar sitios "druggables" (abordables con fármacos) ocultos, comprender cómo las mutaciones alteran la función proteica y diseñar nuevas terapias con mayor precisión y rapidez. La predicción algorítmica de estructuras proteicas está estableciendo un nuevo mapa fundamental mucho más detallado, ampliamente expansivo y universalmente accesible sobre el que se construirá el futuro de la medicina contra el cáncer, y en efecto, de toda la biomedicina.

LA IA COMO CARTÓGRAFO MOLECULAR: IDENTIFICANDO NUEVOS OBJETIVOS CONTRA EL CÁNCER

El paso indispensable inicial en el largo y complejo viaje de diseñar cualquier nuevo medicamento contra el cáncer es identificar y validar rigurosamente el objetivo molecular correcto. Este objetivo suele ser una proteína específica, un gen cuya expresión está críticamente alterada, o una vía de señalización desregulada dentro de la propia célula cancerosa (o a veces dentro de su microambiente tumoral de apoyo, o incluso en el sistema inmunológico del paciente) que, si es modulada de manera adecuada y selectiva por un fármaco terapéutico, conducirá a la desaparición del tumor, detendrá su progresión implacable o lo hará significativamente más susceptible a otras terapias existentes, idealmente con un daño colateral mínimo a células y tejidos sanos y normales.

Históricamente, muchos objetivos de fármacos exitosos y transformadores en oncología se descubrieron mediante una combinación de serendipia astuta (como el descubrimiento de los mostazas nitrogenados, las primeras quimioterapias, a partir de observaciones de los efectos del gas mostaza en tiempos de guerra), observación clínica o biológica aguda (como el vínculo entre estrógenos y el crecimiento del cáncer de mama, que llevó a terapias hormonales) o enfoques laboriosos y a menudo ineficientes de cribado genético o químico. Sin embargo, la célula cancerosa no es una máquina simple con una vulnerabilidad única, fácilmente identificable y obvia. Es, como se ha llegado a comprender, un ecosistema complejo, altamente adaptativo y a menudo heterogéneo de redes moleculares interactivas, frecuentemente impulsado por múltiples alteraciones concurrentes. Muchas vulnerabilidades terapéuticas potenciales pueden estar ocultas dentro de esta compleja intricada, y a menudo son inaccesibles para el descubrimiento mediante métodos tradicionales, más lineales o basados solo en hipótesis.

La IA está emergiendo como un "cartógrafo molecular", navegando los inmensos conjuntos de datos de las ciencias '-ómicas' modernas, genómica, transcriptómica, proteómica y metabolómica. Integra estas con registros de pacientes, resultados de ensayos, literatura y datos preclínicos, identificando nuevos objetivos terapéuticos con mayor eficiencia, rapidez y percepción que nunca antes.

Los sistemas de aprendizaje automático pueden filtrar enormes conjuntos de datos de alta dimensión. Detectan patrones sutiles, correlaciones no evidentes y señales emergentes que revelan dependencias y vulnerabilidades ocultas. Al hacerlo, pueden identificar características únicas de las células cancerosas, o de subtipos específicos. Por ejemplo, un modelo de IA podría analizar meticulosamente perfiles genómicos y transcriptómicos completos derivados de miles de muestras tumorales diversas, junto con datos detallados de supervivencia y respuesta al tratamiento de pacientes. A partir de tales análisis, el modelo puede señalar genes cuya expresión o patrones mutacionales se correlacionan fuertemente con enfermedad agresiva o mal pronóstico. A menudo, estas señales persisten a través de varios tipos de cáncer. Estos genes, quizás previamente no estudiados en un contexto oncológico, podrían representar entonces objetivos completamente nuevos y de alto valor para los que no existen terapias efectivas actuales.

La IA también puede realizar análisis sofisticados de vías

metabólicas y modelado de redes, construyendo representaciones computacionales de cómo cientos o miles de proteínas y genes interactúan en complejas redes de señalización celular. Esta cartografía puede exponer "puntos de estrangulamiento" y "reguladores maestros" de vías críticas. Dirigirse a estos nodos puede provocar un colapso sistémico de los mecanismos esenciales de supervivencia y proliferación del tumor. Además, la IA demuestra ser invaluable para ayudar a revisitar y potencialmente conquistar el antiguo desafío de los objetivos "no druggable" (no abordables con fármacos) o "difíciles de tratar". Muchas proteínas carecen de cavidades de unión claras, bien definidas y profundas, adecuadas para fármacos de molécula pequeña. Otras son tan centrales para la biología normal que dirigirse a ellas implica riesgos de toxicidad. Durante años, ambos grupos fueron considerados fuera del alcance de la intervención terapéutica efectiva. Modelos estructurales detallados, a menudo derivados de la IA, ahora revelan cavidades sutiles, transitorias o alostéricas. Combinado con la mejorada capacidad de la IA para modelar complejas interacciones proteína-proteína, estos descubrimientos abren objetivos antes elusivos a nuevas estrategias terapéuticas, incluyendo nuevas clases de fármacos más allá de las moléculas pequeñas tradicionales.

Los algoritmos de IA también pueden aprender de los patrones observados de resistencia adquirida a fármacos, analizando cómo las células cancerosas se adaptan molecularmente, reconfiguran sus redes de señalización y evolucionan para evadir los efectos de las terapias existentes a lo largo del tiempo. Estos análisis pueden identificar nuevas vulnerabilidades y rutas de escape que aparecen durante el tratamiento. Estos hallazgos señalan objetivos secundarios para terapias combinadas racionales diseñadas para superar o incluso prevenir la resistencia. El cartógrafo algorítmico no solo está redibujando mapas antiguos y familiares de la biología del cáncer con más detalle, sino que está revelando activamente territorios completamente nuevos y desconocidos que están maduros para la exploración e intervención terapéutica.

EL QUÍMICO ALGORÍTMICO: IA EN EL DISEÑO Y DESCUBRIMIENTO DE NUEVOS MEDICAMENTOS

Una vez que un objetivo es validado y considerado "druggable" (abordable con fármacos), comienza el siguiente desafío: encontrar o diseñar una molécula que lo ataque de forma eficaz y precisa. El fármaco potencial debe interactuar efectivamente, selectivamente y con seguridad con ese objetivo para lograr el efecto terapéutico deseado. Este es el dominio intrincado donde la inteligencia artificial está asumiendo realmente el notable papel de un "químico algorítmico", revolucionando tanto el descubrimiento de nuevos candidatos a fármacos desde cero como la ingeniosa reutilización de medicamentos aprobados existentes para nuevas indicaciones oncológicas.

DISEÑO DE FÁRMACOS DE NOVO: INVENTANDO MOLÉCULAS DESDE PRIMEROS PRINCIPIOS

Diseñar nuevas moléculas de fármacos enteramente in silico, ajustadas con precisión a un objetivo pero aún orales, metabólicamente estables y con bajos efectos fuera del objetivo, ha sido durante mucho tiempo el sueño de un químico medicinal. La IA está convirtiendo ese sueño en práctica. Los modelos generativos de IA, que incluyen diversas arquitecturas como Redes Generativas Antagónicas (GAN), Autoencoders Variacionales (VAE) y modelos transformadores sofisticados adaptados al "lenguaje" único de la química (donde las moléculas se representan como secuencias o grafos), pueden ser "enseñados" eficazmente las reglas fundamentales de la estructura química, enlaces moleculares, conformación tridimensional y las interacciones intermoleculares. Este aprendizaje se logra entrenándolos con bases de datos masivas que contienen información sobre millones de compuestos químicos conocidos y sus propiedades físicas, químicas y biológicas asociadas.

Una vez entrenados, estos potentes modelos generativos pueden ser encargados de crear estructuras moleculares totalmente novedosas que se predicen, in silico, para unirse con alta afinidad y especificidad a una proteína objetivo particular (cuya estructura 3D podría haber sido previamente predicha por una herramienta de IA como AlphaFold). Simultáneamente, estos modelos generativos pueden ser restringidos, guiados u optimizados durante el proceso de generación para producir moléculas que también posean otras características deseables similares a las de un fármaco, como buena solubilidad en agua (crucial para la administración), estabilidad metabólica apropiada dentro del organismo (para asegurar una duración suficiente de acción), permeabilidad a través de membranas celulares (para alcanzar objetivos intracelulares) y, lo que es importante, una baja probabilidad predicha de toxicidad o interacciones no deseadas fuera del objetivo.

Es como enseñar a un sistema de IA todo el vocabulario, la gramática, la sintaxis y los matices estilísticos de un idioma complejo (en este caso, el rico lenguaje de la química molecular) y luego pedirle que componga "oraciones moleculares" completamente nuevas, significativas y funcionalmente potentes, o incluso "poemas moleculares" elegantes, que ningún químico humano haya concebido o sintetizado antes. Técnicas avanzadas como el aprendizaje por refuerzo pueden refinar aún más este proceso generativo, permitiendo que los modelos de IA exploren iterativamente el espacio químico y optimicen las moléculas generadas por computadora recompensando aquellas estructuras que progresivamente se acercan a un perfil predefinido, con múltiples parámetros, de propiedades terapéuticas ideales. Este diseño de novo impulsado por IA se está aplicando con éxito creciente no solo a la creación de fármacos tradicionales de pequeña molécula, sino también al diseño de péptidos terapéuticos, estructuras novedosas de anticuerpos con capacidades de direccionamiento mejoradas y otros medicamentos biológicos innovadores.

REPOSICIONAMIENTO DE MEDICAMENTOS: ENSEÑANDO NUEVOS TRUCOS ONCOLÓGICOS A MEDICAMENTOS ANTIGUOS

Desarrollar un fármaco completamente nuevo desde cero, desde el concepto inicial hasta los estudios preclínicos, múltiples fases de ensayos clínicos y la eventual aprobación en el mercado, es, como hemos señalado, una empresa de riesgo excepcionalmente alto, un costo extraordinariamente elevado y un proceso increíblemente largo. A menudo lleva de 10 a 15 años y puede consumir más de mil millones de dólares, con una tasa de fracaso muy alta en el camino.

Una ruta alternativa, y con frecuencia más rápida y rentable hacia nuevas terapias, es el reposicionamiento de medicamentos (también conocido a veces como *reprofiling* o reposicionamiento farmacológico). Esta estrategia pragmática consiste en encontrar nuevos usos terapéuticos para medicamentos existentes que ya han sido aprobados por agencias reguladoras para otras condiciones médicas (por ejemplo, un medicamento para la diabetes, hipertensión o alguna enfermedad autoinmune) y que por lo tanto ya han pasado por pruebas extensas de seguridad preclínica y tienen perfiles bien establecidos de seguridad, tolerabilidad y farmacocinética en humanos. La IA sobresale en identificar de manera sistemática y eficiente estas oportunidades de "medicamentos antiguos con nuevos trucos" para la oncología.

Los algoritmos de aprendizaje automático pueden analizar minuciosamente conjuntos de datos extensos y enlazados sobre miles de medicamentos aprobados. Integran mecanismos de acción, estructuras químicas, perfiles de efectos secundarios, interacciones objetivos y fuera de objetivo, e incluso firmas de expresión génica inducidas por fármacos. Al combinar esas bases de datos de medicamentos con datos multi-ómicos tumorales y genética del paciente, la IA puede predecir usos anticancerígenos sorprendentes para medicamentos no oncológicos. Por ejemplo, la IA puede detectar un medicamento neurológico cuyo farmacóforo refleja el de un inhibidor de una vía impulsora del cáncer. O, analizando grandes datos del mundo real derivados de historias clínicas electrónicas, puede descubrir que el perfil de efectos secundarios de un medicamento se alinea inesperadamente con mejores resultados en ciertos grupos de pacientes con cáncer. Estas hipótesis generadas por IA para reposicionamiento pueden luego probarse rápidamente en modelos preclínicos relevantes de cáncer, acortando potencialmente la línea de desarrollo de medicamentos y reduciendo sustancialmente los costos, ofreciendo una vía más rápida y desprovista de riesgos para lograr un impacto clínico potencial en pacientes con cáncer.

IA EN LA PREDICCIÓN DE EFICACIA, TOXICIDAD E INTERACCIONES: FALLAR MÁS RÁPIDO, TRIUNFAR CON MÁS ASTUCIA

La IA no se detiene en el diseño. Ahora apoya la evaluación preclínica, pronosticando eficacia, seguridad y comportamiento farmacológico antes de que comience el trabajo de laboratorio. Los modelos de IA pueden examinar rápidamente inmensas bibliotecas virtuales, a veces con millones o incluso miles de millones de compuestos químicos, contra la estructura 3D de una proteína objetivo, prediciendo con creciente precisión sus afinidades de unión, modos de interacción preferidos y potencial para lograr un compromiso significativo con el objetivo a concentraciones fisiológicamente relevantes.

De forma crítica, la IA puede predecir ADMET, absorción, distribución, metabolismo, excreción y toxicidad, antes de que un compuesto siquiera entre en ensayos costosos y largos de laboratorio o en pruebas en animales que implican consideraciones éticas. Tempranamente en la tubería de descubrimiento, estos modelos predictivos, entrenados con miles de perfiles

ADMET, pueden señalar posibles riesgos, como mala absorción oral, eliminación rápida o elevados riesgos de toxicidad específica en órganos, incluyendo efectos hepáticos, cardíacos o neurológicos.

Esto permite a los investigadores priorizar sus recursos limitados en los candidatos más prometedores y seguros, reduciendo significativamente esfuerzos, tiempo y costos desperdiciados. Este enfoque de "fallar rápido, fallar barato", habilitado por la IA, no solo acelera el proceso general de descubrimiento de fármacos, sino que también tiene un importante potencial ético para reducir la dependencia de las pruebas con animales y disminuir las alarmantemente altas tasas de fracaso en las etapas finales de los ensayos clínicos, que ocurren debido a toxicidad imprevista o falta de eficacia demostrable en humanos.

Dado que el cuidado oncológico suele usar regímenes multidrogas para atacar el cáncer desde múltiples ángulos o para superar resistencias, la IA también se está desarrollando para anticipar interacciones adversas entre medicamentos. Los modelos integran metabolismo, interacciones enzimáticas (por ejemplo, CYP450), comunicación entre vías metabólicas y datos conocidos de interacciones. El resultado es un diseño más inteligente de terapias combinadas, detección temprana de sinergias o antagonismos y mayor seguridad del paciente en contextos de polifarmacia.

MÁS ALLÁ DE LA PASTILLA: LA IA FORJANDO EL FUTURO DE MODALIDADES TERAPÉUTICAS DIVERSAS

El impacto transformador de la inteligencia artificial en la innovación terapéutica se extiende mucho más allá del ámbito de los fármacos convencionales de pequeña molécula, que han sido durante largo tiempo la piedra angular de la farmacología. La IA también está moldeando profundamente el descubrimiento, diseño y optimización de terapias biológicas más complejas y paradigmas terapéuticos totalmente nuevos que prometen redefinir cómo combatimos el desafío multifacético del cáncer.

IA EN EL DISEÑO DE BIOLÓGICOS SOFISTICADOS (ANTICUERPOS, PROTEÍNAS TERAPÉUTICAS, TERAPIAS CELULARES)

La danza intrincada y altamente específica de los anticuerpos monoclonales que se unen con exquisita precisión a sus antígenos objetivo en la superficie de las células cancerosas, o de las proteínas terapéuticas diseñadas para reemplazar funciones naturales deficientes o aumentar respuestas biológicas deseadas, puede ahora ser coreografiada con mayor precisión y creatividad utilizando IA.

Algoritmos sofisticados pueden ayudar a diseñar estructuras de anticuerpos con especificidad y afinidad de unión mejoradas, estabilidad y desarrollabilidad optimizadas, y menor inmunogenicidad (la tendencia a provocar una respuesta inmune no deseada en el paciente, lo que puede limitar la eficacia y causar efectos secundarios). La IA puede predecir cómo modificaciones específicas en la secuencia de aminoácidos de una proteína afectarán su plegamiento tridimensional, su estabilidad bajo condiciones fisiológicas y su función biológica final, acelerando así la ingeniería compleja de medicamentos biológicos más efectivos, seguros y manufacturables.

Esto se extiende al emergente campo de las terapias celulares, como las células CAR-T, donde la IA puede ayudar a optimizar el diseño de los receptores de antígeno quimérico para mejorar el reconocimiento tumoral y la persistencia, o incluso predecir qué pacientes tienen más probabilidades de responder o experimentar toxicidades severas como el síndrome de liberación de citocinas.

RADIOFARMACÉUTICOS GUIADOS POR IA: MISILES DE PRECISIÓN DE RADIACIÓN QUE ILUMINAN Y ERRADICAN EL CÁNCER

Una clase poderosa y en rápida evolución de terapias, a menudo denominada radiofarmacéuticos o terapias con radiofármacos, implica la unión de isótopos radiactivos (radionúclidos) a moléculas meticulosamente diseñadas para dirigirse y unirse selectivamente a las células cancerosas. Estas moléculas "armadas" luego entregan radiación citotóxica potente que mata células directamente al microambiente tumoral, con el objetivo de maximizar la destrucción de células tumorales mientras se minimiza el daño colateral a tejidos sanos circundantes.

La inteligencia artificial se está convirtiendo en un socio instrumental para avanzar en este emocionante campo. Los algoritmos pueden analizar vastos conjuntos de datos genómicos y proteómicos para identificar nuevos antígenos o receptores en la superficie celular que se expresen de manera alta y selectiva en tipos específicos de células cancerosas (o incluso en componentes específicos del microambiente tumoral, tales como fibroblastos asociados al cáncer o la vasculatura tumoral), haciéndolos sitios ideales de "anclaje" para estas cargas radiactivas dirigidas.

Luego la IA puede asistir en el diseño de novo u optimización de las propias unidades de direccionamiento, sean fragmentos de anticuerpos, péptidos diseñados o moléculas pequeñas novedosas, y de la química crítica del enlace que une el isótopo radiactivo a la molécula de direccionamiento, asegurando la estabilidad del complejo durante el tránsito por el cuerpo y la liberación oportuna y adecuada de la radiación en el sitio tumoral.

La IA también modela la biofísica del radioisótopo y ayuda a seleccionar el tipo de emisor correcto (partículas alfa, beta o gamma) y el perfil energético adecuado para el tamaño, la localización, la radiosensibilidad tumoral y las restricciones de tejido normal.

La IA incluso puede ayudar a predecir la dosimetría de la radiación tanto en tejidos tumorales como normales con mayor precisión, lo que contribuye a equilibrar mejor la eficacia del tratamiento con la seguridad del paciente. Analiza imágenes para cuantificar la captación y orientar quién debería recibir la terapia. En la teranóstica, se utiliza primero un radioisótopo diagnóstico para obtener imágenes de la captación tumoral (por ejemplo, mediante PET), confirmando la accesibilidad del objetivo antes de administrar un isótopo terapéutico más potente y citotóxico.

Puede cuantificar la captación, predecir qué pacientes tienen más probabilidades de beneficiarse de la posterior terapia con radionúclidos e incluso ayudar a personalizar la dosis terapéutica administrada, ajustando verdaderamente la radioterapia a nivel molecular e individual con una precisión sin precedentes.

EDICIÓN GÉNICA GUIADA POR IA CON CRISPR-CAS9 Y MÁS ALLÁ: REESCRIBIENDO EL CÓDIGO DE LA ENFERMEDAD

La revolucionaria tecnología de edición génica CRISPR-Cas9, junto con sus sucesores en rápida evolución y plataformas relacionadas de edición genética, ofrece un potencial casi sacado de la ciencia ficción, pero cada vez más tangible, para corregir directamente los defectos genéticos causantes de enfermedades en su origen o modificar con precisión células (como las propias células inmunitarias del paciente) para fines terapéuticos específicos. La inteligencia artificial se está convirtiendo rápidamente en un socio indispensable en esta vanguardia, cuya complejidad ética es considerable.

Los algoritmos de IA pueden ayudar a diseñar los ARN guías más efectivos y altamente específicos, las moléculas que actúan como sistemas GPS, dirigiendo la enzima Cas9 u otras nucleasas modificadoras de ADN hacia la secuencia genética objetivo precisa dentro de la inmensidad del genoma humano en una determinada ubicación genómica. También predicen, con creciente exactitud, y ayudan a minimizar el riesgo de eventos de edición fuera de blanco (donde la maquinaria CRISPR corta o modifica inadvertidamente ADN en sitios no deseados o no objetivos en el genoma), una preocupación central de seguridad para la edición genética clínica.

Más allá del simple corte génico o "knockouts", la IA puede ayudar a diseñar herramientas CRISPR más avanzadas. Utilizados para la regulación génica precisa, los sistemas de activación o interferencia con CRISPR pueden activar o desactivar genes específicos sin alterar permanentemente la secuencia genética subyacente. La IA también puede orientar la edición epigenética dirigida, modificando las etiquetas químicas en el ADN o histonas para alterar la expresión génica.

De cara al futuro, la IA podría hacer más que diseñar complejas herramientas de edición: también podría ayudar a planificar métodos de entrega in vivo más efectivos para dirigirlas a las células adecuadas dentro del cuerpo del paciente. Paralelamente, la IA podría optimizar protocolos ex vivo para la ingeniería de las células inmunitarias del paciente, como las células CAR-T, para hacerlas más potentes, persistentes y efectivas en el reconocimiento y destrucción del cáncer. La poderosa convergencia de las capacidades predictivas y de diseño de la IA con la precisión de edición génica de CRISPR tiene implicaciones profundas y casi ilimitadas para crear terapias verdaderamente curativas para ciertas enfermedades genéticas hereditarias y un número creciente de cánceres.

VACUNAS PERSONALIZADAS CONTRA EL CÁNCER DISEÑADAS POR IA E INMUNOTERAPIAS BASADAS EN NEOANTÍGENOS

Impulsado por el análisis basado en IA de datos multi-ómicos, nuestra comprensión de la heterogeneidad tumoral y las respuestas inmunitarias específicas de cada paciente sigue profundizándose. Con esto, la IA está destinada a desempeñar un papel crítico en el diseño de inmunoterapias altamente personalizadas. En lugar de un enfoque único para todos, la IA podría predecir eventualmente las combinaciones terapéuticas más sinérgicas, que podrían incluir quimioterapia, agentes dirigidos o inhibidores de puntos de control inmunológico.

Las predicciones se adaptarían al perfil tumoral del paciente, su paisaje inmunológico único e incluso la composición del microbioma intestinal, factores conocidos por influir en la respuesta a la inmunoterapia. Igualmente emocionante, la IA puede analizar el genoma y transcriptoma tumoral del paciente para identificar los neoantígenos inmunogénicos más prometedores. Estos son fragmentos proteicos novedosos, a menudo péptidos cortos, creados por mutaciones específicas del tumor. Debido a que aparecen como "extraños" para el organismo, pueden ser reconocidos por el sistema inmunitario y usados para marcar las células cancerosas para su destrucción.

Los algoritmos de IA pueden predecir cuáles de los muchos neoantígenos potenciales tienen más probabilidades de ser procesados por la célula, presentados en su superficie por moléculas del Complejo Mayor de Histocompatibilidad (MHC) y reconocidos fuertemente por las células T. Estos neoantígenos priorizados por IA se convierten entonces en la base altamente personalizada para diseñar vacunas contra el cáncer a medida o para ingeniería de terapias adoptivas con células T (donde se extraen las células T del paciente, se expanden y a veces se modifican genéticamente para atacar esos neoantígenos antes de ser reinyectadas).

El objetivo es formar o equipar al propio sistema inmunitario del paciente para atacar específica y poderosamente sus células cancerosas únicas, al tiempo que se preservan los tejidos sanos.

IA GUIANDO EL DESARROLLO DE NANOMEDICINAS PARA LA ADMINISTRACIÓN PRECISA DE FÁRMACOS DIRIGIDOS

Administrar agentes terapéuticos potentes específicamente a las células tumorales, minimizando la exposición y por ende la toxicidad hacia los tejidos sanos, sigue siendo un gran desafío y un "santo grial" en oncología. La inteligencia artificial puede ayudar significativamente en el diseño y optimización de formulaciones de nanomedicinas, fármacos encapsulados o unidos a nanopartículas, para una administración de fármacos dirigida con mayor precisión y eficacia. Modelando cómo interactúan las nanopartículas de diferentes tamaños, formas, químicas superficiales y cargas farmacológicas con sistemas biológicos complejos (por ejemplo, cómo circulan en el torrente sanguíneo, si evaden la vigilancia inmunitaria, cómo extravasan de los vasos sanguíneos hasta los tejidos tumorales y cómo liberan su carga terapéutica específicamente dentro de las células cancerosas), la IA puede ayudar a diseñar racionalmente vehículos de administración de fármacos más efectivos, menos tóxicos y más inteligentemente dirigidos, superando potencialmente algunas de las limitaciones de la administración sistémica tradicional.

EL LABORATORIO EN EVOLUCIÓN: HACIA UN DESCUBRIMIENTO AUTÓNOMO GUIADO POR IA

La rápida integración de la inteligencia artificial en el descubrimiento de fármacos está comenzando a transformar el laboratorio mismo, impulsándonos hacia nuevos paradigmas en la ejecución de la investigación. Estamos viendo el surgimiento de "laboratorios autónomos," a veces llamados "científicos IA" o plataformas de "descubrimiento en circuito cerrado." En estos sistemas, antes futuristas, ahora en fase de prototipos, la IA va más allá de simplemente analizar datos o diseñar moléculas exclusivamente in silico. Puede generar nuevas hipótesis testeables, diseñar experimentos para verificarlas y dirigir sistemas robóticos para llevar a cabo esos ensayos en el laboratorio experimental.

Los robots realizan el trabajo de sintetizar nuevos compuestos químicos, ejecutar ensayos de alto rendimiento, cultivar y modificar células, y preparar muestras para análisis. Los resultados se registran digitalmente en tiempo real y se retroalimentan al sistema IA. Luego, la IA analiza los resultados, actualiza sus modelos predictivos y utiliza ese aprendizaje para diseñar la siguiente ronda de experimentos, más refinada. Interpreta resultados inesperados y garantiza la integridad ética y científica del sistema.

Este enfoque tiene el potencial de acelerar enormemente la investigación biológica y el desarrollo preclínico de fármacos. Permite a los científicos explorar espacios químicos y biológicos vastos y desconocidos de manera más rápida, sistemática y eficiente que los métodos tradicionales, manuales y fragmentados. Permite ciclos de "diseñar-construir-probar-aprender" más rápidos, basados en datos e inteligentes, que son la piedra angular de todo progreso y descubrimiento científico.

CONSIDERACIONES ÉTICAS Y LA IMPRESCINDIBLE SUPERVISIÓN HUMANA EN EL DISEÑO ALGORÍTMICO DE FÁRMACOS

El extraordinario poder de la IA para crear y descubrir nuevos medicamentos conlleva responsabilidades éticas y consideraciones sociales igualmente importantes. Estos desafíos demandan previsión, diligencia y reflexión constante. La seguridad de los fármacos diseñados por IA, particularmente aquellos con estructuras químicas completamente novedosas o mecanismos de acción sin precedentes, debe estar siempre en primer plano. Su interacción con los sistemas biológicos humanos, casi infinitamente complejos y frecuentemente impredecibles, puede producir efectos imprevistos que requerirán una evaluación preclínica y clínica excepcionalmente cuidadosa, rigurosa y en varias etapas antes de llegar a los pacientes.

También deberán considerarse y abordarse proactivamente, desde las primeras etapas de desarrollo, cuestiones de accesibilidad y costo para estas terapias avanzadas desarrolladas con IA, para evitar un escenario en que innovaciones médicas revolucionarias amplíen inadvertidamente las disparidades en salud existentes, beneficiando solo a unos pocos privilegiados en lugar de a todos los segmentos de la sociedad que podrían necesitarlas. La privacidad y seguridad de las vastas cantidades de datos sensibles del paciente y biológicos propietarios utilizados para entrenar estos sofisticados modelos de IA deben protegerse rigurosamente mediante marcos sólidos de gobernanza de datos, medidas de ciberseguridad de última generación y compromisos éticos inquebrantables.

De manera crucial, el papel de los científicos humanos, los clínicos en ejercicio, los éticos perspicaces y los defensores comprometidos de los pacientes sigue siendo absolutamente indispensable en esta nueva era de descubrimiento de fármacos potenciada algorítmicamente. La inteligencia artificial puede generar hipótesis, diseñar moléculas y predecir resultados con increíble velocidad, escala y sofisticación, pero la ingeniosidad humana, la profunda experiencia en el dominio, el juicio crítico, el razonamiento ético matizado y un entendimiento profundo y compasivo de las necesidades del paciente y los valores sociales son todos esenciales. Estos elementos humanos son necesarios para guiar reflexivamente la producción creativa y analítica de la IA, para validar de manera independiente y rigurosa sus hallazgos mediante experimentación cuidadosa y para asegurar que sus poderosas aplicaciones siempre estén alineadas con los valores humanos fundamentales y con el objetivo último e inquebrantable de aliviar el sufrimiento, promover la salud y mantener la dignidad. Sin embargo, el arquitecto algorítmico, por brillante que sea, diseña con lógica poderosa e inferencia estadística; el constructor humano, guiado por la sabiduría, la compasión y un profundo sentido de responsabilidad ética, debe todavía aprobar los planes intrincados, supervisar la construcción cuidadosa y garantizar la utilidad y seguridad final de estos nuevos edificios terapéuticos.

CONCLUSIÓN: DE LA SERENDIPIA AL DISEÑO INTELIGENTE, IMPULSADOS POR LA IA

El largo y arduo camino para descubrir y desarrollar nuevos medicamentos efectivos contra el cáncer está experimentando una metamorfosis profunda; un reinicio fundamental que está siendo impulsado poderosamente por las capacidades analíticas, predictivas y generativas en rápida expansión de la inteligencia artificial. Estamos avanzando de manera decisiva y acelerada desde una era caracterizada a menudo por descubrimientos fortuitos, intuición inspirada y experimentación laboriosa, a menudo ineficiente, de prueba y error, hacia un nuevo paradigma de diseño y desarrollo terapéutico cada vez más racional, basado en datos, predictivo y acelerado.

La inteligencia artificial, ejemplificada por avances revolucionarios tales como la elucidación completa por AlphaFold de la arquitectura proteica y el notable auge de los modelos generativos en química medicinal, no es simplemente una nueva herramienta incremental en el kit tradicional del farmacólogo o químico medicinal. Se está convirtiendo rápidamente en un socio fundamental y transformador, un nuevo tipo de inteligencia científica capaz de ver patrones complejos, hacer conexiones no obvias y construir soluciones moleculares novedosas de maneras que antes eran dominio exclusivo del pensamiento humano o, en algunos casos, incluso están más allá del alcance práctico de la cognición humana sin asistencia.

Esta transformación profunda, de una época de serendipia inspirada y logros empíricos arduamente ganados a una emergente era de diseño inteligente asistido por IA, promete acortar significativamente el camino, a menudo dolorosamente largo, costoso e incierto, que lleva desde una comprensión biológica fundamental o una necesidad clínica no satisfecha hasta una terapia clínicamente efectiva, segura y accesible para pacientes con cáncer. En los próximos tres a cinco años, podemos anticipar con confianza un aumento significativo en los candidatos a fármacos novedosos que ingresan al desarrollo preclínico y clínico temprano, concebidos, diseñados, validados o moldeados significativamente por inteligencia artificial en múltiples etapas. Más allá de ese horizonte a corto plazo, la perspectiva de que la IA diseñe intervenciones terapéuticas altamente personalizadas, tal vez incluso guiando la reparación precisa in vivo de mutaciones genéticas causantes de cáncer dentro del propio cuerpo del paciente mediante herramientas avanzadas como CRISPR-Cas9, o elaborando cócteles de medicamentos a medida con múltiples agentes perfectamente adaptados a la biología tumoral dinámica y al estado inmunológico evolutivo de un individuo, avanza firmemente desde el ámbito de la especulación ambiciosa y de ciencia ficción hacia una aspiración plausible y alcanzable. El arquitecto algorítmico no solo está aprendiendo a construir nuevos medicamentos más rápido; está aprendiendo a construirlos de manera más inteligente, más precisa, más personal y con mayor probabilidad de ser verdaderamente curativos.

Este cambio de paradigma no disminuye el papel vital e insustituible de la creatividad humana, la profunda intuición científica o la validación experimental rigurosa. Al contrario, aumenta profundamente estas capacidades humanas esenciales. Libera a investigadores y clínicos de ciertos trabajos meticulosos, repetitivos e intensivos en datos, permitiéndoles concentrar más su energía intelectual en el pensamiento estratégico de alto nivel, en plantear preguntas científicas más profundas y complejas, en asegurar la conducta ética y en garantizar que estas poderosas nuevas capacidades computacionales se dirijan siempre a atender las necesidades médicas no satisfechas más urgentes de los pacientes con cáncer.

El arquitecto algorítmico, como hemos visto en este capítulo, está revolucionando nuestra capacidad para diseñar y evaluar agentes terapéuticos individuales con una precisión y velocidad sin precedentes. Sin embargo, también reconocimos en la discusión previa que el cáncer rara vez, si acaso alguna vez, es una enfermedad simple de una sola parte defectuosa que pueda repararse perfecta y permanentemente con una única llave molecular mágica. Casi siempre es una perturbación compleja, adaptativa y profundamente sistémica de todo un organismo biológico. Por tanto, incluso el fármaco más exquisitamente diseñado opera dentro de esta intrincada, dinámica e interconectada red de células, tejidos, órganos y sistemas. Para conquistar verdaderamente el cáncer y cumplir la promesa de las terapias que la IA nos ayuda a crear, debemos ir más allá de optimizar componentes terapéuticos individuales de forma aislada para comprender más profundamente e influir de manera más eficaz en el comportamiento de todo el sistema biológico en el que el cáncer surge y progresa.

Este momento demanda un marco más amplio: un enfoque de Biología de Sistemas. Aquí, aprovechamos poderosas herramientas computacionales no solo para diseñar las "llaves" (los fármacos), sino para descubrir el "plan maestro", los principios dinámicos operativos de toda la "casa" celular y del organismo en la que esas llaves deben funcionar. En el próximo capítulo, nuestro viaje en el reinicio de la medicina contra el cáncer se orienta hacia la inteligencia artificial rompiendo los rígidos silos de la investigación y la práctica clínica. Forjando una comprensión más integrada, holística y sistémica del cáncer, la IA abre el camino hacia terapias que no solo son innovadoras sino verdaderamente estrategias curativas.

CAPÍTULO 10: VER EL BOSQUE Y LOS ÁRBOLES

LA IA Y LA MULTI-ÓMICA REVELAN EL CÓDIGO DE LA SALUD

> *"Si solo te concentras en los detalles más pequeños, nunca logras ver el panorama general correctamente."*
>
> —Leroy Hood (masculino)

Hasta ahora, nuestro recorrido por la IA en oncología ha revelado su poder para afinar nuestra mirada diagnóstica, agilizar las pruebas de nuevas terapias e incluso diseñar medicamentos novedosos con una precisión que antes solo era aspiracional. Hemos imaginado a la IA como un radiólogo incansable, un patólogo minucioso, un coordinador astuto de ensayos clínicos y un innovador químico molecular, cada rol prometiendo refinar un aspecto crítico de nuestro compromiso con el cáncer. Sin embargo, incluso el medicamento más exquisitamente diseñado, forjado en el crisol de la inteligencia algorítmica y validado mediante ensayos acelerados por IA, debe probar su eficacia no en un modelo computacional ni en un matraz de laboratorio, sino dentro del intricado y vivo ecosistema de un ser humano.

Durante gran parte de su loable historia, nuestra valiente lucha contra el cáncer ha sido necesariamente, y a menudo fructíferamente, moldeada por un enfoque reduccionista. Como anatomistas pioneros cartografiando nuevos territorios, diseccionamos el cáncer en partes: el gen rebelde, la vía mutada, la célula maligna, la masa tumoral visible. Esta lente enfocada y de alta resolución ha producido terapias que han salvado vidas, desde fármacos dirigidos que atacan defectos moleculares como misiles guiados hasta inmunoterapias que despiertan las propias defensas del cuerpo. Debemos una gran deuda, y muchas vidas salvadas, a esta poderosa tradición analítica de deconstrucción.

Sin embargo, a medida que nuestro conocimiento colectivo ha profundizado y las capas de complejidad biológica han sido descarnadas, también ha aumentado nuestra humilde apreciación por la impresionante y casi desafiante complejidad del cáncer. Es cada vez más, e irremediablemente, claro que el cáncer rara vez es simplemente una enfermedad de genes aislados que se comportan mal o células individuales que se embarcan en una proliferación sublevada. Es, más correctamente, una profunda y a menudo cascada disrupción sistémica de una intrincada y entrelazada red biológica: el cuerpo humano mismo. Este cuerpo no es una máquina simple con piezas reemplazables sino un ecosistema dinámico, rebosante de innumerables procesos biológicos interactuantes, constantemente influido por factores ambientales externos, sutilmente moldeado por elecciones de estilo de vida y estados internos, e incluso coexistido y modulado por vastas e influyentes comunidades microbianas. Todos estos elementos existen en un estado de interacción continua y a menudo delicada.

El sueño último, entonces, de realmente comprender, y por ende dominar de forma integral, el cáncer, radica en ir más allá del estudio intensivo de sus componentes individuales aislados. Nos llama hacia una vista más holística e integrada, que abrace e intente modelar esta compleja sistemicidad profunda. Es precisamente aquí, en esta frontera conceptual, donde la poderosa confluencia de tecnologías multi-ómicas, los principios emergentes de la biología de sistemas y el formidable poder analítico e integrador de la inteligencia artificial prometen un reinicio genuino y profundamente necesario en nuestro pensamiento fundamental. Este nuevo paradigma ofrece la posibilidad de ver, entender y, en última instancia, tratar al paciente como un ecosistema completo, único y evolutivo, no solo la enfermedad aislada que, durante un tiempo, ha echado raíces dentro de él.

Este capítulo explora la llegada e implicaciones de este nuevo paradigma a nivel de sistemas, uno en el que la inteligencia artificial puede actuar como el director maestro. Su tarea es orquestar las vastas y diversas corrientes de datos biológicos, clínicos, ambientales e incluso conductuales, con el objetivo de componer una "sinfonía" profundamente personalizada y dinámica de la salud individual, predisposición, manifestación de la enfermedad y respuesta terapéutica. Analizaremos cómo la integración de la multi-ómica, el análisis simultáneo y de alta resolución del genoma, epigenoma, transcriptoma, proteoma, metaboloma y microbioma de un individuo, con datos ricos y del mundo real obtenidos de sensores portátiles, entradas ambientales e incluso factores psicosociales, está finalmente allanando el camino hacia la Medicina Predictiva, Preventiva, Personalizada y Participativa (Medicina 4P). Esta visión fue articulada hace décadas por pioneros científicos como el Dr. Leroy Hood (masculino), quien previó un futuro en el que la medicina trascendería sus limitaciones reactivas. Esta comprensión integrada a nivel de sistemas, impulsada por la IA, forma la base esencial sobre la cual podría construirse en el futuro un mundo con mucho menos sufrimiento por cáncer, y tal vez algún día, la capacidad de prevenir o controlar en gran medida esta antigua dolencia.

EL MAPA DESPLEGABLE DE NOSOTROS MISMOS: UNA INTRODUCCIÓN A LA MULTI-ÓMICA

El Proyecto Genoma Humano, que alcanzó su hito final a comienzos de este milenio, fue una odisea científica de proporciones monumentales. Proporcionó a la humanidad el primer "plano" comprensivo, aunque genérico, de la vida humana, encendiendo esperanzas fervientes y casi utópicas para una era en la que enfermedades complejas como el cáncer podrían entenderse fácilmente y conquistarse de forma decisiva simplemente descifrando sus raíces genéticas subyacentes. Aunque la genómica sí ha revolucionado muchos aspectos de la oncología, proporcionando terapias dirigidas poderosas basadas en la identificación de mutaciones específicas causantes y ofreciendo nuevos conocimientos sobre síndromes hereditarios de riesgo de cáncer, también reveló una verdad biológica más compleja y matizada: el genoma por sí solo, esa secuencia estática e heredada de ADN, solo cuenta una fracción de la compleja historia biológica.

El cáncer, ahora comprendemos con mucha más claridad, surge de una interacción compleja, a menudo de décadas, y altamente individualizada de predisposiciones genéticas heredadas, mutaciones somáticas adquiridas a lo largo de la vida, modificaciones epigenéticas dinámicas que alteran la expresión génica sin cambiar la secuencia del ADN, diversas exposiciones ambientales (desde contaminantes hasta la dieta), multitud de elecciones de estilo de vida y eventos estocásticos (aleatorios) impredecibles a nivel celular. Todos estos factores múltiples manifiestan su influencia a través de cambios dinámicos y a menudo en cascada a través de múltiples capas moleculares interconectadas dentro de nuestras células, tejidos y todo nuestro cuerpo. Para comprender verdaderamente esta intrincada danza biológica, esta interacción de naturaleza, crianza y azar, debemos mirar más allá del plano estático del ADN hacia el conjunto de "omas" dinámicos que definen colectivamente nuestro estado biológico único en cualquier momento dado. Este es el dominio en rápida expansión y rico en datos de la multi-ómica.

Imagine el genoma como el plano arquitectónico maestro para una ciudad vasta e increíblemente compleja, un plano que contiene todos los planes fundamentales para cada estructura concebible dentro de esa metrópolis.

La genómica estudia este plano primario, la secuencia completa del ADN de un individuo, identificando minuciosamente variaciones heredadas (polimorfismos) y mutaciones somáticas adquiridas que podrían predisponer a ese individuo a la enfermedad, influir en su respuesta a fármacos específicos o directamente conducir al desarrollo y progresión del cáncer.

Pero este plano no es estático ni inmutable en su interpretación; está siendo constantemente anotado y regulado dinámicamente por otras capas de información:

- **La epigenómica** explora estas anotaciones y modificaciones sobre ese plano fundamental, etiquetas químicas como la metilación del ADN o modificaciones intrincadas de histonas que no alteran la secuencia subyacente del ADN, pero actúan como interruptores maestros sofisticados, controles de volumen o reguladores de intensidad. Estas marcas epigenéticas determinan qué genes (qué secciones específicas del plano) están "encendidos" o "apagados", o tienen su actividad aumentada o disminuida, en diferentes células en diferentes momentos, orquestando así la identidad celular, diferenciación y función. Las células cancerosas exhiben invariablemente paisajes epigenéticos profundamente aberrantes, a menudo silenciando genes supresores tumorales críticos o activando inapropiadamente oncogenes promotores del crecimiento.

El nivel actual de actividad derivado de los planes del plano también es un indicador crucial del estado celular:

- **La transcriptómica** se centra en los "mensajes activos" o copias de trabajo que se envían desde el genoma, las múltiples moléculas de ARN (ARN mensajero, microARN, ARN largo no codificante, etc.) transcritas de genes actualmente activos. Nos dice qué partes del genoma están siendo "leídas" activamente y con qué intensidad en un momento específico, proporcionando una instantánea dinámica y en tiempo real de la actividad celular en curso, su intención y respuesta a estímulos.

Y las estructuras y máquinas moleculares realmente construidas a partir de estos planos son, por supuesto, fundamentales para la función:

- **La proteómica** estudia la maquinaria proteica real de la célula, las enzimas, receptores, componentes estructurales, anticuerpos y moléculas de señalización que ejecutan la gran mayoría de funciones celulares. Las proteínas son las máquinas de trabajo de la biología, estructuras tridimensionales intrincadas formadas por cadenas de aminoácidos que se pliegan, como origami molecular, en formas únicas dictadas por la física y la química. Sirven como enzimas, receptores, anticuerpos, andamios y transportadores, catalizando reacciones, transmitiendo señales, defendiendo contra invasores, dando estructura a las células y transportando moléculas a través de membranas.

La actividad celular también deja huellas metabólicas características, como una firma de escape:

- **La metabolómica** analiza las huellas químicas de los

procesos celulares en curso, la diversa gama de pequeñas moléculas (metabolitos como azúcares, lípidos, aminoácidos, ácidos orgánicos y sus numerosos subproductos) que se consumen, producen y transforman durante la actividad celular. Esto proporciona una lectura en tiempo real del estado metabólico de una célula, que suele estar dramáticamente alterado en las células cancerosas, ya que típicamente reprograman su metabolismo (el efecto Warburg es un ejemplo clásico) para alimentar el crecimiento rápido, la proliferación y la supervivencia en condiciones adversas.

Finalmente, no somos entidades solitarias; somos holobiontes, ecosistemas complejos en nosotros mismos:

- **La investigación del microbioma** investiga a los trillones de socios microbianos simbióticos, bacterias, virus, hongos y arqueas, que habitan nuestros cuerpos, particularmente nuestro intestino, pero que también colonizan nuestra piel, cavidad oral, tracto respiratorio y otras superficies mucosas. Estas vastas y diversas comunidades microbianas, que poseen colectivamente un repertorio genético (el "metagenoma") que eclipsa nuestro propio genoma humano, influyen profundamente en nuestro metabolismo, en el desarrollo y calibración de nuestro sistema inmunológico, en nuestra respuesta a la inflamación e incluso en nuestra respuesta a diversas terapias contra el cáncer, incluyendo la quimioterapia y la inmunoterapia. Efectivamente actúan como otro "órgano" dinámico, influyente y cada vez más reconocido, íntimamente integrado dentro de nuestro ecosistema biológico personal.

Cada una de estas capas "ómicas" distintas ofrece una perspectiva diferente, valiosa pero inherentemente incompleta, sobre nuestra compleja biología. Es muy parecido a intentar comprender un cristal facetado, intrincadamente tallado, mirando sólo una faceta a la vez. Cada vista revela una faceta, pero no el todo. La verdadera comprensión reveladora, la visión más profunda sobre la orquestación de la salud y la desregulación que conduce a la enfermedad, emerge sólo cuando podemos integrar efectivamente estas capas distintas. Necesitamos observar cómo los cambios iniciados en un "oma" (por ejemplo, una mutación genética) se propagan y afectan a los otros (por ejemplo, alterando la expresión del ARN, la función proteica, las vías metabólicas e incluso las interacciones huésped-microbioma), creando finalmente el complejo fenotipo emergente de salud robusta o enfermedad devastadora. Esta intrincada integración de datos biológicos multidimensionales y de múltiples capas es una tarea analítica desalentadora, para la cual la inteligencia artificial, con sus sofisticadas capacidades de reconocimiento de patrones, está única y poderosamente equipada.

BIOLOGÍA DE SISTEMAS: VIENDO EL BOSQUE Y LOS ÁRBOLES (Y LAS REDES MICORRÍZICAS EN SU INTERIOR)

Si la multi-ómica proporciona un inventario cada vez más detallado y casi abrumador de los componentes moleculares dentro de nuestra "ciudad" biológica, los genes, ARN, proteínas, metabolitos y microbios,, entonces la biología de sistemas busca entender cómo estos innumerables componentes interactúan dinámicamente para formar un todo funcional, coherente y adaptativo. Se esfuerza por mapear cómo las vías de señalización conectan diferentes distritos celulares, cómo fluye la información a través de estas redes para coordinar respuestas, cómo se asignan y utilizan de manera eficiente recursos como la energía y los nutrientes, y cómo las perturbaciones o alteraciones en un área localizada (como un oncogén mutado) pueden propagarse y afectar partes distantes y aparentemente no relacionadas de todo el sistema del organismo.

La biología de sistemas, por lo tanto, avanza de manera decisiva más allá de una visión puramente reduccionista, que a menudo implica estudiar genes o proteínas individuales en aislamiento para comprender meticulosamente sus funciones específicas, un enfoque necesario pero no siempre suficiente. En cambio, adopta el concepto de redes biológicas intrincadas y las fascinantes, a menudo contraintuitivas, propiedades emergentes que surgen de ellas. Estas son características de un sistema complejo, como la conciencia en el cerebro o la resiliencia de un ecosistema, que se manifiestan a partir de las interacciones específicas de sus partes individuales y que a menudo no pueden ser predichas ni comprendidas completamente estudiando esas partes aisladamente. El todo, en biología de sistemas, es de hecho a menudo mayor, y ciertamente diferente, que la simple suma de sus partes.

Considere nuevamente la analogía ecológica, quizás una que la bióloga pionera Lynn Margulis, defensora del pensamiento simbiótico y sistémico, apreciaría. Un ecólogo hábil no solo estudia especies individuales de árboles, animales o hongos en aislamiento, catalogando sus características. Se esfuerza por entender el ecosistema forestal completo en su totalidad dinámica: cómo el dosel estratificado de los árboles proporciona refugio esencial e influye en la penetración de la luz vital al suelo del bosque; cómo los animales dispersan semillas y polinizan flores, creando nueva vida; cómo vastas y a menudo invisibles redes micorrízicas subterráneas de hongos conectan físicamente los sistemas radiculares de distintas plantas, facilitando el intercambio crucial de nutrientes, el compartimiento de agua e incluso la comunicación compleja entre ellas. Estudian cómo factores ambientales externos como los patrones de lluvia, las fluctuaciones estacionales de temperatura, la composición del suelo y la intensidad solar influyen en la salud, resiliencia, estabilidad y evolución a largo plazo de todo el sistema.

La enfermedad en este contexto ecológico, como una plaga que se propaga rápidamente y afecta a un tipo particular de árbol, a menudo se considera no meramente como un problema confinado a esa única especie afectada, sino como una posible falla, un desequilibrio o una vulnerabilidad crítica dentro del ecosistema más amplio que permitió que el patógeno se estableciera, prosperara y se propagara sin control.

De manera similar, la biología de sistemas ve el cuerpo humano, y el cáncer que surge y progresa en él, como una red extraordinariamente compleja, multinivel, de redes. Los genes interactúan en circuitos regulatorios complejos, a menudo con retroalimentación. Las proteínas forman cascadas elaboradas de señalización que transmiten información con exquisita precisión desde la superficie celular hasta el núcleo. Los procesos metabólicos están estrechamente interconectados y responden dinámicamente a las necesidades celulares y a señales ambientales. Nuestro sistema inmunológico está en comunicación constante y sutil con prácticamente todas las células del cuerpo, distinguiendo perpetuamente lo propio de lo ajeno, y las células sanas de las estresadas, infectadas o malignas.

El cáncer suele surgir cuando estas redes intrincadas se desregulan, cuando vías críticas de comunicación se rompen o corrompen, o cuando elementos celulares rebeldes (las propias células cancerosas) secuestran los recursos y vías de señalización del sistema para su proliferación, supervivencia y diseminación descontroladas, disrumpiendo así la delicada armonía y la función integrada de todo el ecosistema del organismo. Comprender estas complejas dinámicas de red, cómo están "cableadas" en un estado de salud, cómo se reconfiguran o corrompen en el desarrollo y progresión de la enfermedad, cómo responden a perturbaciones (como un fármaco terapéutico, una infección o una toxina ambiental) y cómo estas propiedades de red difieren entre estados sanos y enfermos, o entre tumores sensibles y resistentes a fármacos, es absolutamente fundamental para desarrollar intervenciones más efectivas, más precisas y, en última instancia, menos tóxicas que puedan restaurar el equilibrio sistémico.

El desafío, por supuesto, radica en la complejidad casi inimaginable y abrumadora de estos sistemas biológicos. El cuerpo humano contiene decenas de miles de genes, cientos de miles de formas proteicas distintas (considerando modificaciones postraduccionales y variantes de empalme) y un sinfín de metabolitos, todos interactuando en una explosión combinatoria de posibilidades que cambian dinámicamente a lo largo del tiempo y en respuesta a una multitud de señales internas y externas. La cognición humana por sí sola, incluso cuando se potencia significativamente con métodos estadísticos tradicionales, lucha profundamente para construir modelos completos, predictivos y con perspectiva mecanicista de sistemas tan intrincados, de alta dimensión y dinámicos. Aquí es precisamente donde el poder computacional único, las capacidades avanzadas de reconocimiento de patrones, la habilidad para modelar interacciones no lineales y las fortalezas analíticas integradoras de la inteligencia artificial se convierten no solo en herramientas útiles, sino en verdaderamente indispensables para el biólogo de sistemas y, cada vez más, para el oncólogo que busca una comprensión más profunda de la enfermedad que trata.

LA VISIÓN DE LEROY HOOD: LA LLEGADA DE LA MEDICINA 4P

Mucho antes de que la inteligencia artificial y las tecnologías multi-ómicas alcanzaran su estado actual de notable madurez, poder analítico y relativa accesibilidad, el biólogo visionario y pensador sistémico Dr. Leroy Hood impulsó un nuevo paradigma para la atención médica, proactivo y profundamente personalizado. Este visionario lo denominó **Medicina 4P: Predictiva, Preventiva, Personalizada y Participativa**.

Este marco preclaro, concebido y articulado hace décadas, previó un futuro en el que la medicina experimentaría un cambio fundamental y necesario. Pasaría de su enfoque tradicional, predominantemente reactivo (centrado principalmente en diagnosticar y tratar enfermedades establecidas, a menudo sintomáticas) hacia un enfoque proactivo orientado al bienestar, uno enfocado en mantener la salud óptima, comprender las predisposiciones individuales e intervenir en las etapas más tempranas posibles de la enfermedad inminente, idealmente antes de que se manifiesten síntomas evidentes y antes de que ocurra daño irreversible.

Repasemos brevemente la esencia de estos cuatro pilares fundamentales:

- **Predictiva:** La capacidad de pronosticar, con creciente precisión y relevancia individual, la probabilidad de que una persona desarrolle enfermedades específicas basándose en su constitución genética germinal única, sus perfiles biomarcadores multi-ómicos evolutivos (p. ej., cambios en epigenética, proteómica y metabolómica a lo largo del tiempo) y exposiciones ambientales relevantes y factores de estilo de vida. Esta predicción busca identificar riesgos mucho antes de que aparezcan síntomas evidentes.
- **Preventiva:** La capacidad de traducir estas predicciones individualizadas en intervenciones proactivas y específicas. Estas podrían incluir modificaciones altamente dirigidas del estilo de vida (p. ej., consejos dietéticos específicos basados en perfil metabólico, regímenes personalizados de ejercicio), estrategias nutricionales validadas científicamente, enfoques personalizados de quimioprevención para individuos de alto riesgo o programas de vigilancia mejorados y estratificados por riesgo diseñados para prevenir la aparición de la enfermedad o interceptarla en su etapa más incipiente, manejable y a menudo curable.
- **Personalizada:** La adaptación meticulosa tanto de las estrategias preventivas como de las intervenciones terapéuticas a la composición biológica, clínica, psicosocial y contextual única de cada paciente. Esto implica alejarse decididamente de enfoques "talla única" o promedios poblacionales hacia tratamientos y planes de bienestar optimizados para máxima eficacia personal, minimización del potencial daño o toxicidad y alineados con los valores y preferencias del propio paciente.

- **Participativa:** Empoderar a los pacientes para que se conviertan en socios activos, informados y comprometidos en su propio camino de salud. Esto significa equiparlos con datos comprensibles y accionables sobre sus propios cuerpos y estado de salud evolutivo, y fomentar una relación profundamente colaborativa con sus proveedores de salud, centrada en la toma de decisiones compartida, la responsabilidad mutua y la cocreación de objetivos y planes de salud.

Durante muchos años, la visión P4 de Lee Hood, aunque ampliamente admirada por su profunda previsión y lógica convincente, permaneció más como una inspiración que como una realidad clínica generalizada. Esto se debió principalmente a la histórica falta de herramientas robustas, escalables y rentables necesarias para generar la profundidad, amplitud y continuidad longitudinal de datos multi-ómicos y del mundo real específicos para cada individuo. Críticamente, los medios computacionales para integrar, interpretar y traducir esos datos complejos en conocimientos clínicos significativos y aplicables también estaban en etapas iniciales.

Hoy, sin embargo, la poderosa y acelerada confluencia de tecnologías multi-ómicas de alto rendimiento (que hacen que el perfil molecular profundo sea cada vez más accesible), la proliferación ubicua de herramientas digitales de salud y sensores sofisticados portátiles (que generan flujos continuos de datos fisiológicos y conductuales) y el poder analítico exponencialmente creciente de la inteligencia artificial están finalmente proporcionando la infraestructura y las capacidades necesarias. Estos avances están comenzando a llevar la medicina P4 del ámbito teórico visionario al dominio de la aplicación clínica práctica e impactante, particularmente en enfermedades complejas, heterogéneas y dinámicamente evolutivas como el cáncer.

EXPANDIENDO EL UNIVERSO DE DATOS: MÁS ALLÁ DE LAS PAREDES DE LA CLÍNICA

Una verdadera comprensión sistémica de la salud humana y los orígenes complejos del cáncer requiere que miremos mucho más allá de los datos tradicionalmente recolectados en los encuentros relativamente infrecuentes y episódicos de consultas clínicas o estancias hospitalarias. Nuestro ecosistema biológico interno, como hemos señalado, está en un diálogo constante y dinámico con nuestro entorno externo, los comportamientos diarios, las elecciones dietéticas, los patrones de sueño, los niveles de estrés e incluso la naturaleza y calidad de nuestras interacciones sociales. La notable capacidad de la inteligencia artificial para integrar tipos de datos vastamente heterogéneos es la clave para capturar esta imagen más amplia, holística y ecológicamente válida del panorama evolutivo de la salud de un individuo.

DISPOSITIVOS PORTÁTILES COMO CENTINELAS PERSONALES: CAPTURANDO LA VIDA EN MOVIMIENTO

La asombrosa proliferación y creciente sofisticación de los dispositivos portátiles de consumo, como el Apple Watch, Fitbit, dispositivos Garmin y el anillo Oura, junto con monitores continuos de glucosa de grado clínico cada vez más precisos (MCGs) y biosensores *indwelling* o mínimamente invasivos en fase de investigación están generando un flujo ininterrumpido y sin precedentes de datos fisiológicos y conductuales en tiempo real de individuos mientras navegan su vida cotidiana. Estos dispositivos pueden rastrear meticulosamente la frecuencia cardíaca, la variabilidad de la frecuencia cardíaca (VFC, un indicador sensible de la función del sistema nervioso autónomo, estrés fisiológico y recuperación), cantidad, calidad y arquitectura del sueño (por ejemplo, REM vs. sueño profundo), niveles de actividad física (desde simples conteos de pasos hasta intensidad y duración del ejercicio), temperatura corporal, frecuencia respiratoria y saturación de oxígeno en la sangre. Los MCGs proporcionan una visión continua y dinámica del metabolismo de la glucosa de un individuo, revelando patrones sutiles de disglicemia o resistencia a la insulina que podrían indicar prediabetes o síndrome metabólico, ambos cada vez más reconocidos por su influencia significativa sobre el riesgo de cáncer, la progresión y los resultados en los pacientes.

Dispositivos portátiles investigativos más avanzados y sensores indwelling casi invisibles están comenzando incluso a monitorear cambios sutiles en electrolitos, marcadores clave de inflamación, metabolitos circulantes o aspectos del gasto cardíaco. Algunas aplicaciones de investigación están mostrando promesas en la predicción temprana de condiciones críticas como la sepsis en pacientes hospitalizados o vulnerables al detectar patrones complejos y sutiles de cambio fisiológico que a menudo son invisibles para controles humanos intermitentes o monitoreo estándar de signos vitales. Para pacientes con cáncer sometidos a regímenes de tratamiento arduos, o para individuos identificados con alto riesgo de desarrollar cáncer, este flujo continuo y personalizado de datos, cuando es analizado inteligentemente por algoritmos de IA, podría ofrecer advertencias tempranas invaluables de deterioro fisiológico, efectos secundarios emergentes relacionados con el tratamiento antes de que se vuelvan graves, signos sutiles de infección o incluso los más leves precursores de recurrencia de la enfermedad o desarrollo inicial. Esta capacidad nos mueve decisivamente de depender de instantáneas estáticas e infrecuentes de salud obtenidas típicamente durante visitas clínicas programadas, a una comprensión mucho más dinámica, longitudinal y profundamente personalizada del estado y trayectoria evolutiva de la salud de un individuo.

EL ENTORNO Y EL ESTILO DE VIDA: INSUMOS CRÍTICOS PARA LA ECUACIÓN SISTÉMICA

Nuestra biología individual, por compleja que sea, no existe en un vacío aislado. Está continuamente moldeada, modulada y desafiada por el aire que respiramos, el agua que bebemos, los alimentos que consumimos, las características físicas y químicas de los lugares donde vivimos y trabajamos, las toxinas o contaminantes que podemos encontrar (a menudo sin saberlo) y la naturaleza y calidad de las conexiones sociales y sistemas de apoyo que mantenemos (o la ausencia de ellos). La inteligencia artificial ofrece un potencial poderoso para integrar datos sobre estos diversos y a menudo difíciles de cuantificar factores externos:

- **Exposiciones ambientales (el exposoma):** Información sobre la calidad local y regional del aire y agua, exposiciones históricas o continuas a carcinógenos conocidos o sospechosos (como radón, asbesto o contaminantes industriales específicos) o químicos disruptores endocrinos en ubicaciones geográficas específicas (datos ambientales geocodificados), y bases de datos públicas sobre riesgos ocupacionales que pueden correlacionarse con historiales de salud individuales, historias residenciales y perfiles multiómicos. Esta integración puede ayudar a identificar y cuantificar factores de riesgo ambiental para cánceres específicos o entender cómo exposiciones ambientales particulares podrían interactuar con la predisposición genética de un individuo para influir en el riesgo o la progresión de la enfermedad.
- **El profundo impacto del estilo de vida y factores psicosociales:** Los notables conocimientos obtenidos de los estudios epidemiológicos de las "Zonas Azules", esas pocas regiones geográficamente distintas del mundo donde las personas consistentemente viven

vidas excepcionalmente largas, saludables y activas, subrayan poderosamente el impacto profundo y a menudo subestimado de las elecciones de estilo de vida y el contexto social en la salud y longevidad. Sus prácticas comunes incluyen a menudo una dieta principalmente basada en vegetales rica en alimentos enteros y no procesados; movimiento natural y constante integrado en la vida diaria en lugar de solo ejercicio episódico e intenso; un fuerte sentido de propósito y significado en la vida (lo que los japoneses llaman ikigai); conexiones sociales robustas y solidarias, además de un compromiso comunitario profundo; y estrategias efectivas y culturalmente arraigadas para la reducción del estrés. Por el contrario, factores como el estrés psicosocial crónico, el aislamiento social persistente, la soledad profunda y los patrones de sueño alterados son cada vez más reconocidos por la ciencia médica por sus efectos sistémicos profundamente perjudiciales en la inflamación crónica, la función inmune, la salud metabólica y la resiliencia fisiológica general. Estos factores pueden influir potencialmente en el desarrollo, progresión, respuesta al tratamiento del cáncer y la calidad de vida general.

La IA puede ayudar a cuantificar algunas de estas variables a menudo "más suaves" pero críticamente importantes, quizás mediante un análisis cuidadoso, preservando la privacidad y éticamente sólido de texto en redes sociales usando procesamiento de lenguaje natural (siempre con consentimiento informado explícito), a través de datos validados de encuestas digitales que capturan el estado de ánimo y la interacción social, o incluso mediante proxies derivados de sensores para patrones de compromiso social o respuestas fisiológicas al estrés, e integrarlas en modelos amplios de evaluación de riesgo, promoción del bienestar e incluso planificación del tratamiento.

Al incorporar sistemáticamente estos diversos flujos de datos del mundo real en su marco analítico, la inteligencia artificial puede ayudar a construir un modelo mucho más rico, contextualizado y dinámicamente sensible del "ecosistema" único de cada individuo. Esto permite una comprensión más profunda y matizada de cómo una multiplicidad de factores externos modula las capas internas -ómicas y contribuye al delicado y siempre cambiante equilibrio entre la salud sostenida y el inicio o progresión del cáncer.

IA: EL MAESTRO INTEGRADOR Y TEJEDOR DE PATRONES

El enorme volumen (terabytes o incluso petabytes de datos por individuo a lo largo del tiempo), velocidad (datos transmitidos en tiempo real desde sensores) y variedad (secuencias genómicas, perfiles proteómicos, imágenes, texto, datos de series temporales, métricas ambientales) de datos generados por tecnologías multi-ómicas, flujos continuos de sensores portátiles, registros ambientales digitalizados y seguimiento detallado del estilo de vida presentan un desafío analítico monumental, casi abrumador. A menudo estamos hablando de potencialmente miles o incluso millones de puntos de datos distintos por individuo, recolectados longitudinalmente durante períodos prolongados y abarcando modalidades dispares desde el nivel molecular profundo de secuencias de ADN y expresión proteica hasta el nivel macro de patrones de actividad diaria e índices de calidad del aire en vecindarios. Dar sentido coherente y accionable a este diluvio de datos N-de-1 (profundamente personalizado), multiescala y multimodal está muy más allá de la capacidad de interpretación estadística tradicional solo por investigadores humanos. Nuestros cerebros, por maravillosos que sean, no evolucionaron para percibir patrones en un espacio de millones de dimensiones.

Es precisamente aquí donde la inteligencia artificial, particularmente los sofisticados algoritmos de aprendizaje automático y aprendizaje profundo, se convierte en el indispensable maestro integrador y tejedor de patrones. Los algoritmos de IA están singularmente, casi preternaturalmente, dotados para:

- **Integrar tipos de datos diversos y dispares:** La IA posee la capacidad de manejar y armonizar eficazmente datos en sus múltiples formas: datos estructurados como secuencias genómicas o valores de laboratorio codificados de las historias clínicas electrónicas; datos no estructurados como texto libre de notas de clínicos o narrativas de pacientes; datos de series temporales provenientes de sensores fisiológicos portátiles; e incluso datos complejos de imágenes de radiómica o archivos de patología digital. Técnicas avanzadas como redes neuronales gráficas o arquitecturas de aprendizaje profundo multimodal pueden modelar explícitamente las complejas, a menudo no lineales, relaciones e interdependencias entre estas diferentes entidades de datos, creando un marco analítico unificado que permite una interpretación holística.
- **Identificar Biomarcadores Innovadores y Firmas Complejas de Riesgo:** Al analizar estos conjuntos de datos profundamente integrados en grandes poblaciones diversas y bien caracterizadas, la IA puede identificar biomarcadores nuevos y multimodales o firmas de riesgo complejas y multifactoriales que pueden predecir la aparición, progresión o respuesta al tratamiento de una enfermedad con una precisión, sensibilidad, especificidad y matices significativamente mayores que cualquier tipo de dato único o una simple combinación de pocos factores podría lograr por sí solos. Por ejemplo, un modelo de IA podría descubrir que una combinación específica y sutil de una variante genética germinal particular, una marca epigenética distinta adquirida a lo largo de la vida de un individuo, un cambio característico en la composición de su microbioma

intestinal y un patrón específico de variabilidad nocturna de la frecuencia cardíaca detectado por un dispositivo portátil es altamente predictivo del desarrollo de un subtipo agresivo de cierto cáncer cinco años antes de que se diagnostique típicamente.

- **Modelar Interacciones Biológicas Complejas y Dinámicas del Sistema:** La IA, mediante una serie de técnicas avanzadas como la medicina de redes, redes causales bayesianas o diversas formas de aprendizaje profundo recurrente y basado en grafos, puede aprender y modelar las intrincadas interacciones no lineales y los bucles de retroalimentación entre genes, proteínas, metabolitos, comunidades microbianas, factores del estilo de vida y exposiciones ambientales que en conjunto sustentan la salud y conducen a los procesos patológicos. Esto va más allá de simplemente identificar correlaciones estadísticas para fomentar una comprensión más mecanicista y a nivel de sistemas de la dinámica biológica y las posibles vías causales, permitiendo simulaciones de "qué pasaría si" respecto a intervenciones.
- **Crear "Gemelos Digitales" o Modelos Dinámicos de Salud Personalizados:** Una frontera activa, los "gemelos digitales", implica modelos computacionales dinámicos específicos para cada paciente que simulan la enfermedad y el tratamiento para guiar la atención. Este modelo virtual personalizado se actualizaría continuamente con datos multi-ómicos, fisiológicos, conductuales y del mundo real. Luego, en teoría, podría simular los efectos de diferentes intervenciones, desde la dieta hasta la medicación y regímenes complejos de tratamiento para un individuo específico. Podría predecir trayectorias probables de salud o enfermedad bajo muchos escenarios posibles. También podría identificar estrategias altamente personalizadas para mantener el bienestar o tratar la enfermedad, buscando la máxima eficacia con mínimos efectos secundarios. Todo esto se realizaría in silico antes de llegar al paciente.
- **Generar Perspectivas Clínicas Accionables:** El papel de la IA no se limita a descubrir patrones complejos o construir modelos sofisticados para interés académico. Su verdadero valor

radica en traducir esos patrones en perspectivas claras y accionables. Estas perspectivas pueden informar directamente la toma de decisiones clínicas, conduciendo a predicciones más precisas, prevención más efectiva y terapias verdaderamente personalizadas. Se trata de transformar lo que parece una cacofonía abrumadora de datos dispares en algo coherente y clínicamente útil, una "sinfonía del yo" que beneficia directamente al paciente.

LA PROMESA PARA EL CUIDADO DEL CÁNCER: UN REINICIO SISTÉMICO EN ACCIÓN

La aplicación reflexiva y ética de este enfoque impulsado por IA, multi-ómico y de biología de sistemas al cuidado del cáncer tiene la promesa de un cambio de paradigma profundo y de gran alcance, uno que tocará y, con suerte, mejorará de manera dramática cada aspecto del recorrido de un paciente con, o en riesgo de, cáncer:

- **Verdadera Predicción Temprana y Prevención Proactiva:**

En lugar de confiar en factores de riesgo generales a nivel poblacional y en exámenes basados en la edad, imagine identificar a individuos con alto riesgo cuantificable de cáncer años antes de que aparezca. Este riesgo podría calcularse a partir de una puntuación continuamente actualizada que refleje su genética, mutaciones somáticas, cambios epigenéticos, perfil del microbioma, cambios fisiológicos detectados por sensores portátiles y exposiciones ambientales u ocupacionales. Tal predicción precisa permitiría intervenciones preventivas altamente dirigidas y personalizadas.

Estas podrían incluir programas de tamizajes adaptados que utilicen métodos de detección potenciados por IA o agentes quimiopreventivos específicos y basados en la evidencia. También podrían contemplar modificaciones en el estilo de vida, nutrición guiada por IA para ajustar vías metabólicas, ejercicio optimizado para fortalecer la función inmunitaria o programas de manejo del estrés para reducir la inflamación crónica. Todos alineados con el perfil de riesgo individual, diseñados para fortalecer la resiliencia biológica frente al cáncer.

- **Interceptación Personalizada de la Enfermedad Incipiente:**

El cáncer a menudo comienza con sutiles alteraciones moleculares mucho antes de que se pueda detectar un tumor. Un enfoque de sistemas, potenciado por IA y multi-ómica, podría detectar los primeros desequilibrios que señalan el inicio del cáncer. Las intervenciones personalizadas podrían entonces restaurar la homeostasis y eliminar estas primeras células errantes.

Esto podría significar modular el microbioma intestinal para mejorar la inmunidad antitumoral. También podría involucrar corregir disfunciones metabólicas que dan ventaja a las células cancerosas. O podría requerir agentes altamente específicos en dosis ultra bajas diseñados para atacar estas células vulnerables antes de que ganen un punto de apoyo peligroso.

- **Estrategias de Tratamiento Holísticas y Adaptativas para Enfermedad Establecida:**

Una vez que el cáncer se desarrolla, las decisiones de tratamiento podrían guiarse por una visión sistémica del paciente completo, no solo del tumor. La IA podría ayudar a elegir la mejor combinación y secuencia de terapias, al mismo tiempo que apunta al microambiente tumoral, apoya el sistema inmunitario y anticipa efectos secundarios mediante datos en tiempo real de dispositivos portátiles y datos frecuentes reportados por el paciente.

El tratamiento se convertiría así en un proceso mucho más dinámico, receptivo y adaptativo. La IA podría integrar constantemente nuevos datos entrantes (por ejemplo, cambios en la cinética del ADN tumoral circulante que indican respuesta o resistencia, alertas de dispositivos portátiles que señalan signos tempranos de toxicidad, síntomas reportados por el paciente, hallazgos intermedios de imágenes) para ayudar a los clínicos a ajustar las estrategias terapéuticas casi en tiempo real, con el objetivo de maximizar la eficacia mientras se minimiza continuamente la toxicidad y se preserva o mejora la calidad de vida global del paciente.

- **Mejora en la Calidad de Vida y Cuidado Integral de la Supervivencia:**

El cáncer y sus tratamientos frecuentemente agotadores afectan todos los aspectos de la vida, salud física, metabolismo, inmunidad, bienestar mental e interacciones sociales. La IA podría diseñar y entregar planes de cuidado de apoyo adaptados a estas necesidades: optimizando la nutrición, promoviendo actividad segura y atendiendo desafíos psicosociales como fatiga, ansiedad, soledad o cambios cognitivos.

Esto podría implicar optimizar la nutrición para contrarrestar la caquexia relacionada con el cáncer o apoyar la función inmunitaria durante la terapia, promover programas de actividad física seguros y efectivos para mantener la fuerza y reducir la fatiga debilitante, y abordar de manera más eficaz necesidades psicosociales críticas como manejar la ansiedad, depresión, soledad persistente o cambios cognitivos relacionados con la quimioterapia ("quimio-niebla").

Este enfoque holístico apunta a mejorar significativamente la calidad de vida general de los pacientes durante el tratamiento activo y a lo largo de su prolongado y a menudo complejo camino de supervivencia.

CONCLUSIÓN: EL AMANECER DE LA SABIDURÍA SISTÉMICA Y UN NUEVO DIÁLOGO CON NUESTRA SALUD

Estamos en el umbral de una nueva era en nuestra comprensión del cáncer y de la salud humana. Este cambio es profundo, casi copernicano en alcance. Pasamos de un enfoque en componentes biológicos aislados y vías lineales a una apreciación holística del cuerpo humano como un sistema interconectado y dinámico. Hoy, una poderosa convergencia está en marcha.

Las tecnologías multi-ómicas nos brindan una visión molecular sin precedentes. Los dispositivos portátiles y las herramientas digitales de salud proporcionan flujos continuos de datos del mundo real. La información ambiental y del estilo de vida se digitaliza y se superpone. La inteligencia artificial orquesta, interpreta y modela todo, acercándonos finalmente a la visión holística, personalizada y preventiva de la medicina 4P que pioneros como Lee Hood previeron hace décadas.

Esto representa mucho más que una acumulación de cantidades cada vez mayores de datos dispares; se trata de aspirar a, y comenzar a lograr, un nuevo nivel de sabiduría sistémica. Marca un reinicio fundamental en cómo abordamos la ciencia y la medicina.

Pasamos de una batalla reactiva contra la enfermedad avanzada a un cultivo proactivo y de por vida de la salud resiliente, adaptado al ecosistema único y en evolución de cada paciente. Este camino exige más que algoritmos y máquinas poderosas; requiere un cambio profundo en nuestro pensamiento colectivo. Debemos comprometernos a ver a la persona en su complejidad total y renovar nuestra dedicación al núcleo humanista de la medicina. Esta dedicación garantiza que estas notables nuevas herramientas sirvan no solo como maravillas tecnológicas sino como instrumentos para profundizar nuestra comprensión, mejorar nuestra capacidad de cuidar y empoderar a nuestros pacientes en el sentido más amplio y compasivo.

Esta dedicación al núcleo humanista, a la salud tanto del paciente como del profesional, nos lleva a un punto crítico al contemplar el futuro. Las mismas herramientas que prometen desentrañar la complejidad del cáncer también ofrecen algo más inmediato: un reinicio para los propios clínicos. Pueden diseñar medicamentos precisos y agudizar nuestra capacidad para detectar la enfermedad en su mínima expresión. Pero, igualmente importante, pueden ayudar a aliviar las cargas omnipresentes y a menudo devastadoras del ejercicio de la medicina.

Hemos visto cómo la IA puede detectar el cáncer de forma más temprana, diseñar ensayos más inteligentes, crear nuevos medicamentos y profundizar nuestra comprensión de los pacientes como ecosistemas dinámicos. Ahora una cuestión práctica toma protagonismo: ¿cómo pueden estos sistemas ayudar a los clínicos y equipos de atención a sobrellevar sus días tan exigentes, no solo con mayor eficacia sino quizás con un renovado sentido de alegría y propósito?

¿Pueden estos algoritmos sofisticados, que detectan, predicen y diseñan con un poder tan asombroso, también aliviar el peso aturdidor de las tareas administrativas que consumen tanto de nuestro valioso tiempo? ¿Pueden liberarnos de la aparente tiranía de los teclados y las casillas infinitas de las historias clínicas electrónicas, restaurando así nuestro enfoque principal e indiviso hacia el paciente ante nosotros, hacia sus familias, hacia las interacciones humanas matizadas e insustituibles que son el alma misma de la medicina? En pocas palabras, ¿puede la inteligencia artificial ayudarnos a recuperar el precioso e irremplazable regalo del tiempo, tiempo para pensar, tiempo para conectar, tiempo para sanar, permitiéndonos redescubrir y volver a comprometernos con las profundas conexiones humanas y los retos intelectuales que nos atrajeron a este campo exigente pero profundamente gratificante en primer lugar?

Estas no son preguntas triviales; tocan el núcleo de nuestras vidas profesionales, la sostenibilidad de nuestra vocación y la naturaleza misma del cuidado compasivo. En nuestro siguiente capítulo, desviaremos la mirada de las vastas fronteras del descubrimiento biológico y la comprensión sistémica hacia las urgentes y palpables realidades de la práctica clínica diaria. Exploraremos cómo la inteligencia artificial podría, en efecto, ayudarnos a reiniciar la misma práctica de la oncología, examinando en qué podrían convertirse nuestras vidas diarias si quedáramos sustancialmente liberados de la carga administrativa y documental que actualmente pesa tanto sobre nosotros, permitiéndonos así abrazar y llevar a cabo con mayor plenitud el arte y la ciencia de la medicina, y el profundo privilegio humano de cuidar, que elegimos con tanta pasión.

La poderosa convergencia de tecnologías multi-ómicas (que proporcionan una profundidad sin precedentes de información molecular), sensores portátiles y herramientas digitales de salud (que ofrecen flujos continuos de datos fisiológicos y conductuales del mundo real), datos ambientales digitalizados y factores detallados del estilo de vida, todos orquestados, analizados e interpretados por las sofisticadas capacidades de reconocimiento de patrones y modelado de la inteligencia artificial, ofrece la primera posibilidad genuina de lograr la visión profundamente holística, verdaderamente personalizada y proactivamente preventiva de la Medicina 4P que pioneros como Lee Hood vislumbraron con tanta claridad hace décadas.

Esto representa mucho más que una simple acumulación de cantidades cada vez mayores de datos dispares; se trata de aspirar a, y comenzar a alcanzar, un nuevo nivel de sabiduría sistémica. Significa un reinicio fundamental en nuestro enfoque científico y clínico, moviéndonos progresivamente de una batalla predominantemente reactiva contra una enfermedad establecida, a menudo avanzada, hacia un cultivo proactivo y de por vida de una salud resiliente dentro del ecosistema único y en evolución de cada paciente individual. Este camino requiere no solo algoritmos brillantes y computadoras poderosas, sino también un cambio profundo y sostenido en nuestro pensamiento colectivo, un compromiso para ver y entender a la persona en su totalidad y complejidad, y una renovada e inquebrantable dedicación al núcleo humanístico de la medicina. Esta dedicación asegura que estas herramientas notables sirvan no solo como maravillas tecnológicas, sino como instrumentos para profundizar nuestra comprensión, mejorar nuestra capacidad de cuidado y empoderar a nuestros pacientes en el sentido más completo y compasivo.

Esta dedicación al núcleo humanístico, al bienestar tanto del paciente como del profesional, nos conduce a una encrucijada crítica al contemplar el futuro. Las mismas herramientas que prometen desentrañar la complejidad sistémica del cáncer, ayudar a diseñar nuevas generaciones de medicamentos de precisión y agudizar nuestra capacidad diagnóstica para detectar la enfermedad en su leve murmullo también tienen el potencial de un reinicio más inmediato y profundamente personal, un reinicio para los propios clínicos, abordando las cargas extensas y a menudo aplastantes de la práctica médica actual. Tras explorar cómo la inteligencia artificial puede ayudarnos a ver el cáncer más temprano, diseñar ensayos clínicos más inteligentes, concebir medicamentos novedosos y entender al paciente como un ecosistema dinámico, ahora una cuestión crucial e intensamente práctica ocupa el centro del debate: ¿cómo pueden estos sistemas inteligentes ayudarnos a nosotros, los oncólogos y equipos de atención dedicados en la primera línea, a navegar nuestros días exigentes no solo con mayor eficacia sino, tal vez, atreviéndonos a esperar, con un renovado sentido de alegría y propósito en nuestro trabajo?

¿Pueden estos algoritmos sofisticados, que detectan, predicen y diseñan con un poder tan asombroso, también aliviar el peso a menudo adormecedor de las tareas administrativas que consumen tanto de nuestro tiempo preciado? ¿Pueden liberarnos de la aparente tiranía de los teclados y las casillas infinitas de las historias clínicas electrónicas, restaurando así nuestro enfoque principal e indiviso hacia el paciente ante nosotros, hacia sus familias, hacia las interacciones humanas matizadas e insustituibles que son el alma misma de la medicina? En pocas palabras, ¿puede la inteligencia artificial ayudarnos a recuperar el precioso e irremplazable regalo del tiempo, tiempo para pensar, tiempo para conectar, tiempo para sanar, permitiéndonos redescubrir y volver a comprometernos con las profundas conexiones humanas y los retos intelectuales que nos atrajeron a este campo exigente pero profundamente gratificante en primer lugar?

Estas no son preguntas triviales; tocan el núcleo de nuestras vidas profesionales, la sostenibilidad de nuestra vocación y la naturaleza misma del cuidado compasivo. En el próximo capítulo, pasamos de las vastas fronteras del descubrimiento a las urgentes realidades de la práctica clínica diaria. Aquí planteamos una pregunta vital: ¿Puede la inteligencia artificial reiniciar la oncología en sí misma, no solo aliviando el peso aplastante de las cargas administrativas, sino restaurando nuestro enfoque en el verdadero arte de la medicina? ¿Cómo serían nuestros días si recuperáramos el tiempo, la claridad y la conexión humana que primero nos atrajeron a este trabajo, el profundo privilegio de cuidar?

CAPÍTULO 11: LA MENTE LIBERADA

LA IA Y LA RESTAURACIÓN DEL ENFOQUE CLÍNICO EN ONCOLOGÍA

> *"El tiempo es el recurso más escaso, y salvo que se gestione, nada más puede gestionarse."*
>
> —Peter Drucker (masculino)

La práctica de la oncología, en su esencia aspiracional, es una labor profundamente humana e intelectualmente exigente. Es una vocación que atrae a personas que desean enfrentar a un adversario formidable, aliviar el sufrimiento, prolongar vidas y enriquecer esas vidas con sentido, dignidad y esperanza. Los médicos en formación imaginan una carrera impregnada de ciencia en evolución, relaciones profundas con los pacientes, investigación, descubrimiento y atención en equipo. Esta es la noble persecución que alimenta años de estudio riguroso y sacrificio.

La realidad suele estar fuera de sintonía con esa visión. Lo que debería ser un escenario para la ciencia, la empatía y la conexión humana con demasiada frecuencia se colapsa en un drama tras bambalinas de caos administrativo implacable. Este otro trabajo de la medicina, clics en la historia clínica electrónica, códigos de facturación, autorizaciones previas y mandatos de cumplimiento, se convierte en un diluvio digital. El costo de este torbellino burocrático es el agotamiento, el daño moral y un doloroso alejamiento del trabajo que alguna vez dio a la profesión su significado más profundo. En cierto modo, hemos resucitado una carga antigua. Los eruditos medievales copiaban textos a mano; los clínicos de hoy transcriben encuentros humanos ricos en campos digitales rígidos. Las herramientas son más nuevas, pero el peso del escriba permanece.

Los estudios cuentan una historia aleccionadora: grandes porciones del tiempo del clínico, que a menudo se acercan a la mitad cuando se cuenta completamente el trabajo en la historia clínica electrónica, se destinan a la documentación, no a los pacientes. Esto es fricción sistémica. Desperdicia la experiencia especializada escasa y erosiona la calidad, humanidad y puntualidad del cuidado al paciente. Si "Ctrl+Alt+Cura" ha de tener éxito, debe abordar la parte operativa de la práctica, no solo la ciencia y la terapia. Aquí, la IA puede ayudar. Puede automatizar lo mundano, liberar la mente clínica y devolver nuestro enfoque al paciente.

EL ESCRIBA ALGORÍTMICO Y EL SECRETARIO DIGITAL: LA IA LIBERANDO LA NARRATIVA CLÍNICA Y EL FLUJO DE INFORMACIÓN

Las historias clínicas electrónicas prometían una atención más segura, coordinada y con mejores datos. Algunas de esas mejoras han llegado, pero a un alto costo. Muchos clínicos ahora pasan sus noches, el llamado "tiempo de pijama", luchando con interfaces torpes y listas de verificación exhaustivas diseñadas más para facturación y cumplimiento que para la atención al paciente. El procesamiento del lenguaje natural (PLN) y los grandes modelos de lenguaje (GML) pueden aliviar este peso. La IA actúa como nuestro escriba inteligente y ejercitado secretario digital.

EL RENACER DE LA CONVERSACIÓN: DOCUMENTACIÓN CLÍNICA AUTOMATIZADA

Imagine una consulta sin la pantalla en medio del camino. Una IA ambiental, con consentimiento, escucha, analiza el diálogo y redacta una nota estructurada en tiempo real. El clínico revisa y firma. Horas de documentación se reducen a minutos, tiempo para pensar, para los equipos y para descansar. Y lo mejor de todo, un retorno al intercambio humano genuino e ininterrumpido. Se mantiene el contacto visual, se captan las señales sutiles, fluye la empatía y el clínico puede estar plenamente presente con el paciente y la familia en momentos de vulnerabilidad y toma crítica de decisiones.

En esta visión que surge rápidamente, un sistema de IA ambiental, que opera con el consentimiento explícito e informado del paciente y del clínico, escucha de manera discreta y precisa el diálogo natural del encuentro clínico. Estos sofisticados "escribas" de IA, impulsados por avanzados sistemas de reconocimiento de voz y procesamiento del lenguaje natural (PLN), pueden luego analizar inteligentemente la compleja conversación, extraer con precisión toda la información clínica relevante, síntomas expresados, hallazgos físicos descritos, antecedentes médicos y familiares pertinentes recabados, las sutilezas de la evaluación clínica y los detalles del plan acordado, y redactar una nota clínica estructurada, completa y contextualmente apropiada en la historia clínica electrónica (HCE), a menudo en tiempo real o poco después. El papel del clínico se transforma entonces de manera dramática: de ser un operador primario de entrada de datos, escribiendo y haciendo clic laboriosamente, a ser un cuidadoso y eficiente revisor, editor perspicaz y certificador último del registro. Verifican la exactitud del borrador generado por la IA, añaden sus únicos y matizados conocimientos o correcciones esenciales, y luego finalizan la nota con su autoridad profesional. Este cambio por sí solo, a medida que se generalice y perfeccione, podría potencialmente ahorrar incontables horas de tiempo de documentación diaria para clínicos en todo el mundo, tiempo que puede ser reinvertido directa e inmediatamente en una interacción más profunda con el paciente, mayor reflexión clínica e investigación, comunicación vital en el equipo, o incluso simplemente en el bienestar personal y una oportunidad para recargar energías.

La IA también puede redactar derivaciones, resúmenes de alta, actualizaciones al médico de atención primaria y resúmenes para juntas tumorales. Extrae datos clave del registro y los ensamblan en narrativas claras basadas en plantillas. Esto ahorra tiempo y mejora la integridad y oportunidad de los traspasos críticos de atención.

EL ASISTENTE CLÍNICO OMNISCIENTE: RECUPERACIÓN Y SÍNTESIS INTELIGENTE DE INFORMACIÓN

Los oncólogos deben revisar años de datos dispersos en sistemas, provenientes de la extensa, compleja y a menudo fragmentada historia médica de un paciente. Imagine poder preguntarle a un asistente clínico de información potenciado por IA: "¿Cuáles fueron las fracciones de eyección registradas en los ecocardiogramas de este paciente durante los últimos cinco años, y hubo alguna exposición documentada a quimioterapia cardiotóxica o intervenciones cardíacas en ese período?"

Los modelos de lenguaje grande (LLM, por sus siglas en inglés) pueden responder preguntas específicas como esa, así como resumir fracciones de eyección, líneas previas de terapia o decisiones de juntas tumorales al instante. Esto acelera la preparación, las rondas clínicas y la toma de decisiones, especialmente para pacientes complejos o nuevos.

A medida que los LLM maduran en conocimientos oncológicos curados, pueden redactar secciones de protocolos, resúmenes de consentimientos, esquemas de subvenciones y revisiones bibliográficas. Los humanos siguen liderando:

dirigiendo, verificando y asumiendo la responsabilidad del trabajo.

NAVEGANDO EL LABERINTO CON MAYOR FACILIDAD: SIMPLIFICACIÓN DE FACTURACIÓN, CODIFICACIÓN Y GESTIÓN DEL CICLO DE INGRESOS

Las reglas de facturación son complejas, cambiantes y agotadoras. Provocan rechazos, demoras, retrabajos y descontento, y desvían recursos críticos lejos de la atención al paciente y la investigación. Estas complejidades afectan también directamente la salud financiera y la eficiencia operativa de las prácticas oncológicas, tanto grandes como pequeñas.

Los algoritmos de IA, especialmente aquellos que utilizan PLN para interpretar narrativas clínicas y aprendizaje automático para detectar patrones complejos, pueden analizar tanto datos estructurados como notas en texto libre. A partir de esto, pueden sugerir automáticamente los códigos de facturación más precisos y conformes, ICD-10 para diagnósticos, CPT para procedimientos y HCPCS para suministros y medicamentos. Esto puede reducir errores costosos de codificación, mejorar el cumplimiento con las normativas de los pagadores y agilizar el proceso de reembolso, que a menudo se retrasa.

La IA también puede automatizar grandes partes del proceso de gestión del ciclo de ingresos, este intrincado camino desde el registro inicial del paciente y la verificación de seguros hasta la adjudicación final de la reclamación y el pago. Esto incluye tareas como el seguimiento del estado de las reclamaciones presentadas a través de múltiples portales de pagadores, la identificación automática y señalamiento de las razones comunes para rechazos iniciales de reclamaciones (por ejemplo, información demográfica faltante o inconsistente, falta de autorización previa adecuada para un servicio o medicamento específico, errores de agrupación o desacoplamiento), e incluso la iniciación de apelaciones automatizadas, basadas en plantillas, para razones de rechazo frecuentes y sencillas.

La Automatización Robótica de Procesos (RPA, por sus siglas en inglés), una tecnología donde "bots" de software están programados específicamente para realizar tareas digitales repetitivas y basadas en reglas que imitan la interacción humana con sistemas de software, es especialmente adecuada para muchas de estas funciones esenciales pero a menudo tediosas de la oficina administrativa. Estos bots de RPA pueden interactuar con sistemas de facturación, portales web de pagadores e interfaces de HCE para manejar la entrada rutinaria de datos. Verifican la elegibilidad del seguro en tiempo real, presentan reclamos electrónicamente y verifican el estado de los reclamos. Al hacerlo, reducen la carga manual, disminuyen los errores y mejoran tanto el flujo de caja como la estabilidad financiera de la práctica.

EL MAESTRO ORQUESTADOR: IA EN PROGRAMACIÓN, ASIGNACIÓN DE RECURSOS Y OPTIMIZACIÓN DE FLUJOS DE TRABAJO

El flujo fluido de pacientes, personal y recursos costosos a través de un centro oncológico concurrido es un delicado ballet logístico. Ya sea en una clínica ambulatoria, una sala de infusión abarrotada, un departamento de radiación de vanguardia o una planta hospitalaria compleja, requiere coordinación y previsión constantes. Los retrasos en un área pueden rápidamente propagarse a través de todo el sistema.

Una sala de infusión sobreocupada, tratamientos que duran más de lo esperado, una farmacia con falta de personal incapaz de preparar quimioterapia a tiempo o incluso una falla en un escáner de tomografía computarizada, pueden crear cuellos de botella con efectos dominó en todo el centro. El resultado es mayor tiempo de espera para los pacientes, mayor ansiedad y creciente frustración entre el personal. Al mismo tiempo, recursos costosos, sillas de infusión, aceleradores lineales y más, son utilizados de manera ineficiente.

La inteligencia artificial está surgiendo como una herramienta poderosa para abordar estos persistentes desafíos operativos. Utilizando sus rápidamente avanzadas fortalezas en optimización, simulación y análisis predictivo mejora tanto la experiencia del paciente como la moral del personal.

SINFONÍA DE HORARIOS: OPTIMIZACIÓN DE CITAS Y ASIGNACIÓN DE RECURSOS CON PRECISIÓN

Los algoritmos de IA pueden analizar meticulosamente enormes cantidades de datos operativos históricos. Pueden capturar patrones del flujo de pacientes, duraciones típicas de citas, requisitos de tratamiento como premedicaciones o tiempos de observación post-infusión, disponibilidad y mezcla de habilidades del personal, y el uso fluctuante de recursos finitos.

Basados en este aprendizaje profundo de la experiencia pasada, estos sistemas de IA pueden crear horarios altamente optimizados, dinámicos y responsivos que buscan equilibrar demandas en competencia y suavizar el flujo operativo.

Tomemos la sala de infusión, uno de los cuellos de botella más comunes en la atención oncológica. La IA puede ponderar docenas de variables a la vez: el régimen de medicamentos y el tiempo de infusión, los protocolos de premedicación, los niveles de gravedad del paciente, los patrones históricos de llegada y la tasa de ausentismo, e incluso necesidades o preferencias de transporte. Esto conduce a un ambiente más tranquilo, predecible, eficiente y, en última instancia, más centrado en el paciente.

Los mismos principios se aplican más allá de la atención de infusión. La IA puede refinar agendas quirúrgicas, optimizar plantillas de citas clínicas y mejorar el uso diario del equipo de imagenología diagnóstica. El resultado es máxima eficiencia y mayor beneficio directo para los pacientes.

APOYO INTELIGENTE PARA ENFERMERÍA Y DOTACIÓN DE PERSONAL: MODELOS MÁS INTELIGENTES Y RESPONSIVOS

Asegurar la mezcla y cantidad adecuadas de enfermeras y enfermeros, con las habilidades, experiencia y credenciales apropiadas, es esencial no solo para la calidad y seguridad de la atención al paciente, sino también para la salud financiera y operativa de las organizaciones sanitarias. El déficit crónico de personal o asignaciones inadecuadas pueden reducir la calidad de la atención, aumentar eventos adversos prevenibles, impulsar el agotamiento y la fatiga por compasión, y provocar rotación costosa de personal. Los modelos de dotación optimizados por IA van más allá de las relaciones estáticas enfermera-paciente o cuadrículas fijas, incorporando variables en tiempo real y predictivas como volúmenes de pacientes, niveles de gravedad (extraídos de datos de la HCE, evaluaciones de enfermería e incluso monitoreo continuo), ingresos y egresos previstos, tendencias de licencias por enfermedad o ausencias del personal, y picos anticipados después de días festivos o durante brotes estacionales. Este análisis sofisticado permite una dotación ágil, basada en datos y un despliegue en tiempo real, asegurando que los recursos de enfermería calificada se asignen proactivamente a las necesidades del paciente a lo largo de turnos, unidades y niveles de atención.

ILUMINANDO INEFICIENCIAS Y GUIANDO LA MEJORA: MEJORA DEL FLUJO DE TRABAJO MEDIANTE ANÁLISIS OPERATIVO

La IA va más allá de optimizar tareas o recursos individuales para proporcionar una visión holística y a nivel de sistema de las operaciones en un centro oncológico, un hospital o incluso un sistema de salud entero. Los paneles operativos alimentados por IA pueden analizar datos complejos, costos, uso de recursos en departamentos, rutas de pacientes y cuellos de botella que causan demoras. También pueden vincular estas métricas a resultados clínicos, indicadores de seguridad y satisfacción del paciente. Al hacerlo, revelan ineficiencias sistémicas que de otro modo permanecerían ocultas. Estos sistemas pueden destacar nuevas oportunidades para mejorar procesos e incluso modelar el impacto de cambios propuestos en el flujo de trabajo antes de su implementación. Esta capacidad desplaza a los líderes sanitarios de la resolución reactiva de problemas, arreglar cuestiones solo después de que causan una interrupción, hacia un enfoque proactivo, basado en datos y continuo para la mejora organizacional. El resultado es un refinamiento sistemático del flujo de trabajo, una coordinación más fuerte entre departamentos, mejores experiencias para los pacientes, mayor bienestar del personal y una atención más eficiente y centrada en el paciente.

EL ENLACE DIGITAL: IA EN LA PARTICIPACIÓN Y EDUCACIÓN DEL PACIENTE (NAVEGANDO CON PROFUNDA PRECAUCIÓN)

Involucrar a los pacientes como socios activos, informados y empoderados en su propio recorrido de atención médica es un pilar fundamental de la oncología moderna centrada en el paciente. Es un ideal ampliamente reconocido. Sin embargo, entregar información oportuna, clara, personalizada y culturalmente sensible sigue siendo un gran desafío.

Los equipos clínicos, ya sobrecargados por demandas concurrentes, a menudo luchan por proporcionar este nivel de comunicación de manera constante. Los chatbots impulsados por IA y asistentes virtuales sofisticados están surgiendo como herramientas potenciales para apoyar la educación del paciente, responder preguntas logísticas y facilitar ciertos tipos de interacción. Sin embargo, se deben comprender sus capacidades actuales y, tan importante como eso, sus limitaciones. Estas limitaciones deben comunicarse explícitamente y respetarse, tanto por los clínicos que los implementan como por los pacientes que los usan.

Estas aplicaciones basadas en procesamiento de lenguaje natural (PLN) pueden programarse con información cuidadosamente seleccionada, basada en evidencia y aprobada institucionalmente. Esto puede incluir detalles sobre tipos de cáncer comunes y regímenes estándar de tratamiento. También pueden ofrecer estrategias prácticas para manejar efectos secundarios esperados, como náuseas, fatiga, mucositis o reacciones cutáneas. Además, pueden proporcionar orientación logística para citas, procedimientos, administración de medicación o para navegar el sistema y las instalaciones sanitarias, que a menudo son complejos. Pueden responder preguntas simples y fácticas de los pacientes, enviar recordatorios automáticos de medicación, ayudar a los pacientes a registrar síntomas y dirigirlos a recursos educativos validados de organizaciones reconocidas. Disponibles 24/7, los chatbots de IA proporcionan apoyo inmediato y automatizado para tareas sencillas y transaccionales, confirmando citas rutinarias, procesando reposiciones de cuidados de apoyo no críticas y entregando educación al paciente estándar y preaprobada, ofreciendo respuestas convenientes y confiables para estas consultas.

No obstante, es crucial dejar claro a los pacientes que la generación actual de chatbots de atención médica no sustituye el juicio clínico humano. Tampoco deben confundirse con la comunicación empática de un profesional sanitario de confianza ni con consejos médicos personalizados adaptados a la situación única de cada individuo.

Esto es especialmente cierto, y los riesgos potenciales son significativamente mayores, cuando se trata de problemas médicos complejos, situaciones clínicas que cambian rápidamente o empeoran, síntomas sutiles o inusuales que requieren evaluación e interpretación humana experta, estados emocionales profundos como ansiedad intensa, miedo, depresión o duelo, o información de salud personal altamente sensible que el paciente puede mostrarse renuente a compartir con un algoritmo.

Las encuestas a pacientes que han usado chatbots médicos a menudo revelan preocupaciones comprensibles sobre compartir información confidencial con un algoritmo impersonal. Muchos también expresan frustración por la incapacidad de los sistemas actuales para responder de manera adecuada o compasiva a condiciones complejas y cargadas emocionalmente. La mala usabilidad es otra queja frecuente, que en ocasiones conduce a respuestas circulares, poco útiles o incluso peligrosamente engañosas.

El riesgo de desinformación o mala interpretación crítica, si un chatbot ofrece consejos inexactos, incompletos, fuera de contexto o excesivamente genéricos, es también una consideración muy seria que conlleva implicaciones potenciales para la seguridad del paciente, especialmente en un campo de alta complejidad como la oncología.

Los "enlaces digitales" impulsados por IA podrían eventualmente desempeñar un rol limitado pero valioso en oncología. Sin embargo, su implementación debe regirse por los más altos estándares éticos. Los pacientes deben ser informados desde el principio de las limitaciones de estas herramientas. La información que proporcionan debe ser impecable: basada en evidencia, actualizada regularmente y aprobada institucionalmente. Más aún, los pacientes siempre deben tener acceso continuo y claramente señalizado a un clínico cualificado. Cualquier preocupación urgente, síntoma nuevo o que empeore, o toma de decisiones complejas requiere interacción humana directa. El toque humano es primordial e insustituible, especialmente en oncología.

EL CUSTODIO DE DATOS: IA EN LA GESTIÓN DE RECLAMACIONES Y LA COMPRENSIÓN SISTÉMICA

La administración financiera de la atención sanitaria, especialmente en sistemas complejos con múltiples pagadores, requiere un volumen inmenso y propenso a errores de procesamiento de reclamos, verificación de pagos, conciliación de datos y cumplimiento regulatorio. Estas tareas se distribuyen a través de bases de datos dispares, muchas incompatibles entre sí, lo que hace el trabajo aún más desafiante y consumidor de recursos. Aseguradoras, pagadores gubernamentales y organizaciones proveedoras de salud lidian diariamente con el formidable y laborioso desafío de garantizar que millones de reclamos individuales por servicios prestados estén correctamente codificados según reglas bizantinas y en constante actualización, adecuadamente documentados para justificar la necesidad médica y el nivel de servicio proporcionado, y pagados con precisión y a tiempo. Los algoritmos de aprendizaje automático pueden aportar eficiencias significativas, mejoras en la precisión y sustanciales ahorros de costos a este dominio frecuentemente problemático, muy administrativo, pero absolutamente esencial de las operaciones sanitarias.

La IA puede realizar coincidencias probabilísticas sofisticadas de registros para vincular datos de pacientes no identificados a través de bases de datos incompatibles. Por ejemplo, puede conectar las historias clínicas electrónicas (HCE) hospitalarias con reclamos de aseguradoras, registros farmacéuticos o datos de clínicas especializadas, incluso cuando faltan o son inconsistentes los identificadores del paciente. Esta vinculación de datos, realizada bajo estrictos estándares de privacidad y gobernanza, permite una visión integral e integrada del recorrido de atención del paciente. Revela interacciones a través del sistema sanitario fragmentado y aclara los costos reales de la atención a lo largo del tiempo. Esta vista longitudinal integrada es invaluable para iniciativas eficaces de gestión de salud poblacional, para realizar investigaciones robustas en economía de la salud y resultados comparativos, para identificar brechas o redundancias críticas en la atención, y para comprender los patrones de tratamiento en el mundo real y sus consecuencias a largo plazo.

Para aseguradoras y pagadores gubernamentales, la IA puede analizar los reclamos en tiempo real, señalando errores de codificación, documentación faltante o patrones sospechosos que podrían indicar fraude, con frecuencia antes de que se realice el pago. Para los proveedores, herramientas similares ayudan a asegurar que los reclamos estén limpios y codificados correctamente antes de su envío, reduciendo rechazos y pérdida de ingresos. Las auditorías impulsadas por IA y las verificaciones previas al envío ahorran tiempo, dinero y esfuerzo a todas las partes involucradas, además de proteger a los pacientes de facturas confusas o inexactas.

Las auditorías previas a la facturación y las revisiones antes de enviar reclamos impulsadas por IA detectan y corrigen errores de codificación o documentación antes de que los reclamos se procesen. Enviar reclamos completos y correctamente codificados ("limpios") reduce las denegaciones y apelaciones, acelera el pago preciso en la primera revisión y evita retrabajos y cancelaciones costosas. Los pagadores y proveedores ahorran tiempo y dinero, y los pacientes se libran de recibir facturas confusas o erróneas. Operaciones transparentes y eficientes en el ciclo de ingresos sostienen las finanzas que apoyan la innovación oncológica y el acceso equitativo a cuidados de alta calidad.

LA PROMESA DEL TIEMPO LIBERADO: REINVERTIR LA EFICIENCIA EN EL ALMA DE LA MEDICINA

La IA está creciendo rápidamente en la administración oncológica, desde escribas virtuales de IA y algoritmos de programación hasta modelos de personal y procesamiento de reclamos. En conjunto, estas herramientas ofrecen una promesa profunda: liberar el tiempo y la energía cognitiva de los clínicos para que puedan concentrarse plenamente en la atención al paciente.

Esto no se trata simplemente de lograr eficiencias abstractas en una hoja de cálculo organizacional o de realizar ahorros marginales e incrementales en costos para una institución, aunque esas consideraciones son ciertamente relevantes e importantes para la sostenibilidad financiera a largo plazo y la viabilidad operativa de cualquier sistema de salud. Más fundamentalmente, se trata de descargar a los clínicos de la abrumadora carga de tareas administrativas que erosionan su capacidad para practicar la medicina tal como fueron entrenados e inspirados para hacer.

Restaurar el tiempo y la concentración les permite volver a su verdadera vocación: la atención al paciente, el razonamiento clínico, la deliberación ética y el crecimiento científico. Estas son las tareas que, durante las últimas décadas, han invadido de manera constante e insidiosa su capacidad para ejercer la medicina de manera reflexiva, centrada en el paciente y estimulante intelectualmente, tal como fueron formados y apasionadamente llamados a hacer.

Se trata de permitirles, en efecto, empoderarles, a redirigir su enfoque invalorable, sus habilidades clínicas únicas y arduamente adquiridas, su energía intelectual crítica y su presencia emocional esencial de regreso al núcleo absoluto de su vocación profesional: la atención directa y sin prisas al paciente, el razonamiento clínico complejo, la deliberación ética matizada, la comunicación empática y la vital búsqueda de conocimiento científico y crecimiento profesional continuo.

Imagine a las enfermeras dedicando menos tiempo al papeleo y más a educar a los pacientes con compasión. Visualice oncólogos liberados de registrar notas tardíamente, capaces de mantener conversaciones pausadas y significativas con pacientes y familias. Imagine un sistema donde la automatización reduce autorizaciones previas, conflictos de programación y disputas de facturación, aliviando el estrés tanto para clínicos como para pacientes. Véalos explorando a fondo opciones de tratamiento complejas, atendiendo completamente los temores y ansiedades, estableciendo colaborativamente objetivos realistas de cuidado y fomentando una toma de decisiones compartida genuina que respete la autonomía y valores del paciente. Imagine que cuentan con más espacio cognitivo protegido y tiempo dedicado para pensar de forma más amplia, creativa y crítica sobre casos particularmente complejos o desafiantes, o para dedicar esfuerzos más focalizados y sostenidos a vitales investigaciones clínicas, enseñanza innovadora y actividades de mentoría impactantes que impulsen el campo de la oncología y nutran a la próxima generación de dedicados cuidadores.

Imagine un sistema de salud donde la "fricción" diaria y omnipresente de autorizaciones previas engorrosas, conflictos y retrasos frustrantes en la programación, un interminable juego de llamadas para derivaciones y consultas, y consultas de facturación que consumen tiempo y son a menudo conflictivas se minimice tan eficazmente mediante la automatización inteligente que deje de ser una fuente importante de frustración diaria, angustia moral y agotamiento para los clínicos, y también deje de ser una barrera significativa y generadora de ansiedad para una atención oportuna, equitativa y coordinada sin fisuras para los pacientes.

Esta recuperación deliberada del tiempo clínico y del espacio cognitivo vital gracias a la tecnología no es un lujo ni un sueño utópico. Es un componente esencial e indispensable del reinicio "Ctrl+Alt+Cura" que tan urgentemente contemplamos para el futuro del cuidado del cáncer. Es un prerrequisito para fomentar una fuerza laboral oncológica más sostenible, más resiliente, más satisfactoria profesionalmente y, en última instancia, más humana, mitigando directa y poderosamente la alarmante y bien documentada epidemia de agotamiento que actualmente amenaza los cimientos mismos de nuestro sistema de salud y el bienestar a largo plazo de esos profesionales dedicados que han comprometido sus vidas a cuidar a quienes enfrentan las enfermedades más graves y desafiantes de la vida.

Al reducir la carga administrativa, la IA crea nueva capacidad para aplicaciones clínicas avanzadas: diagnóstico, selección de tratamientos y descubrimiento de fármacos. Con las tareas rutinarias gestionadas silenciosamente en segundo plano, la mente clínica queda liberada: energizada, creativa y enfocada. Esto permite a los oncólogos involucrarse profundamente en los desafíos científicos, las consideraciones éticas y el núcleo humanista del cuidado del cáncer.

Cuando las bases operativas quedan sustancialmente despejadas de la congestión administrativa, cuando la cacofonía diaria de demandas burocráticas se silencia con el zumbido diligente y discreto de algoritmos inteligentes, la mente clínica está mucho más libre, más energizada, más creativa, más enfocada y, por lo tanto, más capaz de comprometerse plena y eficazmente con los profundos desafíos científicos, las complejas consideraciones éticas y las inmensas oportunidades humanistas que presenta la aplicación de la inteligencia artificial al diagnóstico directo, al tratamiento personalizado y al cuidado holístico y compasivo de los pacientes con cáncer.

CONCLUSIÓN: ABRIR EL CAMINO HACIA UN ENCUENTRO CLÍNICO REHUMANIZADO

La integración de la inteligencia artificial en las esferas administrativas y operativas de la oncología puede carecer del drama llamativo de un nuevo fármaco, una vacuna personalizada o un diagnóstico temprano de cáncer. Sin embargo, su impacto en la práctica diaria, en la experiencia del paciente, el bienestar del clínico y la dimensión humana del cuidado, es igual de fundamental. De hecho, puede ser incluso más tangible y universalmente beneficioso para el reinicio integral del cuidado del cáncer que con tanta urgencia buscamos.

Sin embargo, su impacto en la práctica diaria del cuidado oncológico, y en el bienestar, la realización profesional y la experiencia humana tanto de los pacientes como de los clínicos que los atienden, es, sin duda, igual de fundamental y quizá aún más inmediatamente tangible y universalmente beneficioso para el éxito global del reinicio integral del cuidado del cáncer que tan urgentemente ansiamos.

Estas eficiencias impulsadas por la IA son los engranajes y palancas invisibles que hacen que el cuidado del cáncer funcione con más fluidez, de manera más económica y, lo más importante, con mayor humanidad. Al automatizar tareas rutinarias, simplificar la complejidad y optimizar el uso de recursos preciosos, el tiempo del clínico, la energía cognitiva y la empatía humana, la IA va eliminando progresivamente las capas asfixiantes de administración que se han acumulado durante décadas. Al hacerlo, restaura el enfoque en el propósito y la conexión humana que debería definir nuestro trabajo.

Al automatizar lo rutinario y repetitivo, simplificar lo enrevesado y complejo, y optimizar el uso de nuestros recursos más valiosos y finitos, especialmente el tiempo del clínico, su energía cognitiva irremplazable y su experiencia y empatía humana únicas, la IA puede desprender progresivamente las pesadas y a menudo asfixiantes capas de carga administrativa que se han acumulado durante décadas, a menudo oscureciendo el propósito central y disminuyendo la profunda conexión humana que debería definir y elevar nuestro trabajo.

Esta liberación no es simplemente eficiencia por sí misma. Más profundamente, es un medio hacia un fin mayor: un entorno sanitario donde oncólogos, enfermeros, farmacéuticos y cada miembro del equipo de atención estén facultados para enfocar su intelecto, empatía y compasión en los pacientes y familias a quienes sirven. Mientras la maquinaria administrativa se calma bajo el zumbido constante y discreto de algoritmos inteligentes, se abre espacio para un compromiso más profundo y gratificante tanto con los pacientes como con las aplicaciones clínicas avanzadas de la IA.

Es, más profundamente aún, un medio crucial e indispensable hacia un fin mucho mayor y más significativo: la creación de un entorno sanitario donde oncólogos, enfermeros, farmacéuticos y todos los miembros del dedicado equipo interdisciplinario estén empoderados, habilitados y, de hecho, liberados para dedicar toda su atención, su intelecto más agudo, su empatía más profunda y su compasión más sincera a los pacientes y familias que atienden. Con la a menudo cacofónica maquinaria administrativa progresivamente silenciada y optimizada por el zumbido diligente y discreto de algoritmos inteligentes, el escenario está listo para un compromiso más profundo, más enfocado y en última instancia más gratificante, no solo directamente y de forma más significativa con nuestros pacientes, sino también con las sofisticadas aplicaciones clínicas de la inteligencia artificial. Estas son las herramientas que, como hemos visto, pueden aumentar directamente nuestras capacidades diagnósticas, refinar nuestras estrategias terapéuticas y personalizar el recorrido único de cada paciente a través de su enfermedad de formas que apenas estamos comenzando a comprender y aplicar plenamente.

Las exigencias exactas de la documentación suelen sentirse más como introducción de datos que como narrativa clínica. Las casillas interminables de la historia clínica electrónica, combinadas con la carga cognitiva de sintetizar montañas de datos bajo una presión de tiempo implacable, pueden dejar a los clínicos sintiéndose más como procesadores burocráticos que como sanadores. Sus días se desdibujan entre pantallas, alertas y tareas administrativas. El resultado: menos presencia con los pacientes en momentos de miedo, dolor y vulnerabilidad, y más frustración con un sistema que limita su vocación. Sus jornadas pueden convertirse en un difuso y estresante torbellino de pantallas, alertas y trámites administrativos, con su capacidad para "estar con" sus pacientes en momentos de miedo profundo, dolor existencial y vulnerabilidad compartida significativamente limitada por el implacable paso del tiempo y las exigencias inquebrantables del sistema.

Pero, ¿y si la inteligencia artificial pudiera hacer más que aliviar las cargas operativas? ¿Y si pudiera ayudar a restaurar la esencia misma de la práctica clínica, no como un piloto autónomo que amenaza el control, sino como un copiloto vigilante y solidario? Habiendo visto cómo la IA puede despejar las bases administrativas, ahora debemos preguntarnos cómo podría complementar directamente el trabajo clínico: preservando tiempo precioso, agudizando el enfoque y fortaleciendo nuestra capacidad para pilotar la cabina de mando de la atención oncológica moderna, donde tanto está en juego.

En el siguiente capítulo, nos centramos en el papel de la IA en la propia labor clínica central. Examinaremos cómo puede ayudar a los clínicos a navegar el abrumador aluvión de información de la medicina moderna, agilizar los flujos de trabajo diagnósticos y terapéuticos, y fortalecer la toma de decisiones matizada y basada en evidencia. La promesa va más allá de la eficiencia o la capacidad técnica. Es la posibilidad de una verdadera rehumanización de la práctica, un retorno al pensamiento crítico, la resolución compleja de problemas, la curiosidad científica y, sobre todo, la conexión humana sanadora que da sentido a la medicina.

CAPÍTULO 12: EL COPILOTO DEL ONCÓLOGO

LA IA QUE AUMENTA LA SABIDURÍA CLÍNICA Y REHUMANIZA EL CUIDADO DEL CÁNCER

> *"Si he visto más lejos, es porque estoy sentado sobre los hombros de gigantes."*
>
> —Isaac Newton

En nuestra exploración anterior, vimos a la inteligencia artificial ingresar al a menudo caótico teatro operativo de la oncología, ofreciendo alivio al peso sisifiano de las tareas administrativas. Imaginamos un futuro donde el zumbido de algoritmos inteligentes podría silenciar el estrépito de las demandas burocráticas, liberando tiempo y energía cognitiva preciosos, abriendo paso para un encuentro clínico más enfocado y menos fragmentado. Esta restauración del tiempo no es simplemente una mejora incremental; es la base para la siguiente y más profunda etapa de la IA en el cuidado del cáncer, no solo como un asistente eficiente en segundo plano, sino como un socio activo en el arte y la ciencia de la toma de decisiones clínicas.

Las exigencias implacables de la práctica moderna, las casillas interminables de la historia clínica electrónica, la carga cognitiva de sintetizar montañas de datos que evolucionan rápidamente y los minutos decrecientes para la interacción humana directa, pueden hacer que incluso los oncólogos más dedicados se sientan menos como sanadores y más como procesadores de datos. Sus días pueden convertirse en un agotador torbellino de pantallas y tareas administrativas, con su capacidad para "estar con" sus pacientes en momentos de miedo profundo, cuestionamiento existencial y vulnerabilidad compartida significativamente limitada por las presiones inquebrantables del sistema.

Este capítulo explora el potencial de la IA no para reemplazar al oncólogo, sino para aumentarlo. Como un incansable y vigilante copiloto, la IA puede ayudar a gestionar el aluvión de información, agilizar los flujos de trabajo clínicos y afinar la toma de decisiones diagnósticas y terapéuticas. Al hacerlo, libera a los oncólogos de las tareas mecánicas que consumen gran parte de su energía intelectual y emocional.

Examinaremos cómo la IA puede surgir como un "copiloto" incansable, perspicaz y siempre vigilante en el complejo y delicado puesto de mando de la atención oncológica moderna. El papel de este copiloto es ayudar a gestionar la avalancha de información que amenaza con abrumarnos, optimizar los flujos de trabajo clínicos complejos más allá de la mera administración, mejorar la precisión y la personalización en la toma de decisiones diagnósticas y terapéuticas y, al hacerlo, liberar a los oncólogos de muchas de las cargas repetitivas, mecánicas y puramente computacionales que consumen actualmente gran parte de su energía intelectual y emocional.

La promesa no es solo una mayor eficiencia o precisión. Es la posibilidad de rehumanizar la práctica, restaurando el enfoque en el arte matizado de la medicina, en el pensamiento crítico y el descubrimiento colaborativo y, sobre todo, en las conexiones humanas curativas que están en el corazón de la profesión. Se trata de crear las condiciones en las que los clínicos puedan una vez más esforzarse consistentemente por "adentrarse con los pacientes en las profundidades de sus cuevas, compartir sus miedos y dolores, y ayudarles a soportar el peso de sus enfermedades como los socios de confianza" que juraron ser.

EL NAVEGADOR DE LA INFORMACIÓN: IA DOMANDO EL TSUNAMI DE DATOS EN ONCOLOGÍA

El oncólogo moderno ejerce en una era de abundancia informativa sin precedentes, un verdadero tsunami de datos que es tanto una bendición como un profundo desafío. La investigación en oncología se expande a un ritmo exponencial. Miles de nuevos artículos, resultados de ensayos y puntos de vista moleculares aparecen cada año, haciendo casi imposible que un solo clínico se mantenga al día en todas las subespecialidades.

Las guías de práctica clínica, aunque invaluables, se vuelven cada vez más complejas y se actualizan con frecuencia. Y para cada paciente individual, la cantidad de datos que necesitan ser sintetizados puede ser abrumadora: su historia personal y familiar detallada, las sutilezas del examen físico, un torrente de valores de laboratorio, las narrativas visuales intrincadas de múltiples estudios de imagen, los informes a menudo complejos de patología y diagnóstico molecular (incluyendo genómica, transcriptómica y proteómica), los registros de tratamientos previos y sus respuestas, y un entendimiento en evolución sobre su contexto psicosocial y sus preferencias personales.

Navegar efectivamente en este entorno rico en información, extraer las señales precisas relevantes para un paciente particular de este ruido abrumador, exige un esfuerzo cognitivo extraordinario y tiempo, bienes que siempre escasean. Aquí es donde la IA puede comenzar a funcionar como un valioso **Navegador de la Información**, un copiloto sofisticado para el intelecto del oncólogo.

Imagine un sistema de IA profundamente integrado con bases de conocimiento médico curadas y datos no identificados de millones de encuentros con pacientes (siempre con rigurosas salvaguardas de privacidad y supervisión ética). Este sistema podría actuar como un investigador incansable y brillante, escaneando, asimilando y sintetizando constantemente la literatura oncológica global. Cuando un oncólogo enfrenta un caso desafiante o una alteración molecular rara, la IA podría identificar rápidamente los artículos más relevantes, resumir hallazgos clave, destacar áreas con evidencia conflictiva o consensos emergentes, e incluso señalar ensayos clínicos activos que pudieran ser apropiados. Esto supera la simple búsqueda por palabras clave y ofrece una comprensión más contextual y semántica de la información científica.

Dentro de la historia clínica electrónica (HCE), la IA puede transformar la acumulación a menudo caótica de datos longitudinales de un paciente en una narrativa coherente y clínicamente accionable. Como mencionamos en el contexto del alivio administrativo, los modelos de lenguaje grande (LLM) pueden resumir historias extensas. Pero aquí, en un rol de copiloto, la IA podría ir más allá: identificando proactivamente tendencias, señalando posibles interacciones medicamentosas basadas en la lista completa de medicamentos del paciente y su perfil farmacogenómico, o destacando desviaciones de las vías de recuperación esperadas tras el tratamiento. Por ejemplo, podría analizar el historial completo de laboratorio de un paciente a lo largo de varios años y alertar al clínico sobre un descenso sutil pero persistente en un recuento sanguíneo particular que, aunque aún dentro de límites normales, podría merecer una revisión más cuidadosa en el contexto de su historia oncológica o terapia actual.

Este cambio es similar a la navegación marítima al pasar de cartas dibujadas a mano a GPS. El capitán sigue dirigiendo y asumiendo la responsabilidad, pero ahora con herramientas que proporcionan una conciencia integral y en tiempo real. De la misma manera, la IA ofrece a los oncólogos un sistema avanzado de navegación para los complejos mares de información médica. El capitán humano sigue al mando, toma las decisiones críticas y asume la responsabilidad última, pero ahora cuenta con herramientas que brindan una comprensión mucho más completa, inmediata y de fácil digestión de su entorno, lo que les permite navegar de manera más segura y eficiente en aguas complejas. La IA, en este sentido, se ofrece como el sistema avanzado de navegación para el oncólogo que navega por los complejos mares de la información médica.

EL DIAGNÓSTICO AUMENTADO: IA COMO UN "SEGUNDO PAR DE OJOS" Y RECONOCEDOR DISCRIMINANTE DE PATRONES

Como se discutió en capítulos anteriores, la inteligencia artificial, especialmente el aprendizaje profundo, ha demostrado una habilidad notable para interpretar imágenes médicas y láminas de patología. En tareas definidas y específicas, su desempeño iguala o incluso supera al de los expertos humanos. Enmarcado dentro del paradigma del "copiloto", esta capacidad se transforma de un potencial reemplazo a una potente forma de aumento diagnóstico. La IA puede servir como un "segundo par de ojos" siempre vigilante y consistentemente preciso, asistiendo al clínico humano a percibir señales sutiles que podrían pasar desapercibidas, especialmente bajo condiciones de alta carga de trabajo o fatiga.

En radiología, un copiloto de IA podría preseleccionar imágenes, señalando áreas sospechosas en una mamografía o identificando pequeños nódulos pulmonares en una tomografía computarizada de tórax para revisión prioritaria. También podría cuantificar volúmenes tumorales o seguir cambios de lesiones a lo largo del tiempo con una consistencia difícil de lograr manualmente, ofreciendo medidas más objetivas de respuesta o progresión del tratamiento. En patología digital, la IA puede escanear meticulosamente imágenes completas, identificando células malignas raras en una biopsia de ganglio linfático, contando con precisión figuras mitóticas en una amplia sección tumoral o cuantificando la expresión de biomarcadores pronósticos con mayor reproducibilidad que los métodos manuales.

Más allá de estas tareas que imitan capacidades humanas, la IA también puede identificar patrones completamente nuevos. El análisis radiómico puede extraer miles de características cuantitativas de las imágenes médicas, patrones de textura, forma o intensidad a menudo invisibles al ojo humano. La IA puede entonces vincular estas firmas radiómicas con resultados clínicos, mutaciones genéticas o respuestas a terapias, ofreciendo una comprensión más matizada de la biología tumoral directamente desde su presentación visual. De manera similar, en patología, la IA comienza a identificar patrones morfométricos o espaciales sutiles en la disposición celular y la arquitectura tisular que predicen el pronóstico o el estado molecular, brindando percepciones que van más allá de la gradación histológica tradicional.

No se trata de que la IA emita el diagnóstico de forma independiente, sino de que el copiloto de IA presente al experto humano, el radiólogo, patólogo u oncólogo, un conjunto de datos más rico, cuantitativamente detallado y potencialmente más exhaustivamente analizado. El experto humano luego integra estos hallazgos generados por IA con su profundo conocimiento del dominio, su comprensión del contexto clínico más amplio, su intuición afinada por años de experiencia y su capacidad para razonar entre la ambigüedad y la incertidumbre (áreas donde la IA actual suele tener dificultades). Este enfoque colaborativo es como un artesano maestro que usa herramientas avanzadas para perfeccionar su habilidad y arte innatos. Juntos, la pericia humana y la precisión de la IA pueden impulsar diagnósticos más tempranos, precisos y consistentes.

EL ESTRATEGA DE TERAPIA PERSONALIZADA: IA GUIANDO LAS DECISIONES DE TRATAMIENTO

El panorama terapéutico en oncología está marcado por una innovación acelerada y una complejidad abrumadora. Para muchos tipos de cáncer, ya no existe un único "estándar de atención". En cambio, los clínicos enfrentan un conjunto de opciones en rápida expansión, quimioterapia, radioterapia, agentes dirigidos, inmunoterapias, tratamientos hormonales y, cada vez más, regímenes combinados. Seleccionar la estrategia terapéutica óptima para un paciente individual, maximizando el beneficio y minimizando la toxicidad, requiere integrar una vasta cantidad de información. Esto incluye el tipo y estadio del cáncer, su perfil molecular (mutaciones, cambios epigenéticos, expresión proteica), el estado general de salud y comorbilidades del paciente, sus objetivos y preferencias de tratamiento, y la evidencia en evolución continua proveniente de ensayos clínicos y estudios en el mundo real.

Aquí, la IA puede servir como un estratega terapéutico poderoso, un copiloto que ayuda a los oncólogos a navegar estas decisiones complejas. Los sistemas de IA pueden entrenarse con grandes conjuntos de datos integrados que combinan resultados de ensayos clínicos, evidencia del mundo real extraída de historias clínicas electrónicas y registros, perfiles tumorales multiómicos y características detalladas del paciente. Desde esta base, pueden aprender a:

- **Alinear con la Evidencia y las Guías:** La IA puede procesar rápidamente las guías de práctica clínica establecidas (NCCN, ASCO, ESMO y otras) y aplicarlas al escenario clínico específico de un paciente, asegurando que las recomendaciones basadas en evidencia se consideren de manera constante. También puede señalar casos donde el perfil del paciente sugiere que las guías estándar pueden no ser óptimas o donde investigaciones recientes avalan una desviación.

- **Predecir la Respuesta al Tratamiento y la Toxicidad:** Al analizar los -ómicas tumorales, genética germinal, perfiles inmunológicos y otros factores clínicos, los modelos de IA comienzan a predecir tanto la respuesta al tratamiento como el riesgo de toxicidad. Por ejemplo, pueden identificar qué pacientes tienen mayor probabilidad de beneficiarse de un inhibidor de puntos de control o terapia dirigida, al tiempo que estiman la posibilidad de toxicidades relacionadas con el tratamiento. Esto permite una evaluación más matizada de beneficios y riesgos y puede guiar la selección de terapias que sean efectivas y tolerables. Por ejemplo, la IA podría identificar a un paciente cuya biología tumoral sugiere una alta probabilidad de respuesta a un fármaco determinado, pero cuyo perfil farmacogenómico germinal indica un alto riesgo de toxicidad severa, lo que llevaría a considerar un régimen alternativo o estrategias proactivas de manejo de toxicidad.
- **Identificar Coincidencias Óptimas para Ensayos Clínicos:** Como se discute en nuestro capítulo sobre ensayos clínicos, la IA puede emparejar eficientemente pacientes con estudios en curso según características clínicas y moleculares detalladas. Esto les brinda acceso a terapias investigativas de vanguardia cuando las opciones estándar se han agotado o son subóptimas.
- **Apoyar la Toma de Decisiones Compartida:** La IA puede sintetizar información compleja sobre opciones de tratamiento, sus beneficios, riesgos e incertidumbres, y presentarla en formatos claros y comprensibles. En algunos casos, esto puede incluir herramientas visuales que apoyan una toma de

decisiones compartida más efectiva entre oncólogos, pacientes y familias. Puede ilustrar trayectorias de resultados probables bajo diferentes escenarios terapéuticos, ayudando a los pacientes a alinear sus elecciones más estrechamente con sus valores y metas de vida. Imagine la IA como un "simulador de vuelo" sofisticado para el tratamiento del cáncer. Permite al oncólogo explorar diversas vías terapéuticas para un paciente dado, comprender los beneficios y riesgos predichos asociados con cada una y ver cómo podrían cambiar basándose en diferentes supuestos o características del paciente, todo antes de comprometerse con una acción definitiva en el mundo real. La IA no pilota el avión; el oncólogo sí. Pero la IA proporciona datos invaluables, perspectivas predictivas y apoyo en la navegación para ayudar a garantizar el viaje más seguro y efectivo posible.

LA REHUMANIZACIÓN DE LA PRÁCTICA: LA IA LIBERANDO EL ARTE Y EL ALMA DE LA MEDICINA

La verdadera promesa de la IA como copiloto del oncólogo va más allá de la asistencia técnica o el poder computacional bruto. Su mayor potencial puede estar en fomentar una rehumanización de la práctica clínica, restaurando y amplificando los elementos de la medicina más vulnerables a la erosión bajo las presiones del sistema de salud moderno. Al asumir la carga cognitiva de la gestión de información, el reconocimiento rutinario de patrones y la síntesis inicial de datos, la IA puede liberar a los oncólogos para enfocarse más plenamente en los aspectos de su profesión que exigen capacidades exclusivamente humanas.

Liberados de cargas administrativas (como se discute en el

Capítulo 11) y del procesamiento rutinario de datos, los oncólogos pueden dedicar mayor atención focalizada a:

- **Comunicación matizada con el paciente y conexión empática:** La capacidad de escuchar profundamente a un paciente, comprender sus miedos, esperanzas y valores; explicar información médica compleja con claridad y compasión; y construir una relación de confianza y colaboración, sigue siendo central para la sanación, incluso cuando la cura no es posible. El tiempo liberado crea espacio para estas interacciones humanas pausadas y profundas.
- **Deliberaciones éticas complejas y toma de decisiones compartidas:** Muchas decisiones en oncología poseen un peso ético profundo, requiriendo un cuidadoso equilibrio entre valores contrapuestos, por ejemplo, curación versus calidad de vida, o intervención agresiva versus cuidados paliativos. La IA puede aportar datos y predicciones, pero la sabiduría para navegar estas aguas éticas, y para guiar decisiones realmente compartidas que honren la autonomía del paciente, permanece con el clínico humano.
- **Pensamiento crítico profundo e investigación científica:** Liberada de la sobrecarga constante de información, la mente clínica tiene más espacio para el pensamiento crítico profundo. Puede cuestionar suposiciones (incluidas las generadas por la IA), considerar presentaciones atípicas, explorar mecanismos subyacentes de la enfermedad y contribuir al avance del conocimiento mediante la investigación y la erudición.
- **Mentoría, enseñanza y colaboración en equipo:** El arte y la ciencia de la oncología se transmiten a través de la mentoría y el aprendizaje colaborativo. Con una mayor capacidad cognitiva, los clínicos experimentados pueden enseñar más eficazmente a los residentes, mentorizar a colegas junior y participar en discusiones interdisciplinarias más profundas, vital para la atención óptima del paciente.

Esto no solo busca aliviar la carga laboral del oncólogo, aunque sea un objetivo loable dada la alarmante tasa de agotamiento en la especialidad. Se trata de restaurar la alegría y la satisfacción intelectual en la práctica médica. Se trata de permitir que los oncólogos se reconecten con las motivaciones fundamentales que los llevaron a este campo desafiante pero gratificante: comprender la enfermedad en su nivel más fundamental, aplicar ese conocimiento con destreza y sabiduría, y brindar cuidados compasivos y holísticos a pacientes y familias que enfrentan las crisis más profundas de la vida.

Históricamente, los grandes cambios tecnológicos, tras un período inicial de disrupción, han liberado a las personas de ciertas formas de trabajo, permitiendo el florecimiento de actividades cognitivas y creativas de orden superior. La imprenta, por ejemplo, inicialmente amenazó el sustento de los escribas; sin embargo, democratizó el conocimiento y alimentó revoluciones intelectuales al hacer la información ampliamente accesible, liberando a los estudiosos para dedicar menos tiempo a copiar y más a pensar, analizar y crear. La IA, como copiloto clínico, puede ofrecer una liberación similar: automatizar tareas cognitivas rutinarias para liberar el intelecto humano para lo que hace mejor: razonar, empatizar, innovar y conectar.

EL COMPROMISO DEL COPILOTO: NAVEGANDO LA CONFIANZA, LA RESPONSABILIDAD Y EL CLÍNICO PERMANENTE

La visión de la IA como copiloto confiable del oncólogo es emocionante y profundamente prometedora. Sin embargo, como cualquier asociación poderosa, exige una comprensión clara de roles, responsabilidades y limitaciones. Requiere un pacto basado en confianza, transparencia y compromiso inquebrantable con el bienestar del paciente.

Abordar la "caja negra" y garantizar la explicabilidad:

Uno de los mayores desafíos de los modelos avanzados de IA, especialmente los sistemas de aprendizaje profundo, es su naturaleza de "caja negra", su proceso interno de toma de decisiones suele ser opaco y difícil de comprender completamente para los humanos. Para que la IA sirva como copiloto confiable en la atención clínica, hay una demanda creciente de IA explicable (IAE), métodos que revelan por qué un sistema hizo una predicción o recomendación particular. Entender la base de la sugerencia de la IA es crucial para que los clínicos evalúen críticamente su validez, la integren con su propia experiencia y la comuniquen con confianza a los pacientes.

Definir la responsabilidad y rendición de cuentas:

Si un copiloto de IA contribuye a un diagnóstico o recomendación de tratamiento, ¿quién asume la responsabilidad última cuando ocurren errores? Los marcos legales y éticos relativos a la IA en medicina aún están en desarrollo. Sin embargo, el consenso es claro: el clínico humano, el "piloto al mando", sigue siendo responsable de las decisiones de atención al paciente. La IA, por sofisticada que sea, es una herramienta. Sus resultados deben tratarse como insumos valiosos, evaluados críticamente e integrados por el médico, nunca aceptados como directivas infalibles.

Protegerse contra la dependencia excesiva y la pérdida de habilidades:

A medida que las herramientas de IA se vuelven más capaces e integradas sin problemas en los flujos de trabajo, los clínicos corren el riesgo de volverse excesivamente dependientes de ellas. Esto podría erosionar gradualmente, o "atrofiar", ciertas habilidades humanas diagnósticas e interpretativas. La educación médica y el desarrollo profesional deben adaptarse, asegurando que los clínicos mantengan competencias centrales a la vez que aprenden a colaborar con la IA de forma efectiva y crítica. El objetivo es la potenciación, no la atrofia, de la habilidad humana.

El papel indispensable del juicio y supervisión humana:

La IA sobresale en el reconocimiento de patrones en grandes conjuntos de datos y puede realizar cálculos complejos mucho más rápido que el humano. Sin embargo, carece de verdadera comprensión humana, sentido común, conciencia contextual más allá de sus datos de entrenamiento, y la capacidad para empatía genuina o razonamiento ético. El oncólogo humano aporta estas cualidades irreemplazables. Comprende la historia singular de vida de cada paciente, sus valores, sistema de apoyo, miedos no expresados y las sutilezas clínicas que a menudo se pierden en los datos estructurados. El copiloto IA puede procesar los datos; el clínico humano debe procesar al paciente.

Construir y mantener la confianza en los sistemas de copiloto IA, tanto entre clínicos como pacientes, requiere un esfuerzo sostenido. Esto significa validación rigurosa, reportes transparentes de desempeño (incluidas limitaciones y modos de falla), gobernanza sólida de datos, detección y mitigación proactiva de sesgos y, sobre todo, supervisión humana continua.

CONCLUSIÓN: HACIA UN FUTURO SINÉRGICO, LISTO PARA NUEVAS FRONTERAS

La integración de la inteligencia artificial como copiloto clínico para el oncólogo ofrece una oportunidad significativa para mejorar la precisión, eficiencia y personalización del cuidado del cáncer, al tiempo que fomenta una rehumanización de la práctica médica. La IA puede empoderar a los clínicos al navegar en el abrumador mar de información, ofreciendo una "segunda opinión" discernidora en desafíos diagnósticos complejos, apoyando la toma de decisiones terapéuticas y automatizando tareas cognitivas que los algoritmos pueden realizar de manera confiable. Libera a los clínicos de las cargas administrativas para que puedan dedicar sus capacidades exclusivamente humanas, pensamiento crítico, juicio ético, empatía y comunicación matizada, por completo a sus pacientes.

Esta visión de una asociación sinérgica, donde la experiencia humana se amplifica mediante la inteligencia artificial, no es un sueño lejano. Es una realidad emergente que estamos moldeando activamente. Es un componente central del reinicio más amplio de la medicina oncológica, que busca crear un sistema que no solo sea más avanzado científicamente, sino también más sensible a las necesidades tanto de los pacientes como de los profesionales dedicados que los cuidan. Esta restauración del enfoque y del tiempo, este alivio para la mente clínica, es quizás uno de los "reinicios" más vitales: permitir que los clínicos ejerzan su vocación en todo su esplendor.

Un copiloto de IA, profundamente integrado en los flujos de trabajo diarios, ofrece una mejora poderosa en la atención que brindamos en clínicas y hospitales. Pero, ¿y si la ampliación inteligente trascendiera las paredes del hospital, convirtiéndose en una presencia continua, casi invisible, en la vida cotidiana? ¿Y si el propio entorno de un paciente, la ropa que usa, el aire que respira, formara parte de un ecosistema inteligente dedicado a su salud?

Esta es la frontera que la inteligencia ambiental, impulsada por un ecosistema de tecnologías de detección interconectadas y ubicuas e interpretada por el sofisticado poder analítico de la inteligencia artificial, promete desbloquear ahora. Visualiza un futuro donde nuestros hogares, nuestros dispositivos personales e incluso las señales biológicas sutiles dentro de nuestros propios cuerpos se conviertan en fuentes ricas de información de salud continua y contextualizada, abriendo nuevas oportunidades para una atención proactiva e intervención precoz.

Nuestro viaje hacia el reinicio del cuidado del cáncer entra ahora en una nueva frontera de detección ubicua, donde dispositivos vestibles avanzados, espacios habitables conscientes, agentes de salud impulsados por IA e incluso guardianes microscópicos expanden los límites del cuidado. Aquí, no solo estamos recolectando datos; estamos construyendo un sistema que es predictivo, personalizado y profundamente humano, acercándonos cada vez más al reinicio "Ctrl+Alt+Cura" que este libro imagina.

CAPÍTULO 13: LA CENTINELA INVISIBLE

INTELIGENCIA AMBIENTAL Y EL FUTURO DE LA ONCOLOGÍA PERSONALIZADA

> *"El mundo está lleno de cosas mágicas, esperando pacientemente a que nuestros sentidos se agudicen."*
>
> —W.B. Yeats

La gran narrativa de la medicina, como hemos reflexionado a menudo en estas páginas, es la de un sensorio humano en constante expansión. Es una crónica de nuestra incansable búsqueda por percibir de manera más profunda, clara y completa los intrincados funcionamientos y sutiles alteraciones del cuerpo humano, especialmente cuando este está asediado por enfermedades como el cáncer. Desde los primeros médicos que confiaban únicamente en sus cinco sentidos, la palpación cuidadosa de una inflamación bajo la piel, el oído atento presionado contra un pecho que lucha, el ojo perspicaz inspeccionando humores, incluso el olor a infección que a menudo se pasaba por alto, cada época de la medicina ha estado marcada por nuevas formas de percibir los estados ocultos del cuerpo. Cada innovación extendió el alcance perceptivo del médico más allá de lo visible, audible e inmediatamente perceptible, traduciendo lo no expresado en lo entendido.

El frío y objetivo vidrio de los primeros termómetros clínicos transformó la fiebre, de un infierno subjetivo, en un parámetro medible. La lente, pulida por artesanos como Leeuwenhoek, reveló universos microbianos dentro de una gota de agua. Los misteriosos "nuevos rayos" de Röntgen volvieron la carne translúcida, permitiendo a la humanidad contemplar el esqueleto vivo. Cada avance hizo más que añadir un instrumento; remodeló la relación del médico con los pacientes, con la enfermedad y con el propio concepto de conocimiento médico.

A pesar de estos avances, nuestra percepción de la salud ha permanecido episódica, anclada a la visita clínica, el ingreso hospitalario o la prueba periódica. Entre esos encuentros yace la vasta extensión no monitoreada de la vida diaria, donde sutiles cambios fisiológicos, interacciones ambientales y patrones de comportamiento se desarrollan invisibles. Es aquí donde el cáncer a menudo se instala en silencio, donde los tratamientos ejercen efectos complejos, y donde se pierden trágicamente valiosas oportunidades de intervención precoz.

¿Qué pasaría si nuestro sensorio médico se extendiera más allá de los límites tradicionales de las paredes de la clínica? ¿Y si pudiera entretejerse discretamente en el tejido de la existencia diaria del paciente, como una centinela invisible, siempre vigilante e inteligentemente receptiva?

Esta es la frontera de la inteligencia ambiental: una red de sensores interconectados, interpretados mediante el poder analítico de la IA. Visualiza hogares que monitorean el bienestar, dispositivos vestibles que siguen la fisiología, agentes personales de salud que guían y aconsejan, y quizá incluso guardianes microscópicos dentro de nuestro cuerpo. Juntos, prometen un flujo continuo y profundamente personalizado de información de salud, redefiniendo la oncología desde la prevención hasta la supervivencia.

El objetivo no es la vigilancia intrusiva ni la medicalización de la vida cotidiana. Es fomentar un entorno receptivo y empoderador, que apoye decisiones proactivas, anticipe complicaciones y profundice nuestra comprensión de la interacción dinámica del cáncer con su huésped. Al integrar estas tecnologías de manera ética y colaborativa, no estamos recopilando datos por sí mismos; estamos construyendo un sistema predictivo, preventivo, personalizado, participativo y profundamente humano, que nos acerca al reinicio "Ctrl+Alt+Cura" que este libro visualiza.

LA CRÓNICA ÍNTIMA: DISPOSITIVOS VESTIBLES COMO VENTANAS A UN YO EN EVOLUCIÓN

La idea de monitorear continuamente los intrincados funcionamientos del cuerpo humano más allá de las instalaciones médicas dedicadas no es enteramente nueva. Los monitores Holter, dispositivos portátiles que registran electrocardiogramas ambulatorios durante 24 a 48 horas, han ofrecido durante mucho tiempo a los clínicos una valiosa, aunque temporal y engorrosa, visión de los ritmos cardíacos más allá de la clínica. Sin embargo, estos monitores siguen siendo intrusivos, con un alcance limitado y típicamente reservados para preguntas diagnósticas específicas una vez que los síntomas ya han aparecido.

Los sensores vestibles modernos representan un salto en capacidad, comodidad y accesibilidad. Marcan la democratización del monitoreo fisiológico, evolucionando de dispositivos de bienestar a herramientas clínicas con un potencial aún por explotar, especialmente cuando sus flujos de datos se combinan con interpretaciones impulsadas por IA.

La tecnología vestible comenzó modestamente, con podómetros mecánicos y las primeras pulseras para contar pasos y dormir,, pero los avances en sistemas microelectromecánicos (MEMS), comunicación inalámbrica, procesamiento de señales, duración de batería y diseño pronto abrieron posibilidades mucho mayores. Los relojes elegantes, los anillos discretos, los parches adhesivos e incluso los textiles inteligentes actuales están transformando la forma en que nos relacionamos con nuestros propios datos biológicos. Actúan como cronistas continuos de la salud, creando un retrato dinámico y longitudinal de nuestra fisiología.

Los dispositivos vestibles avanzados de hoy, que adoptan formas discretas como relojes elegantes, anillos discretos, parches adhesivos casi invisibles y hasta textiles "inteligentes" cargados de sensores integrados sin costuras en la ropa cotidiana, están transformando fundamentalmente nuestra relación con nuestros propios datos biológicos. Se están convirtiendo en cronistas íntimos y continuos de nuestros estados fisiológicos internos, pintando un perfil individual de salud siempre dinámico y en evolución, mostrando cualquier desviación del mismo.

Consideremos el corazón, ese metrónomo vital e infatigable de la vida, cuyo ritmo y función a menudo se ven afectados por el cáncer y sus tratamientos. Los relojes inteligentes modernos, fabricados por empresas como Apple, Fitbit, Garmin, Samsung y otras, no solo miden continuamente la frecuencia cardíaca durante el día y la noche con precisión creciente, sino que también pueden realizar electrocardiogramas (ECG) de un solo derivación bajo demanda, capaces de detectar condiciones como la fibrilación auricular. Esta arritmia común puede aumentar considerablemente el riesgo de accidente cerebrovascular y puede ser particularmente problemática para pacientes con cáncer cuyos tratamientos (como ciertas quimioterapias, agentes dirigidos como inhibidores de tirosina quinasa o algunas inmunoterapias) o condiciones subyacentes (como la amiloidosis cardíaca a veces asociada con el mieloma múltiple o la miocardiopatía inducida por quimioterapia) pueden predisponerlos a complicaciones cardiacas graves.

La saturación de oxígeno en sangre (SpO2), una medida que antes requería una comprobación episódica con un oxímetro de pulso en la punta del dedo durante una visita clínica o una estancia hospitalaria, ahora puede ser monitoreada de forma continua o a demanda por muchos de estos mismos dispositivos vestibles. Esto ofrece la posibilidad de alertas tempranas de compromiso respiratorio en pacientes con metástasis pulmonares, derrames pleurales, embolismos pulmonares o que sufren neumonitis inducida por tratamiento o infecciones pulmonares oportunistas, especialmente en individuos inmunosuprimidos. Los sensores de temperatura cutánea, a menudo integrados en anillos o relojes inteligentes, pueden seguir sutiles variaciones diurnas de la temperatura central del cuerpo o identificar elevaciones persistentes y de bajo grado que podrían alertar sobre una infección incipiente en un paciente con cáncer neutropénico, a menudo antes de que se sienta subjetivamente febril o manifieste otros signos evidentes de enfermedad.

La variabilidad de la frecuencia cardíaca (VFC), la sutil variación latido a latido en los intervalos de tiempo entre latidos consecutivos, que antes era una medida fisiológica especializada que requería equipo de laboratorio dedicado y análisis complejos, ahora está fácilmente accesible mediante muchos dispositivos portátiles para consumidores. La VFC ofrece una ventana sensible y no invasiva al estado dinámico del sistema nervioso autónomo, el regulador maestro del cuerpo para el estrés, la recuperación, la inflamación y el equilibrio fisiológico general. Para los oncólogos, la VFC ofrece una ventana sensible y no invasiva al sistema nervioso autónomo, el regulador corporal del estrés, la inflamación y la recuperación. Una vez confinada a los laboratorios, la VFC ahora se mide fácilmente con dispositivos portátiles para consumidores. Un sistema de IA que analice estos datos podría detectar una tendencia a la baja en la VFC, combinada con mala calidad del sueño y reducción de la actividad diaria. Un patrón así podría emerger días antes de que el paciente sienta fatiga o muestre síntomas evidentes. Si se detecta temprano, podría desencadenar intervenciones oportunas, consultas de telemedicina, ajustes de medicación, hidratación, apoyo nutricional o análisis de laboratorio urgentes, evitando complicaciones, visitas a urgencias o hospitalizaciones costosas.

La integración de monitores continuos de glucosa (MCG) en este ecosistema de dispositivos portátiles en expansión enriquece aún más la corriente personalizada de datos con información metabólica vital. Originalmente diseñados para personas con diabetes tipo 1 y tipo 2, los MCG utilizan un pequeño sensor subcutáneo mínimamente invasivo para medir los niveles de glucosa intersticial normalmente cada uno a cinco minutos, proporcionando una vista detallada y dinámica del metabolismo de la glucosa de un individuo y revelando la compleja interacción entre la dieta, la actividad física, el estrés, los medicamentos y el control glucémico. Los monitores continuos de glucosa (MCG) aportan información metabólica vital. Originalmente diseñados para la diabetes, ahora revelan cómo la dieta, el estrés, la actividad y los medicamentos moldean el control glucémico en tiempo real. Esto es importante en oncología, ya que el cáncer altera el metabolismo de la glucosa y muchos tratamientos lo perturban aún más. El uso guiado por IA de los MCG podría ayudar a manejar la hiperglucemia inducida por el tratamiento, mejorar los resultados e incluso revelar vulnerabilidades metabólicas en tumores o pacientes que podrían ser objetivo terapéutico.

En el horizonte están los "tatuajes electrónicos": matrices de sensores ultrafinos que se adhieren como tinta temporal, y parches de microagujas que muestrean el fluido intersticial. Estos dispositivos podrían pronto monitorear electrolitos, lactato, citocinas, cortisol y quizá hasta ADN tumoral circulante. Estas herramientas prometen un sistema continuo y mínimamente invasivo de vigilancia molecular del estrés, la inflamación o la progresión del cáncer.

El desafío no es recolectar vastas corrientes de datos, sino sintetizarlos inteligentemente. La IA, actuando como centinela personalizado, podría aprender los patrones base de cada paciente durante períodos estables. Como un clínico experimentado que nota cambios sutiles, podría señalar signos de alerta temprana ocultos en los datos. De este modo, los dispositivos portátiles evolucionan de rastreadores pasivos a guardianes proactivos de la salud.

EL CAPULLO CONSCIENTE: EL HOGAR COMO ENTORNO DIAGNÓSTICO Y DE APOYO

Los sensores portátiles nos brindan una ventana continua a la fisiología interna. El "hogar inteligente" emergente, impregnado de inteligencia ambiental, extiende ese sensorio al entorno en que vivimos. Más allá de la conveniencia, luces activadas por voz o electrodomésticos inteligentes, imagina un espacio sensible y atento a la salud. Un "capullo consciente" podría monitorear discretamente el bienestar, detectar signos tempranos de deterioro o malestar y ofrecer apoyo personalizado y oportuno, especialmente para grupos vulnerables como pacientes oncológicos en atención ambulatoria, personas mayores o quienes se recuperan de una cirugía. Esta no es la visión de un hogar estéril, medicalizado o un sistema de vigilancia intrusivo. Es uno en que sensores que preservan la privacidad y están controlados por el usuario se integran de forma invisible en la vida cotidiana. El objetivo: mejorar la seguridad, fomentar la independencia y apoyar la gestión proactiva de la salud.

Por ejemplo, los sensores de movimiento pasivos por infrarrojo (PIR), que ya son componentes comunes de sistemas de seguridad domésticos, pueden seguir de manera discreta los patrones de movimiento y los niveles de actividad dentro del hogar: ¿Está el paciente pasando significativamente más tiempo en la cama o confinado a una sola habitación de lo que es típico para él? ¿Se mueve con menos libertad o tal vez más lentamente y con vacilación entre estancias, señalando dolor, debilidad o problemas de equilibrio? ¿Son sus visitas al baño inusualmente frecuentes (lo que podría indicar un problema urinario o un efecto secundario de medicación), prolongadas o predominantemente nocturnas (nicturia)?

Las camas inteligentes van más allá de las apps de sueño para consumidores. Pueden rastrear inquietud, despertares y cambios en las fases del sueño. Algunas incluso detectan cambios sutiles en la frecuencia cardíaca o respiratoria usando balistocardiografía, una medición no invasiva de los micromovimientos corporales contra el colchón.

El baño, un lugar de rutina diaria y máxima privacidad, podría, con un diseño tecnológico adecuado, cifrado robusto de datos y consentimiento explícito y granular del usuario, convertirse en una rica fuente de datos de salud pasivos y automatizados. Se están desarrollando y probando inodoros inteligentes en entornos de investigación que pueden realizar análisis automatizados y no invasivos de orina para marcadores comunes de deshidratación, infección de vías urinarias o disfunción renal temprana. Algunos prototipos de investigación exploran incluso la capacidad de analizar muestras de heces para la presencia de sangre oculta (un signo potencial temprano de cáncer colorrectal u otros problemas gastrointestinales) o para detectar cambios sutiles pero significativos en la composición del microbioma intestinal, que, como hemos discutido, juega un papel crucial y cada vez más reconocido en la salud general, la función inmune e incluso la respuesta a diversas terapias oncológicas.

El análisis del sonido ambiental podría añadir otra capa de conocimiento, éticamente sensible. Algoritmos podrían señalar cambios en la frecuencia de la tos, sugiriendo infección o neumonitis relacionada con el tratamiento. Con consentimiento estricto, podrían incluso detectar caídas reconociendo patrones acústicos, golpes súbitos, gritos de ayuda o silencios prolongados, y alertar a los cuidadores. Más cautelosamente, la IA podría analizar patrones del habla para detectar dificultad para pronunciar, hallar palabras o afecto plano. Estos cambios sutiles podrían señalar complicaciones neurológicas por metástasis cerebrales, empeoramiento de depresión o ansiedad, o efectos cognitivos sutiles ("cerebro de quimio") derivados del tratamiento sistémico del cáncer.

Incluso los patrones aparentemente mundanos de la vida diaria, como el uso rutinario de electrodomésticos comunes en la cocina, pueden ofrecer pistas indirectas pero potencialmente valiosas sobre el estado de salud subyacente de un individuo cuando son analizados longitudinalmente por IA. Un refrigerador inteligente que detecte una disminución significativa y sostenida en la frecuencia con que se abre la puerta durante varios días, o una cafetera conectada que permanezca sin usarse por un período prolongado en un individuo conocido por ser consumidor habitual de café, podrían, cuando se correlacionan con otros datos disponibles de sensores (como movilidad reducida en el hogar detectada por sensores PIR o patrones de sueño significativamente alterados captados por una cama inteligente), contribuir a la evaluación global de la IA de que la persona probablemente está enferma.

Quizás esté experimentando náuseas severas, fatiga profunda o pérdida significativa del apetito, todos efectos secundarios comunes y debilitantes de muchos tratamientos oncológicos. Los dispensadores inteligentes de medicamentos, ya disponibles comercialmente y cada vez más sofisticados, pueden rastrear con precisión la adherencia a fármacos orales anticancerígenos críticos o medicamentos de apoyo esenciales, proporcionando recordatorios suaves y personalizados al paciente si olvida una dosis o, con su consentimiento explícito previo, alertando al equipo clínico o a un familiar designado sobre patrones de dosis omitidas de manera constante que podrían comprometer la eficacia del tratamiento o llevar a desenlaces clínicos adversos.

El verdadero poder de un "capullo consciente" no reside en sensores individuales, sino en su integración inteligente. La IA aprendería la línea base única de cada persona: actividad, hábitos de sueño, interacción social e incluso condiciones ambientales. Al comparar los datos en tiempo real con esta norma en evolución, podría detectar desviaciones tempranas que indiquen problemas emergentes de salud. Un pequeño descenso en la movilidad, sueño más fragmentado y un temblor sutil durante las comidas podrían juntos activar una alerta. En lugar de generar alarmas, la IA podría enviar una nota contextualizada a una enfermera o cuidador, sugiriendo una revisión proactiva.

Para un paciente anciano que atraviesa un tratamiento oncológico ambulatorio desafiante y vive solo, una combinación sutil de movilidad diurna ligeramente reducida detectada por sensores PIR en varias habitaciones, un aumento documentado en los despertares nocturnos y la fragmentación general del sueño captada por un sensor de cama inteligente y quizás un nuevo y sutil temblor en los movimientos de la mano detectado por un utensilio inteligente equipado con sensor durante las comidas podrían activar conjuntamente una alerta matizada generada por IA.

Esta alerta no sería necesariamente una alarma de crisis de alta prioridad, sino una notificación informativa y contextualizada entregada a su enfermera navegadora oncológica designada o a un cuidador familiar de confianza. Podría sugerir, por ejemplo:

"Los niveles generales de actividad en casa de la señora Smith han disminuido aproximadamente un 20 % esta semana en comparación con su línea base establecida, y su índice de fragmentación del sueño ha aumentado notablemente durante las últimas tres noches. Podría ser beneficioso realizar un control proactivo mediante una llamada de telemedicina para evaluar posibles aumentos del dolor, fatiga empeorada, posibles efectos secundarios de la medicación o cambios emergentes en el estado de ánimo."

El objetivo final de un sistema así es transformar el hogar de un refugio pasivo en un socio activo y solidario en la salud. Tales sistemas podrían fomentar la independencia, permitir intervenciones tempranas, reducir las visitas hospitalarias prevenibles y crear ambientes más seguros y compasivos. Pero esta visión requiere una base ética tan sólida como su tecnología: privacidad robusta, seguridad de datos, control del usuario, transparencia y consentimiento informado. El desafío no es solo técnico, sino profundamente social y ético.

EL AGENTE DE IA: UN MENTOR DE SALUD PERSONALIZADO Y COPILOTO CLÍNICO PARA EL PACIENTE

Los datos relacionados con la salud ahora fluyen desde todas direcciones: dispositivos portátiles que rastrean nuestros cuerpos, hogares inteligentes que monitorean nuestros entornos y sistemas clínicos que generan vastas historias clínicas electrónicas (HCE) y resultados complejos de pruebas. Juntos, forman un océano creciente de información multidimensional.

Tanto pacientes como clínicos necesitarán herramientas inteligentes y confiables para navegar este mar, extraer conocimientos accionables y evitar sentirse abrumados o confundidos por el ruido. Aquí es donde entra el agente de IA. Esta entidad de software personalizada, parte copiloto, parte mentor, está diseñada para ayudar a las personas a gestionar su salud y transitar complejos recorridos de atención. También apoya a los clínicos en la toma de decisiones óptimas e informadas por datos (un rol que exploramos en el capítulo anterior). Aquí, nuestro enfoque está principalmente en el agente de IA como una fuerza directa y empoderadora para el paciente.

Para los pacientes, el agente de IA podría convertirse en un acompañante confiable y siempre disponible en un camino difícil y emocionalmente cargado hacia la salud. Accesible a través de teléfonos inteligentes, altavoces inteligentes o tabletas, y quizás algún día mediante realidad aumentada (RA) o realidad virtual (RV) inmersivas, serviría como una guía profundamente experta, especialmente al enfrentar diagnósticos que cambian la vida como el cáncer.

IMAGINE UN AGENTE DE IA QUE PUEDA:

- **Desmitificar la complejidad médica y mejorar la alfabetización en salud individual:**

El agente de IA podría traducir reportes médicos densos y llenos de jerga, como resultados de patología, resúmenes genómicos o explicaciones de beneficios de seguros, a un lenguaje claro y personalizado. Esta traducción estaría adaptada al nivel de alfabetización en salud del paciente, su modo preferido de comunicación (texto, voz o ayudas visuales), contexto cultural y necesidades informativas declaradas. Podría responder preguntas prácticas sobre un diagnóstico, explicar la base científica detrás de una prueba o tratamiento recomendado y clarificar posibles efectos secundarios con sus estrategias típicas de manejo. Igual de importante, podría preparar a los pacientes para lo que pueden esperar en las diferentes etapas de su recorrido de atención. De forma crucial, el agente de IA solo se basaría en bases de conocimientos actualizadas continuamente, basadas en evidencia y aprobadas profesionalmente. Haciendo esto, evitaría los riesgos de búsquedas no verificadas en internet y aseguraría que los pacientes reciban orientación precisa y confiable.

- **Proporcionar entrenamiento en salud personalizado, adaptativo y apoyo proactivo:**

El agente de IA podría ofrecer orientación basada en datos y evidencia sobre modificaciones en el estilo de vida. Esto podría incluir nutrición personalizada basada en el perfil metabólico del paciente, regímenes de ejercicio seguros adaptados a su condición, estrategias para mejorar la higiene del sueño o técnicas de manejo del estrés como mindfulness o meditación. Cada recomendación estaría específicamente alineada con el perfil de riesgo del paciente, su plan de tratamiento actual, datos en tiempo real de dispositivos portátiles y objetivos de salud declarados. También podría enviar suaves recordatorios contextuales para tomar medicación y ayudar a los pacientes a monitorizar sistemáticamente síntomas usando herramientas digitales validadas (evaluaciones reportadas por el propio paciente, ePROs). Más allá de recordatorios, podría entregar estrategias prácticas y basadas en evidencia para manejar efectos secundarios comunes, como náuseas, fatiga, dolor o ansiedad, a veces anticipándolos antes de que evolucionen a problemas severos.

- **Facilitar una navegación fluida en la atención y reducir cargas logísticas y administrativas:**

El agente de IA también podría ayudar con tareas a menudo frustrantes como programar y coordinar citas entre múltiples especialistas, servicios diagnósticos y centros de tratamiento. Podría gestionar transporte cuando fuese necesario, administrar de forma proactiva la renovación de recetas para prevenir interrupciones en medicamentos críticos y filtrar inteligentemente inquietudes o preguntas no urgentes del paciente. Por ejemplo, el agente de IA podría guiar a un paciente mediante un verificador estructurado y basado en evidencia de síntomas cuando surja un problema nuevo no agudo. Dependiendo de la urgencia, podría ofrecer estrategias de autocuidado, recomendar contactar al médico de atención primaria o escalar la preocupación, con el contexto relevante, al miembro correspondiente del equipo oncológico.

- **Ofrecer apoyo empático y conexión (dentro de sus límites algorítmicos cuidadosamente definidos y transparentes):**

Aunque ninguna IA actual, o quizás futura, puede replicar la profundidad de la verdadera empatía humana o la presencia insustituible del cuidado compasivo, agentes conversacionales avanzados están siendo diseñados para brindar cierto grado de interacción de apoyo. Para pacientes que enfrentan soledad, ansiedad, aislamiento social o el profundo impacto emocional de un diagnóstico de cáncer y su tratamiento a menudo arduo, tal IA podría ofrecer recursos accesibles y seleccionados de bienestar mental. Podría guiar a los pacientes a través de terapias basadas en evidencia como la terapia cognitivo conductual (TCC) o reducción del estrés basada en mindfulness (MBSR), o simplemente proporcionar un "oído atento" confidencial y siempre disponible para expresar inquietudes, miedos y sentimientos. De forma fundamental, estas interacciones operarían dentro de límites claramente definidos del rol de la IA, con vías transparentes y señalizadas hacia profesionales humanos, trabajadores sociales oncológicos, psicólogos, capellanes o especialistas en cuidados paliativos, siempre que se solicite, se necesite o se desencadene por patrones preocupantes detectados por la IA.

El desarrollo de agentes de IA sofisticados orientados al paciente se basa en la convergencia de varios avances poderosos. El procesamiento del lenguaje natural les permite comprender y generar comunicación humana empática. El aprendizaje automático impulsa la personalización, el reconocimiento de patrones y la predicción a través de diversas fuentes de datos. Técnicas robustas de representación del conocimiento permiten organizar, actualizar y razonar eficazmente con grandes volúmenes de información médica. El diseño de interacción humano-computadora asegura interfaces intuitivas, accesibles, que generan confianza y fomentan el uso sostenido.

El objetivo último de esta emergente "co-inteligencia" humano-IA no es reemplazar lo insustituible: el juicio de los clínicos o la presencia de apoyo de la familia, amigos y comunidad. Más bien, busca aumentar y empoderar a los pacientes y sus equipos de atención con conocimientos más profundos, orientación personalizada, mayor eficiencia y comunicación fortalecida. Así, hace que el camino a menudo arduo del cuidado oncológico sea más proactivo, colaborativo, basado en datos y, sobre todo, profundamente centrado en el ser humano.

EL CÁLCULO INVISIBLE: BIG DATA, MODELOS PREDICTIVOS Y LA PREVENCIÓN DE CRISIS DE SALUD

Una de las aplicaciones más inmediatas y potencialmente salvavidas de este ecosistema monitoreado continuamente e interpretado por IA radica en su capacidad para predecir y prevenir complicaciones graves que pueden descarrilar el tratamiento de un paciente con cáncer. Eventos como fiebre neutropénica, sepsis, deshidratación por vómitos o diarrea incontrolados, dolor no manejado, tromboembolismo venoso o lesión renal aguda no solo causan un sufrimiento inmenso, sino que también interrumpen los esquemas de tratamiento y a menudo obligan a costosas visitas de emergencia o hospitalizaciones prolongadas. Estas crisis suelen reflejar oportunidades perdidas para intervenciones tempranas y proactivas.

Al entrenar modelos predictivos con grandes conjuntos de datos longitudinales que combinan registros de HCE con datos continuos de dispositivos portátiles y sensores de hogares inteligentes, la IA puede aprender a reconocer las señales sutiles que preceden a tales eventos. Estas rara vez son cambios dramáticos en un solo parámetro. Más a menudo, son constelaciones de pequeñas desviaciones: un aumento sostenido en la frecuencia cardíaca en reposo, reducción de la variabilidad del ritmo cardíaco, una ligera elevación de la temperatura nocturna, fatiga o náuseas agravadas reportadas mediante herramientas digitales, movilidad reducida dentro del hogar o patrones alterados de sueño.

Individualmente, tales señales pueden ser descartadas durante una consulta clínica o pasar desapercibidas en el ruido de la vida diaria. Sin embargo, juntas pueden formar una "huella digital" reconocible de una crisis inminente. Una IA entrenada con miles de estos patrones podría alertar a pacientes de alto riesgo horas, o incluso días, antes de que aparezcan síntomas evidentes.

Considere a un paciente en quimioterapia intensiva con alto riesgo de mielosupresión. Su sistema de monitoreo potenciado por IA detecta un patrón de advertencia temprana consistente con neutropenia e infección. Esto podría desencadenar una respuesta automatizada: alertar al enfermero navegante oncológico, solicitar al paciente realizar una prueba rápida en casa, programar una consulta urgente por telemedicina o iniciar medidas profilácticas basadas en evidencia como soporte con G-CSF o antibióticos, según el protocolo.

Al actuar en esta etapa temprana, a menudo pre-sintomática, los clínicos podrían evitar fiebre neutropénica o sepsis, prevenir hospitalizaciones peligrosas y mantener el tratamiento en marcha. De manera similar, los modelos de IA que monitorean patrones de hidratación, a partir de datos de inodoros inteligentes, pesajes diarios o registros de síntomas, podrían identificar pacientes con alto riesgo de deshidratación o desequilibrios electrolíticos. Entonces, podrían iniciarse intervenciones como estrategias de rehidratación o fluidos intravenosos ambulatorios antes de que ocurran lesiones renales o caídas peligrosas.

Reducir estas crisis agudas y prevenibles mediante la predicción impulsada por la IA y la intervención oportuna representa no solo una mejora dramática en la seguridad, los resultados y la calidad de vida, sino también un gran alivio para el sistema sanitario. Menos emergencias, menos ingresos no planificados y menos interrupciones en el tratamiento significan una atención más continua, compasiva y rentable. Esta es la IA como un verdadero guardián siempre vigilante.

TECNOLOGÍAS CON VISIÓN DE FUTURO: LA IA EXTENDIENDO LAS FRONTERAS DE LA INTERVENCIÓN

La visión de una oncología imbuida de IA, donde la inteligencia ambiental y los flujos de datos personalizados guían una atención proactiva, se extiende natural y necesariamente hacia fronteras tecnológicas aún más avanzadas y incipientes. Algunas permanecen más en el horizonte, pero su conexión con la personalización y la precisión impulsadas por IA las hace vitales para considerar en este reinicio integral. Aquí destacamos dos de estas áreas, reconociéndolas como fuerzas poderosas que moldean el futuro a largo plazo, aunque su adopción clínica masiva aún pueda estar a décadas de distancia y dependa de una rigurosa investigación y reflexión ética.

LA FRONTERA MICROSCÓPICA: ROBÓTICA, NANOPARTÍCULAS Y LAS MANIFESTACIONES FÍSICAS DE LA IA EN EL CUIDADO

Más allá del análisis de datos, la síntesis de información y el modelado predictivo, la inteligencia artificial comienza a moldear las propias herramientas y las intervenciones tangibles en oncología. Su alcance se extiende de lo algorítmico a lo físico, de la información a la acción directa.

El papel cambiante de la robótica en oncología ilustra este cambio. La cirugía robótica, ejemplificada por el sistema da Vinci de Intuitive Surgical, ya ha transformado el cuidado oncológico al ofrecer a los cirujanos una destreza mejorada, visualización tridimensional ampliada, filtrado de temblores y la capacidad de realizar procedimientos complejos mediante incisiones mínimamente invasivas. Ahora, la IA promete refinar y expandir estas capacidades. Los futuros robots quirúrgicos podrían incorporar análisis en tiempo real mediante IA del campo operatorio, usando visión por computadora avanzada para destacar estructuras críticas como nervios, vasos sanguíneos o ganglios linfáticos. Podrían diferenciar márgenes tumorales del tejido sano con precisión microscópica o incluso asumir tareas repetitivas y altamente estandarizadas, sutura, retracción, navegación, siempre bajo la supervisión continua del cirujano. El objetivo no es reemplazar, sino una extensión más aguda y reactiva de las propias manos y juicio del cirujano.

Más allá del quirófano, la robótica guiada por IA podría asumir roles más amplios. Las farmacias automatizadas podrían preparar quimioterapias, biológicos o radiofármacos con precisión y seguridad, reduciendo tanto errores como exposición a agentes tóxicos. Laboratorios "autónomos" de alto rendimiento podrían procesar muestras biológicas, evaluar nuevos compuestos químicos o realizar análisis genómicos y proteómicos a una escala inalcanzable para equipos humanos. En la atención al paciente, robots compañeros inteligentes podrían asistir a pacientes oncológicos frágiles o ancianos en el hogar, ayudándoles con tareas cotidianas, recordándoles medicación, apoyando la movilidad o incluso ofreciendo interacción social para aliviar la soledad.

Sistemas especializados podrían un día realizar flebotomías remotas asistidas por IA, administrar fármacos intravenosos en casa con precisión o guiar ejercicios de rehabilitación adaptativos. Estas innovaciones podrían trasladar de manera segura aspectos significativos del cuidado oncológico del hospital al entorno propio del paciente, combinando precisión técnica con comodidad y conveniencia.

NANOPARTÍCULAS Y NANOBOTS: LOS EMISARIOS INTELIGENTES DE LA IA A NIVEL CELULAR Y MOLECULAR

El ámbito de la nanotecnología, que opera en la escala casi incomprensible de milmillonésimas de metro, ofrece posibilidades revolucionarias para abordar el cáncer en sus niveles más fundamentales, celulares y moleculares. Como se señaló anteriormente en nuestra exploración del descubrimiento de fármacos impulsado por IA, las nanopartículas diseñadas con precisión, estructuras intrincadas con frecuencia no mayores que un virus, tienen un enorme potencial para la liberación altamente dirigida de medicamentos. Estos vehículos a nanoescala pueden encapsular y proteger cargas terapéuticas como quimioterapias potentes, terapias génicas delicadas o nuevos agentes de inmunoterapia, y luego entregarlas con exquisita precisión directamente en los tejidos tumorales. El objetivo es claro: maximizar el efecto terapéutico local y minimizar la exposición sistémica y la toxicidad a células sanas.

La inteligencia artificial se está mostrando indispensable en esta búsqueda. Guía el diseño racional, la optimización meticulosa y el modelado predictivo de estas nanopartículas, ayudando a los investigadores a anticipar cómo las variaciones en tamaño, forma, material o química superficial influirán en sus interacciones dentro de sistemas biológicos complejos. La IA puede predecir cómo estos constructos podrían navegar el microambiente hostil de un tumor, evadir la eliminación inmune prematura y liberar sus cargas de manera controlada y eficaz en su objetivo previsto.

Pero el horizonte se extiende aún más. Imagine flotas de nanopartículas inyectables, cada una equipada con biosensores diseñados por IA, localizando activamente cúmulos microscópicos de células malignas, o incluso células tumorales individuales, circulando silenciosamente en el torrente sanguíneo mucho antes de que las metástasis sean clínicamente detectables. Estas partículas diagnósticas "inteligentes" podrían luego señalar sus hallazgos mediante cambios distintivos y rastreables: fluorescencia bajo una longitud de onda específica detectable por escáneres, alteraciones características en señales de resonancia magnética o la liberación de biomarcadores únicos medibles en orina o aliento. Aquí, la IA sería crítica no solo para la sofisticada ingeniería de estas partículas, sino también para interpretar las señales sutiles, multidimensionales y a menudo ruidosas que generan profundamente dentro del cuerpo.

Mirando hacia un horizonte de 20 años, la convergencia de nanotecnología, biología sintética, ciencia avanzada de materiales e inteligencia artificial podría dar lugar a "nanobots" biológicos programables o bio-híbridos. Aún en gran parte especulativos, estas máquinas microscópicas, construidas con materiales biocompatibles o componentes biológicos autoensamblables como proteínas y ADN, podrían algún día desplazarse por el torrente sanguíneo autónomamente o bajo guía externa como campos magnéticos o ultrasonidos. Equipados con biosensores entrenados por IA, podrían identificar células cancerosas individuales por sus firmas moleculares únicas. Al reconocerlas, podrían entregar una carga terapéutica calibrada con precisión: una molécula citotóxica inyectada directamente en el citoplasma de la célula, un constructo de edición génica para corregir una mutación conductora o inducir apoptosis, una enzima para desmantelar un factor promotor tumoral o una señal inmune localizada para movilizar las propias defensas del cuerpo en el sitio exacto de la enfermedad.

En este escenario futurista pero activamente investigado, la inteligencia artificial se convierte en el "cerebro" distribuido de la oncología a nanoescala, el sistema lógico a bordo o la guía remota que permite a estos agentes terapéuticos microscópicos. Tal tecnología representaría un cambio de paradigma: el paso de terapias aplicadas de manera general hacia intervenciones de precisión suprema.

TRANSICIÓN HACIA NUESTRO FUTURO COLECTIVO: EL IMPERATIVO HUMANO EN LA ERA DE LAS MÁQUINAS INTELIGENTES

Esta visión en desarrollo de un futuro oncológico imbuido de IA es impresionante. Podemos imaginar centinelas invisibles en nuestros hogares y sobre nuestros cuerpos, monitoreando continuamente la salud con notable agudeza; agentes inteligentes de IA actuando como guías confiables y copilotos clínicos; modelos predictivos trabajando silenciosamente para evitar crisis antes de que ocurran; nanomáquinas microscópicas patrullando tejidos en busca de los primeros indicios de enfermedad; herramientas de edición genética corrigiendo el código errante en su origen; y, en un horizonte más lejano, computadoras cuánticas resolviendo problemas biológicos de complejidad asombrosa. En conjunto, estos avances apuntan hacia una atención oncológica más proactiva, profundamente personalizada, menos gravosa para pacientes y clínicos, y mucho más eficaz para reducir el sufrimiento, extender la vida significativa y quizás incluso conquistar muchas formas de esta antigua enfermedad.

Pero su impacto final depende completamente de las decisiones que tomemos, como científicos, clínicos, éticos, legisladores, pacientes y como sociedad global. El futuro depende de nuestro compromiso colectivo con un desarrollo ético, acceso equitativo, supervisión transparente y la protección de la privacidad, la dignidad y el bienestar humano por encima de todo. Sin esto, incluso las tecnologías más poderosas corren el riesgo de reforzar las desigualdades o erosionar la confianza.

El potencial es inmenso: prevenir costosas visitas a emergencias e ingresos hospitalarios no planeados, interceptar infecciones potencialmente mortales antes de que se manifiesten, convertir el cáncer en una condición manejable o incluso curable. Sin embargo, este potencial debe equilibrarse con salvaguardas, validación justa en poblaciones diversas, robustas protecciones de privacidad, consentimiento verdaderamente informado y sistemas que aumenten en lugar de reemplazar el vínculo humano en el corazón de la medicina.

Ahora nos encontramos ante avances científicos tan extraordinarios que podrían cambiar fundamentalmente la relación de la humanidad con el cáncer. La perspectiva de eliminar la mayoría de las presentaciones en etapa avanzada, de hacer prevenibles o curables muchos cánceres, ya no es fantasía. Pero esta revolución no nos sucederá simplemente. Debe construirse activamente, de manera deliberada, ética y colaborativa, decisión tras decisión, innovación tras innovación.

Eso requiere más que tecnología. Demanda una inversión sostenida en investigación básica, colaboración interdisciplinaria audaz, curiosidad que desafíe viejos paradigmas y reflexión ética tejida en el tejido de la atención médica, la educación y las políticas.

En estas páginas, hemos viajado lejos, desde los fundamentos de la inteligencia artificial hasta su poder en la detección temprana, ensayos clínicos, descubrimiento de fármacos, empoderamiento del paciente y las realidades diarias de la oncología. Hemos explorado no solo por qué la IA está transformando la atención del cáncer, sino también las herramientas notables que impulsan esa transformación. Ahora, al entrar en la etapa final de este viaje, el enfoque debe cambiar al cómo. ¿Cómo implementaremos, juntos, este reinicio de forma sabia, justa y humana? ¿Cómo podemos aprovechar estas herramientas no solo para manejar la complejidad, sino para desafiar supuestos, desmantelar sistemas obsoletos y reconstruir con claridad, humildad y audacia donde emerjan mejores caminos?

Este es el trabajo de los capítulos que vienen, y la tarea de nuestro futuro compartido.

CAPÍTULO 14: UN NUEVO COMIENZO PARA LOS ONCÓLOGOS.

FORJAR SANADORES EN LA INTERSECCIÓN DE LA INTELIGENCIA AUMENTADA Y LOS PRINCIPIOS FUNDAMENTALES

> *"Lo importante en la ciencia no es tanto obtener nuevos hechos como descubrir nuevas formas de pensar sobre ellos."*
>
> —Sir William Lawrence Bragg

La oncología ocupa un lugar único en la medicina. Es donde la vanguardia de la biología molecular, la genómica, la inmunología y la farmacología se encuentran, a menudo en un contrapunto conmovedor, con las experiencias humanas más elementales de miedo, esperanza, sufrimiento, resiliencia y amor. Elegir la oncología es comprometerse con esa intersección de ciencia rigurosa y conexión humana íntima, empleando las herramientas afiladas de la investigación empírica mientras se abraza la sagrada responsabilidad de acompañar a las personas durante uno de los pasajes más difíciles de la vida. Este camino exige un rigor intelectual exigente y una búsqueda incesante del conocimiento, pero también una inmensa compasión; habilidad técnica sofisticada, pero también empatía intuitiva.

El camino para convertirse en oncólogo, y de hecho en médico hoy en día, a menudo está moldeado por paradigmas educativos y procesos competitivos de selección que priorizan las calificaciones en exámenes y el conocimiento memorizado por sobre las cualidades menos tangibles pero vitales de carácter, perspicacia y habilidad relacional que definen a un verdadero sanador. El enorme volumen de información médica ha exigido, por generaciones, un enfoque en la memorización y el recuerdo rápido.

La llegada de la IA, con su capacidad para actuar como socio cognitivo, procesando grandes datos, realizando cálculos complejos y detectando patrones sutiles con notable precisión, es más que una nueva herramienta para los clínicos. Marca un punto de inflexión, un llamado urgente a reiniciar la educación médica misma. Representa un giro profundo, una oportunidad sin precedentes, de hecho, una necesidad apremiante, para reiniciar fundamentalmente la educación médica. Si la IA puede gestionar vastas bibliotecas de conocimiento, asistir en diagnósticos complejos y resaltar evidencia relevante del flujo global de investigaciones, entonces nuestra fuerte dependencia de la memorización y el recuerdo como medida de aptitud médica debe ser reevaluada.

Este cambio tecnológico nos obliga a plantear preguntas fundamentales. ¿Cuál es la esencia perdurable de la experiencia médica en una era de inteligencia aumentada? ¿Cómo identificamos y cultivamos a quienes están mejor preparados para ser los sanadores del mañana, no solo quienes rindan exámenes o memoricen, sino individuos reflexivos, curiosos, compasivos, éticamente sólidos y resilientes? ¿Y cómo los formamos para usar la IA no como muleta, sino como palanca, para profundizar la sabiduría clínica y volver más plenamente a los principios fundamentales del cuidado centrado en el paciente y humanístico?

Este capítulo explora este reinicio educativo crítico, una empresa esencial para asegurar que el futuro de la oncología, cada vez más potenciada e informada por la inteligencia artificial, sea no solo más científicamente eficaz sino también más profundamente, demostrablemente y consistentemente humano.

REEXAMINANDO LOS PRINCIPIOS FUNDAMENTALES EN UNA ERA DE IA: EL NÚCLEO PERDURABLE DE LA SANACIÓN

Antes de poder discutir cómo educar a los futuros oncólogos para un mundo aumentado por IA, debemos primero preguntar: ¿cuáles son los "principios fundamentales" atemporales e inmutables de la buena medicina? ¿Cuáles son los fundamentos de nuestra profesión que permanecen verdaderos e indispensables, independientemente de la tecnología o el descubrimiento científico cambiante? Estos son los pilares que sostienen cualquier práctica médica robusta, ética y efectiva.

Incluyen, entre otros:

- **Observación meticulosa y escucha profunda y atenta:** La capacidad, tan célebremente modelada por gigantes clínicos como Sir William Osler (masculino), de observar al paciente con todos los sentidos comprometidos; recopilar información cuidadosamente mediante el examen físico; y, lo más importante, escuchar, no solo las palabras pronunciadas sino también las sutilezas de su historia, sus miedos no expresados, sus esperanzas silenciosas y el lenguaje sutil de su sufrimiento.
- **Razonamiento clínico riguroso y humildad intelectual:** La capacidad de reunir información compleja de muchas fuentes (historia clínica, examen, diagnósticos, literatura y ahora percepciones de IA); formular hipótesis fundamentadas y diagnósticos diferenciales; reconocer patrones familiares pero también abrazar la incertidumbre; tolerar la ambigüedad y pensar críticamente, con flexibilidad y creatividad, ajustando la comprensión conforme aparece nueva información. Sobre todo, esto requiere profunda humildad intelectual.
- **Integridad ética inquebrantable y conducta profesional:**

Un compromiso firme con el bienestar del paciente como máxima prioridad, no solo evitando el daño (primum non nocere), sino haciendo activamente el bien; una devoción a la honestidad y la transparencia; respeto a la santidad de la confidencialidad; dedicación a la justicia y equidad en la prestación de cuidados; y responsabilidad para manejar éticamente el conocimiento médico, el poder tecnológico y la confianza que la sociedad deposita en nosotros.

- **Compasión profunda, empatía y solidaridad humana:** La capacidad de conectar con otro ser humano en momentos de profunda vulnerabilidad; esforzarse por entender su experiencia única de la enfermedad a través de sus ojos; y transmitir cuidado genuino, apoyo constante y un sentido de humanidad compartida frente a la adversidad.
- **Compromiso con el aprendizaje autodirigido y mejora continua a lo largo de la vida:** El reconocimiento de que el conocimiento médico siempre está evolucionando, a menudo rápidamente; la humildad para aceptar que la comprensión propia es incompleta y provisional; y el compromiso inquebrantable con el aprendizaje continuo, la autorreflexión crítica, la apertura a nueva evidencia y el crecimiento permanente necesarios para ofrecer la mejor atención posible.
- **Enfoque inquebrantable centrado en el paciente:** La atención constante al paciente como individuo único, formado por sus propios valores, preferencias, metas de vida, antecedentes culturales y circunstancias sociales. Este principio exige que todo aspecto del cuidado esté alineado con sus objetivos expresados o cuidadosamente recabados y siempre proteja su dignidad y autonomía.

Durante décadas, el volumen explosivo de información biomédica y la creciente burocratización de la atención de la salud han empujado con frecuencia estos principios fundamentales al trasfondo de la educación y la práctica médica. A menudo han sido eclipsados por la presión implacable de absorber una montaña en constante expansión de hechos, dominar técnicas y tecnologías cada vez más complejas y navegar en sistemas administrativos, regulatorios y financieros laberínticos.

La ironía, y la oportunidad, es que la inteligencia artificial puede ser el catalizador que nos permita recentrar la educación y la práctica médica en fundamentos humanísticos duraderos. Al gestionar la sobrecarga de información y automatizar el trabajo administrativo rutinario, la IA libera a los clínicos para concentrarse en lo que más importa. Si la IA puede encargarse de "llenar el cubo" con hechos y procesamiento de datos, entonces los educadores y aprendices pueden enfocarse en "encender la chispa", cultivar la curiosidad, el pensamiento crítico, la conciencia ética, la comunicación fuerte y la compasión genuina.

MÁS ALLÁ DE LA MEMORIZACIÓN: IDENTIFICANDO Y SELECCIONANDO A LOS ONCÓLOGOS DEL MAÑANA

En sistemas académicos competitivos en todo el mundo, el ingreso a la medicina ha puesto a menudo un peso desproporcionado en las calificaciones de exámenes estandarizados, como el MCAT en Norteamérica, y en métricas académicas que premian el recuerdo rápido y la repetición factual. La ciencia fundamental es esencial para todo médico, pero las métricas tradicionales no capturan la gama más amplia de cualidades necesarias para un oncólogo excepcional, o cualquier médico destacado, en un futuro aumentado por IA donde el recuerdo de la información es una mercancía. Si realmente esperamos "cultivar y apoyar a personas empáticas, sanadores, personas con cuidado," entonces la manera en que seleccionamos a los futuros médicos debe experimentar un reinicio reflexivo y valiente.

Esto significa ir más allá de las calificaciones académicas convencionales y promedios de notas para evaluar de forma más holística e intencional cualidades tales como:

- **Curiosidad innata, vitalidad intelectual y habilidades**

para identificar problemas: No solo la capacidad de resolver problemas predefinidos en exámenes, sino el impulso profundo de hacer preguntas nuevas importantes, explorar terrenos intelectuales desconocidos con curiosidad y persistir ante desafíos complejos y ambiguos.

- **Empatía demostrada, altruismo y capacidad relacional:** Evidencias de servicio sostenido y significativo a otros, experiencias que demuestran una preocupación genuina por el bienestar humano, una capacidad para la contribución desinteresada y, lo más importante, la habilidad para reflexionar sobre esas experiencias con perspicacia, humildad y autoconciencia. Esto va más allá de simplemente enumerar horas de voluntariado; requiere comprender cómo esas experiencias formaron el crecimiento y la perspectiva de uno.
- **Razonamiento ético, coraje moral y juicio con principios:** La capacidad de abordar de manera reflexiva dilemas éticos complejos, articular una postura moral coherente y razonada, y demostrar coraje moral al defender principios éticos, incluso frente a presiones personales, profesionales o de pares, es esencial. Métodos innovadores de evaluación, como pruebas de juicio situacional, entrevistas éticas estructuradas dirigidas por evaluadores capacitados o incluso simulaciones avanzadas impulsadas por IA de escenarios desafiantes en atención médica, pueden ofrecer nuevas formas de evaluar estas cualidades críticas.
- **Resiliencia, adaptabilidad e inteligencia emocional:** La medicina, y la oncología en particular, es un campo excepcionalmente exigente y emocionalmente desgastante. El éxito requiere la habilidad para manejar el estrés de manera efectiva, aprender y crecer a partir de los reveses, mantener el equilibrio emocional ante el sufrimiento y adaptarse con resiliencia a la información, tecnologías y circunstancias clínicas que cambian rápidamente. Estas cualidades podrían evaluarse mejor examinando las experiencias vitales de los candidatos a lo largo del tiempo, cómo han navegado adversidades significativas y la profundidad de sus

reflexiones sobre fracasos pasados y las lecciones extraídas de ellos.

- **Aptitud colaborativa y habilidades de comunicación sofisticadas:** La atención moderna del cáncer exige una colaboración fluida entre profesionales diversos. La comunicación clara, respetuosa y eficaz, y la capacidad de trabajar constructivamente con pacientes, familias, colegas de distintas disciplinas, estudiantes, personal de apoyo y cada vez más con sistemas de IA, es fundamental. Los procesos de admisión podrían evaluar estas habilidades mediante ejercicios en equipo, evaluaciones validadas de comunicación usando pacientes estandarizados o análisis conversacionales impulsados por IA, y una revisión cuidadosa de escritos reflexivos. La IA podría ayudar a identificar patrones en el lenguaje relacionados con la empatía, el trabajo en equipo o la resolución de conflictos, aunque tales perspectivas siempre deben ser moderadas por el juicio humano. El desafío radica en diseñar, validar e implementar equitativamente herramientas que identifiquen de manera fiable estas cualidades multifacéticas, superando la dependencia excesiva de métricas que con frecuencia reflejan la habilidad en exámenes, recursos costosos de preparación o ventajas socioeconómicas.

FORJANDO HABILIDADES AUMENTADAS: EL NUEVO CURRÍCULO MÉDICO PARA UNA ERA DE IA

- Una vez que hemos identificado y seleccionado a estos individuos prometedores, el siguiente desafío es educarlos no solo para coexistir con inteligencia artificial, sino para prosperar en verdadera asociación con ella: aprovechando su inmenso poder para mejorar y elevar sus propias habilidades humanas. Enfrentar este desafío requiere repensar de forma significativa, y en algunas áreas incluso radical, el currículo médico. La educación debe ir más allá del simple "entrenamiento en tecnología" (enseñar a los estudiantes a operar herramientas específicas de IA) hacia el cultivo deliberado de "habilidades aumentadas": capacidades cognitivas, éticas e interpersonales de orden superior que permitirán a los futuros clínicos prosperar en la interfaz humano-IA.

Indagación clínica avanzada y "artesanía del prompt": Con sistemas de IA capaces de acceder, procesar y sintetizar vastas cantidades de conocimiento médico casi al instante, la experiencia clínica ahora se desplaza de simplemente saber muchas respuestas a saber qué preguntas hacer, y cómo plantearlas bien. Por lo tanto, la educación médica debe entrenar a los estudiantes en el arte y la ciencia de la indagación compleja. Esto implica cultivar la "artesanía del prompt": la habilidad para formular preguntas precisas, matizadas y ricas en contexto que obtengan las perspectivas más relevantes, confiables e imparciales de la IA. Lejos de ser un ejercicio técnico de introducir comandos, este es un proceso sofisticado de generación iterativa de hipótesis, razonamiento diagnóstico y exploración terapéutica, donde la IA se convierte en un socio activo para sondear todo el espectro de posibilidades clínicas.

EVALUACIÓN CRÍTICA DE LA IA Y ALFABETIZACIÓN ALGORÍTMICA FUNDAMENTAL

- **Fluidez en datos y pensamiento integrador de sistemas:** Como se señaló en el capítulo anterior, los futuros oncólogos enfrentarán torrentes de datos complejos: perfiles multi-ómicos de alta dimensión, flujos fisiológicos continuos de dispositivos portátiles y detallada información ambiental y de estilo de vida, gran parte preprocesada y sintetizada por IA. Por ello, la educación médica debe inculcar una sólida fluidez en datos: la capacidad de interpretar, evaluar y comunicar claramente las perspectivas derivadas de estos conjuntos de datos integrados. Esto requiere cultivar una apreciación por la biología de sistemas, la medicina de redes y la profunda interacción de factores biológicos, psicosociales y ambientales que moldean el recorrido de cáncer de cada paciente. Plataformas avanzadas de visualización, paneles interactivos y simulaciones impulsadas por IA pueden ayudar a los aprendices a comprender estas dinámicas intrincadas y su significación clínica.

- **Navegar dilemas éticos novedosos en un mundo algorítmico:** La rápida integración de la IA en la medicina trae consigo una serie de desafíos éticos complejos y a menudo inéditos. Estos incluyen el riesgo de sesgo algorítmico que podría agravar las disparidades en salud; serias preocupaciones sobre privacidad y seguridad en la recolección y uso de datos sensibles de salud; preguntas sobre la responsabilidad cuando la IA contribuye a un resultado adverso; la dificultad de sostener la transparencia y confianza con sistemas de "caja negra" cuyos mecanismos internos son opacos; y el imperativo global de asegurar acceso equitativo a los beneficios de la IA en diversas poblaciones y contextos con distintos recursos. La formación en ética médica debe evolucionar para enfrentar directamente estos dilemas específicos de la IA. Esto requerirá aprendizaje basado en casos, escenarios simulados que exijan juicios éticos matizados y discusiones reflexivas diseñadas para fortalecer el razonamiento ético y reforzar el compromiso con el uso responsable y justo de estas poderosas tecnologías.
- **Profundizar la conexión humana y dominar la comunicación avanzada:** Paradójicamente, pero predeciblemente,, a medida que la IA asume más del trabajo cognitivo analítico, pesado en datos y rutinario en medicina, las habilidades exclusivamente humanas de comunicación, empatía, compasión y la capacidad de formar relaciones terapéuticas basadas en la confianza se vuelven aún más esenciales. La educación médica no debe simplemente enseñar técnicas de comunicación; debe cultivar activamente habilidades relacionales avanzadas mediante el aprendizaje experiencial. Esto incluye practicar la escucha activa, responder con empatía validada por retroalimentación del paciente y manejar conversaciones cargadas emocionalmente, como las discusiones sobre pronósticos inciertos, deci-

siones difíciles de cuidado o fracasos terapéuticos, con destreza y sensibilidad. También significa fomentar una verdadera toma de decisiones compartida que respete los valores y la autonomía del paciente, al tiempo que atiende las dimensiones psicosociales, culturales y espirituales de la enfermedad y la curación. El tiempo que la IA pueda liberar al lado del paciente debe reinvertirse deliberadamente en estas artes humanas insustituibles, que siguen siendo el corazón de la medicina.

Este currículo reinventado exigirá enfoques innovadores y flexibles para la enseñanza. Los módulos de aprendizaje basado en problemas pueden potenciarse con herramientas de IA que proporcionen conjuntos de datos ricos para que los estudiantes analicen, interpreten y critiquen. Los centros avanzados de simulación pueden incorporar pacientes virtuales impulsados por IA que presenten condiciones complejas y en evolución, además de dilemas éticos desafiantes. La mentoría a largo plazo puede enfocarse en la identidad profesional, la reflexión ética, el bienestar personal y el arte de equilibrar el poder tecnológico con el cuidado humanista. Igualmente importante, el profesorado necesitará apoyo dedicado para enseñar estas habilidades aumentadas y para modelar la colaboración humano-IA en su propia práctica.

EL ENTORNO DE APRENDIZAJE ASISTIDO POR IA: HERRAMIENTAS PARA CULTIVAR SABIDURÍA, NO SOLO ACUMULAR CONOCIMIENTO

La inteligencia artificial, más allá de ser un tema de estudio, también puede servir como un poderoso aliado en este reinicio educativo: una herramienta innovadora para el aprendizaje y el desarrollo de habilidades.

- **Tutores de IA personalizados y plataformas de aprendizaje adaptativo:** Los sistemas de IA pueden ofrecer experiencias de aprendizaje altamente adaptativas y personalizadas en las ciencias biomédicas básicas, anatomía, fisiología, farmacología, biología molecular y bioestadística. Pueden ajustar el ritmo, profundidad y presentación para coincidir con el estilo de aprendizaje y conocimientos previos de cada estudiante, identificando dinámicamente lagunas o conceptos erróneos y ofreciendo remediación dirigida, preguntas de práctica y recursos suplementarios. Esto no solo mejora la eficiencia del aprendizaje y el dominio de los contenidos, sino que también libera a los profesores de la enseñanza rutinaria, permitiéndoles enfocarse en la enseñanza interactiva, discusiones en grupos pequeños y mentoría centrada en el razonamiento clínico complejo, la reflexión ética y las dimensiones humanísticas de la atención al paciente.

- **Simuladores clínicos impulsados por IA para el aprendizaje experiencial:** Simulaciones clínicas sofisticadas impulsadas por IA pueden crear encuentros virtuales con pacientes altamente realistas e interactivos. En estos entornos seguros y controlados, los estudiantes pueden practicar el razonamiento diagnóstico, desarrollar planes de tratamiento, tomar decisiones críticas bajo incertidumbre o presión temporal, y recibir retroalimentación inmediata tanto sobre sus elecciones como sobre sus posibles consecuencias, todo sin riesgo para pacientes reales. Estos simuladores también pueden diseñarse para presentar dilemas éticos complejos, como la asignación de recursos, decisiones al final de la vida o manejo de errores médicos, así como desafíos difíciles de comunicación, como dar malas noticias, atender a familias angustiadas o manejar diferencias culturales. Al hacerlo, proporcionan un ambiente de apoyo y reflexión donde los estudiantes fortalecen habilidades profesionales esenciales que suelen ser difíciles de dominar.

- **IA para facilitar el aprendizaje basado en la investigación y el descubrimiento:** Estudiantes, residentes y becarios pueden ser empoderados con herramientas accesibles de IA para analizar grandes conjuntos de datos de investigación disponibles públicamente (como TCGA o GEO), explorar hipótesis científicas novedosas y adquirir habilidades básicas en bioinformática y ciencia de datos. Bajo la guía de profesores, incluso podrían contribuir al desarrollo, validación y evaluación ética de nuevos modelos de IA. Esta participación práctica fomenta la indagación crítica, fortalece la alfabetización en datos y prepara a los aprendices para ser no solo usuarios competentes de IA, sino también contribuyentes reflexivos a su avance responsable en la medicina.
- **IA para la autorreflexión y el refinamiento de habilidades comunicativas:** Las herramientas de IA, usadas solo con consentimiento explícito y fuertes salvaguardas de privacidad, podrían analizar grabaciones de interacciones estudiante–paciente, ya sea con pacientes estandarizados o, con supervisión ética rigurosa, encuentros clínicos reales. Podrían proporcionar retroalimentación objetiva y personalizada sobre patrones de comunicación, como el equilibrio entre preguntas abiertas y cerradas, proporciones de escucha y habla, claridad en las explicaciones, expresiones de empatía y efectividad en la toma de decisiones compartidas. Este tipo de retroalimentación ofrecería a los aprendices perspectivas precisas y accionables sobre sus habilidades relacionales y comunicativas, que siguen siendo centrales para la atención al paciente de alta calidad.

El verdadero objetivo de integrar la IA en la educación médica no es fomentar la dependencia de algoritmos ni devaluar el conocimiento fundamental. En cambio, es promover una comprensión conceptual más profunda, fortalecer el pensamiento crítico y crear un proceso de aprendizaje más personalizado, eficiente y atractivo. En última instancia, la meta es cultivar la sabiduría clínica, el uso juicioso, ético y compasivo del conocimiento, la experiencia y el juicio en servicio del bienestar del paciente.

LOS COSTOS POTENCIALES DE LA DESCARGA COGNITIVA: LO QUE DEBEMOS PRESERVAR VIGILANTEMENTE EN NOSOTROS MISMOS

A medida que delegamos cada vez más, y a menudo de manera beneficiosa, tareas cognitivas en la IA, como la recuperación rápida de información, el reconocimiento de patrones en grandes conjuntos de datos, análisis preliminares y documentación clínica, debemos mantenernos alerta a las posibles desventajas. Debemos proteger cuidadosamente las capacidades cognitivas humanas únicas que corremos el riesgo de disminuir o incluso perder sin una cultivación deliberada. Esto no es un llamado a rechazar la valiosa ayuda de la IA, sino un recordatorio claro de que la descarga cognitiva, como la falta de uso muscular, puede causar atrofia funcional a menos que se equilibre con el ejercicio continuo de nuestras propias capacidades humanas.

- **La posible erosión del conocimiento profundo e integrado fundamental:** Si los futuros clínicos dependen demasiado de la IA para obtener datos instantáneos, diagnósticos diferenciales o información sintetizada, ¿seguirán haciendo el esfuerzo de construir sus propios modelos mentales profundos, interconectados y fácilmente recordables de fisiopatología, farmacología, anatomía y enfermedades complejas? Este conocimiento construido internamente forma la base de la intuición clínica, permitiendo razonar desde primeros principios, especialmente en casos novedosos o atípicos, y posibilitando que los clínicos funcionen cuando la IA no está disponible, es poco confiable o engañosa. Debemos asegurarnos de que la IA aumente y profundice esta estructura interna de conocimiento médico en lugar de suplantarla o debilitarla.

- **La disminución de la intuición clínica y la "gestalt" diagnóstica holística:** Los clínicos experimentados desarrollan a menudo una habilidad casi instintiva para detectar patrones sutiles en la presentación de un paciente, para sentir que algo "no está del todo bien", incluso antes de que los datos encajen. Esta intuición, o gestalt clínica, surge de miles de horas de atención directa al paciente y de la integración subconsciente de innumerables señales verbales y no verbales. Pero si los sistemas de IA procesan cada vez más los datos clínicos brutos o si demasiada exposición se filtra a través de resúmenes algorítmicos, ¿seguirán los futuros médicos desarrollando este sentido "sexto" matizado y a menudo salvador? O, más esperanzador, ¿surgirá un nuevo tipo de intuición híbrida, una verdadera sinergia entre la percepción humana y la visión algorítmica? Esta pregunta permanece abierta, urgente y es central para cómo adaptamos la educación médica en la era de la IA.
- **Los peligros reales del exceso de confianza y la complacencia en la automatización:** La eficiencia, consistencia y aparente autoridad de los resultados generados por IA pueden fomentar una complacencia sutil pero peligrosa conocida como "sesgo de automatización." Esta trampa cognitiva bien documentada hace que los usuarios sean menos

propensos a cuestionar o anular las sugerencias de la máquina, incluso cuando su propio juicio clínico, observaciones directas del paciente o factores contextuales únicos sugieren lo contrario. Para contrarrestar esto, la educación médica y el desarrollo profesional deben inculcar deliberadamente una cultura de escepticismo saludable hacia todas las fuentes de información, incluida la IA. La formación debe enfatizar la verificación rigurosa, la evaluación crítica de datos y el principio inquebrantable de que la responsabilidad última de las decisiones clínicas recae en el clínico humano.

- **Navegar la ambigüedad inherente y preservar el "arte" de la medicina:** La práctica de la medicina, particularmente en oncología, está llena de ambigüedad, incertidumbre y situaciones complejas donde las respuestas de libro de texto, las guías basadas en evidencia o las predicciones algorítmicas no ofrecen un camino claro a seguir. El "arte" de la medicina, un complemento indispensable de su ciencia, radica en navegar estas zonas grises con sabiduría, creatividad, sensibilidad ética y coraje clínico. Sin embargo, si los sistemas de IA están diseñados para entregar respuestas definitivas, probabilidades ordenadas o "soluciones óptimas" derivadas algorítmicamente, ¿cómo aseguramos que los clínicos continúen cultivando la capacidad de prosperar en la incertidumbre, de emitir juicios bien fundamentados en medio de información incompleta o contradictoria y de personalizar la atención con una creatividad matizada que trasciende la lógica algorítmica?
- **Mantener el coraje clínico y la voluntad de desviarse reflexivamente:** Las guías basadas en evidencia y el soporte para la toma de decisiones impulsado por IA

> son invaluables para estandarizar la atención y promover las mejores prácticas. Pero siempre habrá momentos en que el mejor interés de un paciente único requiera una desviación reflexiva, guiada por su biología, valores o circunstancias de vida. ¿Debilitará la sobredependencia en el consenso algorítmico, o el miedo a ser etiquetado como atípico, el coraje clínico para tomar estas decisiones difíciles, altamente personalizadas y a veces poco convencionales, especialmente cuando contradicen el camino "preferido" por la máquina?

Preservar estas capacidades humanas vitales en un futuro aumentado por IA requiere más que una conciencia pasiva de los riesgos, exige estrategias educativas deliberadas, proactivas y sostenidas. Estas deben cultivar la metacognición, la disciplina de reflexionar sobre el propio pensamiento; promover el aprendizaje activo que haga que los estudiantes enfrenten datos primarios y casos complejos e indiferenciados antes de que la síntesis de IA entre en juego; proporcionar capacitación rigurosa para reconocer y mitigar sesgos cognitivos, tanto humanos como algorítmicos; e incorporar a lo largo del currículo, desde el primer día de la escuela de medicina hasta el último día de la práctica, la primacía y responsabilidad del juicio humano y la toma de decisiones éticas.

UN RENACIMIENTO PROFESIONAL MÁS AMPLIO: EL LLAMADO TRANSVERSAL A LAS DISCIPLINAS

Esta amplia reevaluación de habilidades, competencias, criterios de admisión y métodos educativos, catalizada por el auge de la inteligencia artificial, no es exclusiva de la medicina ni de la oncología. Es un imperativo societal, un conjunto urgente de desafíos y oportunidades, que ahora enfrenta casi todas las profesiones y ámbitos del conocimiento humano.

Los abogados se enfrentan a sistemas de IA que realizan complejas investigaciones legales, analizan jurisprudencia y redactan documentos en segundos. Ingenieros y arquitectos colaboran con IA generativa para diseñar estructuras, materiales y sistemas complejos novedosos. Educadores en todos los niveles adoptan plataformas de aprendizaje impulsadas por IA, mientras lidian con la necesidad de fomentar habilidades de pensamiento crítico que trasciendan los algoritmos y de abordar problemas como el plagio asistido por IA. Los periodistas usan la IA para analizar grandes conjuntos de datos y detectar tendencias, pero asumen la responsabilidad humana última de verificar la verdad, proporcionar contexto y mantener la ética. Artistas, escritores y músicos experimentan con IA como un socio creativo o la enfrentan como un imitador y potencial competidor.

En un mundo cada vez más moldeado por la IA, profesionales de todos los campos enfrentan preguntas urgentes sobre el futuro de la pericia, la evolución de las habilidades y la preservación de capacidades exclusivamente humanas: creatividad, juicio ético, resolución de problemas y conexión profunda. El reinicio de la educación profesional es más que una necesidad médica; es un mandato humano compartido y una oportunidad que representa nada menos que un renacimiento en cómo definimos y cultivamos la sabiduría en el siglo XXI y más allá.

CAPÍTULO 15: CTRL+ALT+CURA

EL HUMANO EN EL CIRCUITO

> *"Lo que llamamos el principio a menudo es el fin. Y para hacer un fin es hacer un principio. El fin es donde empezamos."*
>
> —T. S. Eliot

Cualquier reinicio, ya sea de una máquina que se ha vuelto lenta por errores acumulados o de una mentalidad social atrapada en la disfunción, comienza y termina con un usuario: un humano que elige actuar. A veces, es solo una pequeña secuencia de teclas, un comando como Ctrl+Alt+Supr, lo que sirve como remedio. Un breve apagado, una muerte simbólica del estado antiguo, despeja los procesos congelados y abre espacio para la renovación. En esa oscuridad momentánea, los conflictos enquistados se disuelven, y de ella emerge un sistema restaurado, liberado del lastre que lo hacía fallar.

Tal reinicio nunca es pasivo. Es un acto de intención, una declaración de que el estado actual ya no es suficiente y que un futuro mejor no solo es posible, sino necesario. Precisamente ahí nos encontramos ahora en el largo, a menudo arduo, profundamente humano arco de la oncología, al borde de una transformación que no está predeterminada tecnológicamente, sino que debe ser elegida colectivamente, diseñada meticulosamente y cuidadosamente, éticamente moldeada. No somos simplemente testigos pasivos de este potencial reinicio del cuidado del cáncer; somos, por solemne necesidad e inmensa oportunidad sin precedentes, sus principales arquitectos y máximos custodios.

Emprendimos esta exploración prolongada usando esa metáfora informática familiar: Ctrl+Alt+Cura. Significa una interrupción del sistema, sugiriendo la posibilidad de un borrón y cuenta nueva, un nuevo comienzo libre de problemas conocidos y limitaciones heredadas. Sin embargo, nuestro recorrido por la biología molecular, la tecnología avanzada, la ciencia de datos y la ética muestra que lo que se avecina no es un parche ni una actualización incremental a un sistema agotado. Es la perspectiva, y de hecho la imperiosa necesidad, de replantear y reingenierizar fundamentalmente todo el sistema operativo del cuidado oncológico. Puede ser una oportunidad única en una generación para examinar la lógica central del cuidado del cáncer, cuestionar sus suposiciones arraigadas y enfrentar sus fallas persistentes y a menudo dolorosas.

¿Qué elementos de nuestra práctica actual, aunque ganados con esfuerzo, realmente siguen sirviendo al objetivo último e inquebrantable de la sanación y el bienestar humano? ¿Qué procesos familiares e institucionalmente arraigados deben cambiar para enfrentar los retos y aprovechar las oportunidades de esta era impulsada por IA? ¿Y qué inequidades sistémicas, llevadas desde el pasado como códigos corruptos no deseados, exigen nuestra corrección más urgente, decisiva y compasiva eliminación?

La inteligencia artificial no es ni un salvador omnisciente ni una amenaza inminente destinada a borrar la agencia humana. Más bien, es un espejo, poderoso, a menudo inquietante, que refleja tanto nuestra ingeniosidad como nuestros sesgos humanos perdurables. Es un multiplicador potente, capaz de amplificar tanto nuestra capacidad para descubrimientos científicos revolucionarios como nuestro potencial para errores significativos o la perpetuación involuntaria de la inequidad. En última instancia, es una herramienta, profunda y transformadora en su potencial, pero inherentemente inerte y sin dirección sin una visión humana clara, un propósito explícito y una guía ética firme y fundada en principios.

Su capacidad para transformar el cuidado oncológico depende por completo de la sabiduría, previsión, diligencia e integridad de los humanos que la diseñan, seleccionan, implementan y gobiernan. Al entrar en esta nueva era, la pregunta cambia de si usaremos estas herramientas, lo cual es casi seguro,, a cómo.

¿Cómo aplicamos su asombroso poder de manera responsable, justa y efectiva? ¿Cómo aceleramos el descubrimiento y mejoramos los resultados sin perder la precaución, el rigor científico ni la compasión? ¿Cómo potenciamos nuestras capacidades clínicas sin desplazar involuntariamente el juicio humano esencial ni reducir la santidad y el consuelo de la conexión humana? Estos no son debates abstractos para torres de marfil; son preguntas urgentes de implementación, liderazgo, educación y voluntad colectiva que exigen atención inmediata y sostenida.

CONTROL: RECLAMAR EL MANDO EN UNA ERA GUIADA ALGORÍTMICAMENTE

El primer imperativo en cualquier reinicio significativo del sistema, el "Ctrl" en nuestro comando, es el acto de recuperar o reafirmar conscientemente un control deliberado. Esto significa detener procesos obsoletos o dañinos y restablecer una autoridad basada en principios sobre funciones que se han vuelto ineficientes o contraproducentes a nuestros objetivos más elevados.

En el contexto complejo y en rápida evolución de la IA en oncología, afirmar tal control comienza con nuestro lenguaje, nuestra perspectiva fundamental y las mismas expectativas que cultivamos respecto a estas nuevas tecnologías.

Debemos resistir y desmontar narrativas que presentan a la IA como un oráculo infalible que emite veredictos incuestionables sobre vidas humanas. Tal visión no solo es científicamente inexacta sino también éticamente peligrosa. En cambio, debemos cultivar una comprensión más matizada de la IA: un socio sofisticado y un asistente incansable, pero moldeado por los datos que consume, datos marcados por limitaciones, vacíos, sesgos e incertidumbres. Enmarcar a la IA como omnisciente o inevitable es abdicar nuestra responsabilidad como custodios del cuidado del paciente, guardianes de la ética y arquitectos de un futuro sanitario justo.

Un algoritmo entrenado con miles de millones de datos anonimizados no puede realmente comprender los valores únicos de un paciente individual. No puede anticipar con verdadera perspicacia sus esperanzas futuras, ni sentir el peso visceral de sus temores profundamente personales. Puede calcular probabilidades con una precisión notable, a menudo sobrehumana, pero no puede ofrecer una seguridad genuina, espontánea y empática. Puede detectar tendencias sutiles en vastas poblaciones, pero no puede oír el temblor en la voz de un paciente que revela una ansiedad no expresada, ni captar los matices culturales que moldean la enfermedad, las preferencias de tratamiento o las definiciones de una vida bien vivida.

En esta nueva era algorítmica, el control requiere una demanda inquebrantable de transparencia e interpretabilidad en los sistemas de IA, adecuadas a su contexto y a las implicaciones en juego. Si un sistema de IA orienta una vía clínica, una evaluación diagnóstica o una decisión terapéutica, su razonamiento no debe permanecer oculto en una "caja negra." No podemos aceptar éticamente sistemas opacos que influyan en decisiones clínicas, de investigación o políticas, por muy precisos que parezcan en conjuntos de datos de validación. La explicabilidad debe ser un requisito innegociable para la IA médica de alto impacto.

Los clínicos deben poder cuestionar su razonamiento, evaluar su confianza y límites, validar los resultados en función del contexto del paciente y, en última instancia, asumir plena responsabilidad por las decisiones. Esto garantiza que los clínicos puedan interrogar el razonamiento de la IA, entender su certeza y limitaciones, validar sus resultados con base en su propio conocimiento y la situación específica del paciente, y finalmente asumir una responsabilidad informada y consciente sobre las recomendaciones que decidan adoptar o modificar.

El control también exige integrar la ética en el desarrollo de la IA desde el inicio, no como una lista de verificación de cumplimiento ni como una reflexión posterior a la aparición de daños. Diseñar IA genuinamente justa, equitativa, segura y confiable para el cuidado del cáncer requiere una colaboración intensa, sostenida y verdaderamente multidisciplinaria desde el primer momento. Esto debe involucrar a brillantes ingenieros, científicos de datos, clínicos, éticos, científicos sociales, expertos legales, representantes de comunidades diversas impactadas por estas tecnologías y, crucialmente, a los propios pacientes.

Dicha colaboración es esencial para identificar y abordar daños, sesgos y consecuencias no intencionadas antes de que la IA quede incrustada de forma irreversible en los flujos de trabajo clínicos.

Además, una educación integral, desde la escuela de medicina y la residencia hasta el desarrollo profesional continuo, sirve como nuestra salvaguarda más efectiva contra el mal uso y nuestro motor más fuerte hacia una innovación responsable. Para que clínicos, enfermeros, farmacéuticos y otros profesionales de la salud trabajen de manera eficaz, segura y ética con la IA, necesitan mucho más que manuales de usuario de software. Requieren una alfabetización fundamental en IA.

Esto no significa aprender a escribir código complejo o

construir redes neuronales. En cambio, significa desarrollar la capacidad de comprender los conceptos básicos de la IA, como los fundamentos del aprendizaje automático, el impacto de los datos de entrenamiento en el rendimiento del modelo y la naturaleza probabilística de muchas salidas. También implica entender las limitaciones y los modos comunes de falla, evaluar críticamente los resultados en el contexto del cuidado individual del paciente y cuestionar los posibles sesgos en los datos o algoritmos. Lo más importante es saber cuándo y cómo anular la recomendación de una máquina, guiado por el juicio clínico, el conocimiento del paciente y un compromiso firme con su bienestar.

Esto no es resistencia al progreso; es asegurar que el progreso esté dirigido con reflexión, guiado éticamente y consistentemente alineado con resultados que sean beneficiosos, equitativos y humanos.

ALT: BUSCAR ALTERNATIVAS A LAS LIMITACIONES HEREDADAS Y LAS INEQUIDADES ARRAIGADAS

La segunda tecla, "Alt", simboliza la búsqueda activa y valiente de alternativas: una ruptura deliberada, a menudo difícil, con los caminos predeterminados, las normas establecidas y las convenciones incuestionables. Nos recuerda que el hecho de que un sistema o proceso haya funcionado durante mucho tiempo de cierta manera no significa que funcione de manera óptima, equitativa o humana para todos a quienes debe servir.

Aquí reside la mayor oportunidad transformadora de la IA: no solo optimizar los flujos de trabajo existentes o hacer los procesos más eficientes, sino reimaginar y rediseñar enfoques que durante mucho tiempo se han aceptado como limitaciones inmutables, inevitabilidades desafortunadas o compromisos inevitables en la atención del cáncer. A pesar de su progreso notable y sus practicantes dedicados, gran parte de la oncología aún opera dentro de estructuras moldeadas por las limitaciones tecnológicas y sociales de eras anteriores.

Por ejemplo, la inscripción en ensayos clínicos se ha concentrado durante mucho tiempo en grandes centros académicos, excluyendo a muchos pacientes por ubicación, nivel socioeconómico o acceso limitado a redes de referencia. Las guías de tratamiento basadas en la evidencia son invaluables, pero, dado que se actualizan solo periódicamente, inevitablemente quedan rezagadas respecto al rápido ritmo del descubrimiento y los hallazgos del mundo real en la práctica en curso. Los pacientes en áreas rurales o desatendidas a menudo enfrentan barreras graves para acceder a experiencia especializada, diagnósticos avanzados o participación en ensayos clínicos de vanguardia.

Lo que antes parecía inevitable en una era pre-digital, con la IA y las tecnologías digitales de salud se ha convertido en una cuestión de elección social, diseño del sistema y voluntad colectiva. La inteligencia artificial ofrece herramientas poderosas para desafiar activamente, desmantelar sistemáticamente y, en última instancia, superar muchas de estas limitaciones heredadas profundamente arraigadas.

Imagine la asignación a ensayos clínicos impulsada por algoritmos inteligentes que examinan vastas redes de datos de pacientes no identificados, bajo consentimiento explícito, estrictas salvaguardas y supervisión transparente, conectando a pacientes elegibles con estudios que salvan vidas, sin importar su ubicación. Imagine guías de práctica "vivas" y dinámicas, actualizadas continuamente por IA que monitorea datos globales de resultados, investigaciones revisadas por pares y resultados de ensayos clínicos, entregando a los clínicos recomendaciones en el punto de atención con el conocimiento más actualizado, relevante y personalizado.

Considere herramientas de navegación impulsadas por IA que ayuden a pacientes y familias a transitar el a menudo abrumador recorrido del cáncer, ofreciendo información personalizada, recursos seleccionados, orientación para el manejo de síntomas y mejores formas de comunicarse con su equipo de cuidados.

Es fundamental que resistamos la tentación de usar la IA únicamente para hacer más eficientes procesos existentes que son defectuosos o inequitativos sin abordar sus injusticias subyacentes. La velocidad no es progreso si la dirección sigue siendo ética o científicamente defectuosa. Un sistema más rápido que perpetúa o amplifica disparidades no es mejor; es más peligroso e insidioso. Debemos preguntarnos continuamente, con humildad: ¿Cuáles necesidades no están cubiertas en el paradigma actual? ¿Qué datos faltan o están subrepresentados en los modelos de IA? ¿A qué voces se excluye del diseño, desarrollo y gobernanza? Los caminos que diseñemos deben integrar equidad, justicia e inclusión desde el inicio, no como algo posterior o superficial.

Prácticamente, esto significa invertir en herramientas de IA diseñadas y probadas para entornos con pocos recursos, no solo para hospitales académicos acomodados. Significa promover algoritmos diagnósticos de acceso abierto cuando sea posible, asegurar interfaces multilingües y culturalmente competentes para pacientes, y fomentar colaboraciones globales basadas en conjuntos de datos diversos y representativos, no solo muestras homogéneas de países ricos.

En cada etapa del ciclo de vida de la IA, desde la definición del problema y la recolección de datos hasta el despliegue y la mejora, debemos preguntarnos: ¿Esta aplicación nos acerca a cuidar al paciente completo en su contexto o crea nueva distancia, sesgo o disparidad? El camino alternativo, hacia un reinicio equitativo y humanista del cuidado del cáncer, exige esfuerzo sostenido y el valor de desafiar supuestos arraigados e inercias institucionales. Sin embargo, es el único camino verdaderamente digno de ser perseguido.

CURA: SANAR NO SOLO AL PACIENTE INDIVIDUAL, SINO TAMBIÉN AL SISTEMA COMPLETO DE ATENCIÓN

La tecla final y más ambiciosa, "Cura", significa no solo la aspiración de sanar al paciente, sino también el objetivo más amplio de sanar el propio sistema a través del cual se brinda la atención oncológica. A pesar de sus avances científicos y practicantes dedicados, la oncología moderna a menudo sigue siendo fragmentada, compleja y profundamente desafiante para que pacientes y familias la naveguen. Los pacientes a menudo deben coordinar entre múltiples especialistas, manejar registros fragmentados, soportar procesos opacos de facturación y recibir una atención que, a pesar de las mejores intenciones, se siente reactiva en lugar de proactiva, integrada y centrada en sus necesidades.

Por primera vez, la IA y las tecnologías digitales de salud ofrecen un potencial tangible para rediseñar y comenzar a sanar estos problemas sistémicos de larga data. Podemos imaginar y construir un futuro que pase de una toma de decisiones episódica y reactiva basada en instantáneas clínicas a un cuidado continuo, adaptativo, predictivo y profundamente personalizado. Este paradigma estaría impulsado por datos longitudinales en tiempo real provenientes de dispositivos portátiles, monitoreo remoto, resultados reportados por pacientes y perfiles multi-ómicos integrados.

Debemos construir verdaderos "sistemas de salud que aprenden" para la oncología. Estos sistemas utilizan datos clínicos agregados y anonimizados, diagnósticos, tratamientos, respuestas, efectos secundarios y experiencias del paciente, para refinar protocolos de tratamiento, mejorar algoritmos diagnósticos, identificar nuevos desafíos y acelerar el descubrimiento, la validación y la implementación equitativa de las mejores prácticas. Estos sistemas no solo registran el pasado; aprenden de cada experiencia del paciente, volviéndose más inteligentes, eficaces y equitativos con el tiempo, creando un ciclo virtuoso de mejora continua.

La consecución de esta cura sistémica requiere más que tecnología; demanda liderazgo visionario, cambio cultural en la atención médica, modelos económicos que valoren el valor y el bienestar, y un compromiso compartido con la transparencia, la colaboración y la gestión ética de datos. Significa derribar silos entre investigación y práctica, entre especialidades, entre centros académicos y la práctica comunitaria, y entre organizaciones de salud y sistemas de datos.

Requiere compartir datos de manera segura y ética, con fuertes protecciones de privacidad y consentimiento claro de los pacientes, e infraestructura digital interoperable que apoye el aprendizaje continuo, la mejora de la calidad y la innovación en todo el continuum del cuidado del cáncer. También significa enfrentar el sesgo no como un fallo técnico sino como un problema sistémico que requiere mitigación activa, continua y multinivel.

Esto incluye reformar la recolección de datos para la inclusión, incorporar la equidad en el diseño de la IA, promover la diversidad en la fuerza laboral y aplicar auditorías independientes y monitoreo continuo para detectar y abordar el sesgo en la práctica. Debemos exigir que las herramientas de IA para salud sean evaluadas rigurosa y transparentemente en todos los grupos demográficos, sabiendo no solo si "funcionan", sino para quienes tienen éxito, para quiénes fallan y por qué. Esta cura sistémica también debe abordar la creciente carga de agotamiento, el malestar moral y la insatisfacción entre los clínicos en la primera línea del cuidado oncológico.

Como se señaló en el capítulo anterior, las herramientas de IA deben diseñarse e implementarse con reflexión para liberar tiempo y energía cognitiva de los clínicos mediante la automatización de tareas administrativas rutinarias, la simplificación de la documentación, la reducción de obstáculos para autorizaciones previas y la provisión de revisión y síntesis inteligente de datos.

Esto, a su vez, crea espacio protegido para los elementos humanos insustituibles del cuidado: escuchar atentamente a pacientes y familias, participar en conversaciones empáticas sobre temores y esperanzas, guiar la toma de decisiones compartida en elecciones complejas y construir relaciones genuinas y curativas. Que los algoritmos exploren vastos conjuntos de datos y detecten patrones sutiles; que los humanos se conecten profundamente con los pacientes, interpreten el significado en contexto, compartan las cargas del viaje y ofrezcan consuelo, sabiduría y compasión inquebrantable.

OPERACIONALIZAR EL NUEVO COMIENZO: UNA HOJA DE RUTA CENTRADA EN EL SER HUMANO PARA LA ACCIÓN

Una visión convincente para darle una nuevo comienzo a la atención del cáncer con inteligencia artificial requiere más que aspiración esperanzadora o evangelismo tecnológico. Demanda pasos concretos, pragmáticos y accionables. Este es el trabajo esencial y colaborativo que aguarda a todos los actores del ecosistema global del cáncer.

- **Primero**, debemos priorizar la construcción de una infraestructura de datos diversa, representativa y obtenida éticamente. La inteligencia artificial es, en su esencia, impulsada por datos; su equidad, precisión, robustez y aplicabilidad a todas las poblaciones de pacientes dependen directamente de la amplitud, profundidad e inclusión de los datos de los que aprende. Lograr esto requiere una colaboración internacional sostenida, tecnologías sólidas que preserven la privacidad, gobernanza transparente y mecanismos claros que empoderen a los pacientes para contribuir sus datos de forma segura, con consentimiento informado y la confianza duradera de que serán usados éticamente para el bien común.

- **Segundo**, debemos cultivar con urgencia una fuerza laboral oncológica alfabetizada en IA. La educación médica en todas las etapas, desde la formación universitaria y la residencia hasta la especialización y el desarrollo profesional continuo, debe integrar principios fundamentales de IA. Esta educación debe ir más allá del uso pasivo de herramientas para desarrollar la capacidad de evaluar críticamente los resultados, comprender limitaciones y modos de falla, cuestionar sesgos en datos y algoritmos, e integrar éticamente los conocimientos de IA en el juicio centrado en el paciente y en la toma de decisiones compartida.
- **Tercero**, nuestros marcos normativos y de políticas deben adaptarse con sabiduría, agilidad y previsión a los desafíos únicos y las enormes oportunidades que presenta la rápida integración de la IA en la medicina. Así como los nuevos fármacos pasan por rigurosos ensayos clínicos escalonados para establecer seguridad y eficacia, los sistemas clínicos de IA de alto impacto requieren una validación robusta y multinivel, incluyendo estudios prospectivos en el mundo real y auditorías independientes para evaluar equidad, justicia, seguridad y utilidad clínica en diversas poblaciones de pacientes y entornos de práctica variados. Las agencias reguladoras necesitarán claridad continua, mayor agilidad y suficiente experiencia técnica interna para supervisar eficazmente estas herramientas en rápida evolución, garantizando la seguridad del paciente y promoviendo la confianza pública sin sofocar la innovación responsable.

- **Cuarto**, pacientes, familias y representantes de diversas comunidades deben estar involucrados de manera central en el diseño, desarrollo, despliegue, validación y gobernanza de los sistemas de IA en salud. Grupos activos de asesoría para pacientes, inclusión de voces de pacientes y comunidades en comités de ética institucionales y juntas de gobernanza de datos, y priorización de resultados informados por el paciente y experiencias vividas son esenciales para asegurar que la IA sirva a las necesidades del paciente, refleje sus valores, genere confianza pública y se implemente de manera verdaderamente centrada en el paciente.
- **Quinto**, debemos exigir explicabilidad e interpretabilidad apropiadas al contexto para los sistemas médicos de IA, especialmente aquellos que influyen en decisiones de alto impacto. Aunque el funcionamiento interno de algunos modelos de aprendizaje profundo pueda resistir una simplificación total, los mecanismos para entender la base de las recomendaciones, auditar el desempeño a lo largo del tiempo y desafiar o verificar resultados son cruciales para construir confianza en los clínicos, asegurar responsabilidad y permitir un uso seguro y ético en la práctica real.

Finalmente, y de manera más fundamental, debemos proteger y priorizar las dimensiones exclusivamente humanas del cuidado del cáncer. El tiempo dedicado a una conversación pausada y atenta; el espacio creado para la empatía, el apoyo emocional y la presencia compasiva; y el compromiso con la toma de decisiones compartida que honra los valores, preferencias y metas de vida de cada paciente, deben permanecer sagrados. La tecnología debe servir para aumentar y realzar estos elementos, nunca para disminuirlos, desplazarlos o erosionarlos bajo demandas administrativas o tecnológicas.

CONCLUSIÓN

EL HUMANO ES EL SISTEMA; EL HUMANO INICIA LA CURA

En última instancia, la inteligencia artificial, por sí misma, por muy sofisticada o poderosa que llegue a ser, no curará el cáncer. Las personas lo harán.

Clínicos, investigadores, pacientes, familias, defensores, responsables políticos, ingenieros y expertos en ética deben trabajar juntos, aportando experiencia diversa, perspectivas únicas, compromiso compartido y sabiduría colectiva. Emplearán todas las herramientas a su disposición, incluida la inteligencia artificial, pero siempre de manera responsable, equitativa y compasiva. Estamos en un momento crucial en la larga historia de la medicina, definido no solo por una capacidad tecnológica impresionante, sino por profundas y duraderas preguntas sobre el carácter humano, los valores sociales y las prioridades colectivas. Las decisiones que tomemos ahora, en estos años formativos y fundamentales de la IA en salud, sobre cómo desarrollar, implementar, gobernar e integrar estas poderosas nuevas herramientas, moldearán profundamente el futuro del cuidado del cáncer y, en efecto, el futuro de la salud humana para las generaciones venideras.

Ctrl+Alt+Cura, por lo tanto, es mucho más que una metáfora ingeniosa o un comando informático simplista. Es, en su nivel más profundo, un llamado a la acción sostenida e intencional. Es un compromiso profundo que cada uno de nosotros, parte del ecosistema del cuidado oncológico, debe renovar todos los días. Es un compromiso para pausar, reflexionar y ejercer un **Control**

consciente sobre estas poderosas tecnologías, exigiendo transparencia, responsabilidad y diseño ético en cada etapa de su ciclo de vida. Es un compromiso para buscar, crear e implementar equitativamente **Alternativas** a sistemas defectuosos o injustos, usando la IA no solo para mejorar las eficiencias actuales, sino para reimaginar audazmente y construir colaborativamente un futuro mejor y más justo. En última instancia, es un compromiso de perseguir una **Cura** que aborde no solo la enfermedad en cada paciente, sino también la fragmentación, las disparidades y los fallos sistémicos que con demasiada frecuencia definen los sistemas de salud que brindan ese cuidado.

Este reinicio integral y transformador requiere nuestras tecnologías más sofisticadas, sí, los descendientes intelectuales de los audaces cálculos bélicos de Alan Turing en Bletchley Park, herramientas ahora encargadas no de descifrar cifrados militares, sino los códigos mucho más antiguos e intrincados de la malignidad. Exige que recordemos las enseñanzas de la historia, las ansiedades de los tejedores de Jacquard ante el telar mecánico, una disrupción que parecía amenazar su identidad pero que finalmente redefinió su oficio y expandió los horizontes humanos.

Hemos visto a la inteligencia artificial conquistar desafíos formidables en otros dominios, "ganando juegos" de estrategia intrincada como el ajedrez, Jeopardy! o Go, demostrando su notable destreza en arenas definidas y reglamentadas. Pero el "juego" contra el cáncer es de otro orden, infinitamente más complejo, con reglas fluidas y adaptativas, su tablero es el cuerpo humano, y lo que está en juego no son puntos sino vidas humanas, esperanzas y futuros. Más que un poder algorítmico impresionante, esta monumental empresa demanda nuestra humanidad compartida e insustituible, una urgencia que resuena en cada clínica y laboratorio.

Exige humildad intelectual ante la inmensa, y a menudo humillante, complejidad del cáncer y el profundo misterio de la condición humana. Pide empatía profunda e inquebrantable ante el sufrimiento y la vulnerabilidad, una empatía que ningún algoritmo puede simular. Necesita sabiduría firme en el juicio clínico y ético matizado, navegando caminos donde solo los datos no pueden iluminar la decisión correcta. Y demanda coraje inflexible para tomar acciones con principios, a veces difíciles, especialmente cuando desafían normas establecidas o intereses poderosos.

El futuro del cuidado del cáncer está llegando, no como un sueño lejano o un destino predeterminado, sino como resultado directo de nuestras decisiones, acciones, compromisos y el carácter que aportamos a esta tarea.

Asegurémonos, con propósito y determinación compartidos, de que llegue para todos, construyendo un sistema no solo más inteligente y avanzado, sino también más justo, accesible y profundamente humano.

Para lograr esto, debemos tomar conscientemente el **CTRL**, buscar audazmente **ALTernativas** transformadoras, y comprometernos con la **Cura** sistémica que exigen nuestros pacientes, nuestra profesión y, en efecto, nuestro futuro compartido.

Es hora. Podemos hacerlo juntos. **Empecemos de nuevo.**

RECONOCIMIENTOS

Aunque ningún token resultó herido en la escritura de este libro, sí usé unos cuantos—y lo admito como escritor, sin disculpas.

Una de mis pequeñas obsesiones es que la gente todavía crea que ocultar su uso de IA generativa es honorable o necesario. Acabo de escribir 350 páginas de reflexión personal sobre cómo estas herramientas pueden aumentar nuestra productividad y liberarnos horas para dedicar a pacientes, amigos y familia. Sería hipócrita no agradecerles a estas herramientas extraordinarias, así que empecemos por ahí.

GPT, gracias por ayudarme a esbozar la estructura de lo que quería tratar en este primer libro de una trilogía. Pasamos juntos algunos fines de semana especiales trabajando esta parte, y esas sesiones me dieron el andamiaje que necesitaba para transformar pensamientos dispersos en capítulos coherentes.

Perplexity, fuiste mi compañera de investigación asistida por IA durante todo este recorrido. Confié muchísimo en vos para obtener contexto histórico detallado—como toda la información sobre el telar de Jacquard. Me ahorraste horas incontables y me ayudaste a conectar puntos que quizás habría pasado por alto.

Claude, gracias por ayudarme a pelear con frases difíciles y transiciones complicadas, y por la revisión formal que detectó lo que mis ojos cansados ya no podían ver.

Grammarly, gracias por recordarme con suavidad que escribo demasiado parecido a como hablo. Me ayudaste a transformar oraciones pasivas débiles y a frenar mi uso excesivo de palabras como "realmente" y "en realidad". Fuiste realmente muy útil.

Ahora, pasemos a los humanos.

A mis equipos especiales en St. Elizabeth y en el Yung Family Cancer Center: Gracias por el extraordinario cuidado que brindan a nuestros pacientes todos los días. Gracias por apoyarme en medio del caos de los viajes frecuentes y las responsabilidades que me alejan. Su dedicación me inspira y me recuerda por qué este trabajo importa. Su trabajo importa.

A mi comité editorial y al equipo de publicación de *AI in Precision Oncology*: Gracias por ayudarme a construir lo que siempre deseé que existiera. Nuestra revista científica joven y revisada por pares va a ayudar a que la gente comprenda estas herramientas tan importantes y conducirá a una integración responsable y acelerada.

A mis familias del ACCC y del ACS: Sigan empujando para lograr algo mejor—nuestros pacientes necesitan su trabajo y su defensa ahora más que nunca. La mejor atención oncológica es multidisciplinaria, impulsada por Ciencia rigurosa, y es mejor gracias al trabajo de sus organizaciones. (Y sí, uso guiones largos —uno de mis signos de puntuación favoritos—aunque los modelos de lenguaje tienden a abusar de ellos.)

A mis socios y equipo de TensorBlack: Trabajar con ustedes es uno de los mayores privilegios de mi vida profesional. Aprendo todos los días y espero que nuestras plataformas nos permitan enseñarle a tantas personas como podamos por qué la IA en la atención del cáncer es una misión crítica.

Ahora, pasemos a quienes incluso pueden hacer llorar a un nerd tecnológico.

A mi padre, Tom Flora: Gracias por enseñarme a cuidar de los demás y a hacer siempre lo correcto, especialmente cuando nadie está mirando. Tu bondad y tu corazón generoso son el centro de la persona que soy hoy.

Dave Flora: Gracias por representar lo mejor de nosotros: siempre curioso, siempre el primero en responder ante cualquier pedido de ayuda, y la persona más interesante en cualquier sala que tenga la suerte de tenerte.

Dan Flora: Seguís siendo una inspiración profesional para mí y para tantos otros. Ha sido difícil acostumbrarme a no ser siquiera el mejor oncólogo médico dentro de mi propia familia. Me alegra tanto que estés usando tu voz para apoyar a los pacientes con cáncer más allá de nuestras paredes y liderando conversaciones nacionales sobre prevención, intercepción del cáncer y reducción de riesgos. (Busquen el Substack increíblemente honesto y conmovedor de Dan, donde deja ver el corazón sin filtros del mejor oncólogo que he conocido.)

A mis hijos—Reilly, Connor y Carter—¿por dónde empiezo sin largarme a llorar? Ustedes son la razón por la que trabajo tan duro para empujar a la gente hacia la luz y para crear los futuros que se merecen. Dadas las herramientas de las que hablo en este libro, cada uno de ustedes podría tener una posibilidad realista de vivir más de 100 años. Me llena de alegría ver que, ya como jóvenes adultos, entienden la misión: vivir cada día para aumentar el "Índice Global de Felicidad". (Nota del autor: KPI de la familia Flora.) No puedo expresar lo orgulloso que estoy de las personas en que se han convertido. Cada uno me inspira a diario.

Y finalmente—sin sorpresa para quienes me conocen—decir "gracias" no parece suficiente para mi esposa, Andrea Flora. El libro de mi vida comenzó cuando te encontré. Cada cosa que he hecho, construido o logrado descansa única y exclusivamente a tus pies. Sin vos, no existiría el Dr. Flora, ni el papá, y probablemente nadie estaría leyendo este libro. Nadie habría oído hablar de mí ni le habría importado lo que pienso. Me enseñaste lo que podía llegar a ser al aplicarme, y cambiaste mi historia para siempre. Tenés todo el mérito de haberme convertido en un "oncólogo aumentado" mucho antes del nacimiento de la IA, y por eso te estoy eternamente agradecido.

Y por último, a ustedes, lectores fieles de mi trabajo en LinkedIn, Instagram, Facebook o Substack: Gracias por ayudarme a encontrar mi voz e inspirarme a poner mis pensamientos en "papel". Gracias por darme esta plataforma para intentar hacer del mundo un lugar más seguro, más amable y más feliz—a escala. No pude encontrar un libro como este cuando empecé mi propio camino de educación en IA, así que seguí mi propio consejo de "crear lo que desearía que existiera". Espero que encuentren en estas páginas una historia lo suficientemente convincente como para despertar su curiosidad, entrar en la caja de arena de la IA y aprender por su cuenta, y para comprender que la IA va a cambiarlo todo. Cuanto más informados estemos todos, más probable será que esos cambios sean para bien.

Creo que es hora de ir Hacia una nueva atención del cáncer. Y acá va una pista temprana sobre la respuesta a la pregunta que planteé en la portada: sí, creo que la IA nos ayudará a hacer que el cáncer sea más humano nuevamente. Espero—y sospecho—que después de leer este libro estarán de acuerdo.

Con profunda gratitud,
Doug

www.ingramcontent.com/pod-product-compliance
Lightning Source LLC
LaVergne TN
LVHW050628051026
849532LV00002B/311

* 9 7 9 8 8 9 3 8 3 5 4 6 5 *